李可

古中医学堂

杂病治疗大法

附：金匮医案

左季云◎著

山西出版传媒集团
山西科学技术出版社

图书在版编目（CIP）数据

杂病治疗大法/左季云著. —太原:山西科学技术出版社,2017.5
(2024.10重印)
(李可古中医学堂)
ISBN 978－7－5377－5434－7

Ⅰ.杂… Ⅱ.左… Ⅲ.①内科杂病—中医治疗法 Ⅳ.①R25

中国版本图书馆 CIP 数据核字（2017）第 044646 号

校注者：
赵文学　赵立军　杨　科　曲中平　石艳芝

李可古中医学堂——杂病治疗大法

出 版 人：阎文凯
著　　者：左季云
策 划 人：宋　伟
责任编辑：翟　昕
封面设计：杨宇光

出版发行：山西出版传媒集团·山西科学技术出版社
地址：太原市建设南路 21 号　邮编：030012
编辑部电话：0351－4922078
发行电话：0351－4922121
经　　销：各地新华书店
印　　刷：山西和众印刷科技有限公司

开　　本：880mm×1230mm　1/32　印张：15
字　　数：356 千字
印　　数：26001－29000
版　　次：2017 年 5 月第 1 版　2024 年 10 月山西第 10 次印刷

书　　号：ISBN 978－7－5377－5434－7
定　　价：38.00 元

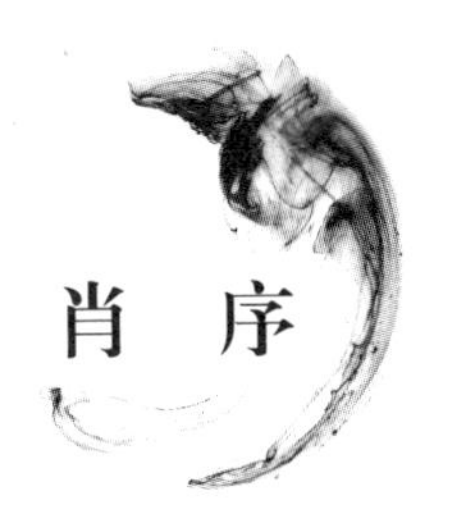

肖 序

中医病理，详载于《内经》，阐发《内经》之病理者，则有《难经》、《伤寒》、《金匮》、《巢氏病源》、《千金》、《外台》，但其书皆精深博大，骤难卒业，不宜初学，而初学之相宜者，仅有陈修园之《医学实在易》。此书由浅入深，虽易实难，以博反约，不难记诵，美则美矣，而又不合教科书文式。同人在北平创办国医学院，招生授课，首以无教科读本为虑，欲就前人已成之书，为授课日程。而一家之言，不免偏执，乃议由院自编，逐日授教。左君季云，医学湛深，熟悉科学程式，特请其专授病理学，左君受聘以来，兢兢业业，尽心竭力，凡论一病理，皆以《内经》为宗，旁引各家之说，并附以经验所及，积日累月，裒然成帙。诸生之领受者，获益匪浅，久恐其散失也，因令排印成书，以广流传。书既成，属序于余，余惟医者，生人之学也。无中西新旧之别，但求其是而已。方今中西竞争，出奴入主之辈，信口雌黄，几使中医无立足之地。不知自然之科学，出之于天；造作之科学，出之于人。人定固能胜天，要不如天定之胜人也。西医纯用机械、物质之文明，诚有令人可惊者，但形下之器有穷，比之形上之道，万变无穷者，不可以道里计之，盖课之于实，自易见长，课之于虚，究难微信，夫人而知之矣，究之五方之风不同，土地之厚薄有异，则人生禀赋之强弱，亦因之悬殊，禀赋既殊，则所发之病，自有有形、无形之别，有形者固可以病灶病菌为察考之主因。而无形者，灶与菌俱无，致械器无用武之地。又何从而察病乎？势非从道理上着想，而病因无由而得，此即所谓形下之器有穷，如课之于虚，仍当求合于形上之道，方为有济也。然则中医之病理学，岂非为生人之要诀乎。左君之作，未必尽善，以理而论，此书一出，吾知必有为《内经》昌明，中西贯通之一日。但不能以时以地限之，要之不能出三十年之后也。谓余不信，请拭目以候之。

肖龙友书于北平国医学院

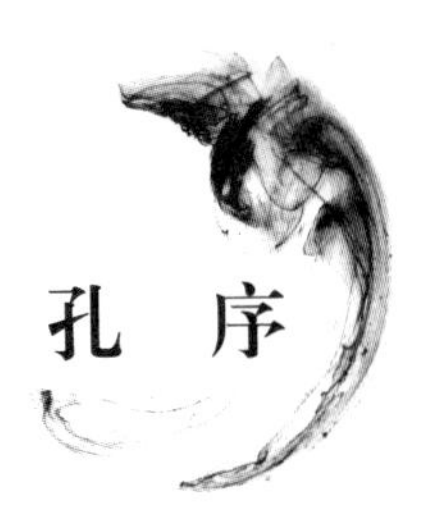

孔 序

易曰：天下一致而百虑，同归而殊途。医之道亦犹是也。夫医无中西之别，学本是非之理，第其趋响不同，造诣遂各异耳。德医首知采用中药，然气质不别，专务实质，有时而穷于用，不知中医虚实兼顾，究气化，参阴阳，中医之学，反蹀躞以不振，此无他，良由习之者不醇，倍其本而失其源。理有所不明，法有所未当，非固有之学或劣也。同人等有惑有斯，所以开院授生，实欲得明理达用之才，非有竞长争衡之意于其间也。院中课目繁多，而病理一门，尤为切要。左君季云，学识渊深，尽心编授，其书专述《金匮》，宗主《内经》、《玉函》一书，为言杂病之祖。左君复为旁通博引，区别辨证便于学者，良非浅显。至其章标症状脉象，次及主治药解，要使学者，知所取法，务于审证确而用药当也。书既成，复属序于予，予惟困于奔走，又不获辞，聊缀数语以归之。

孔伯华识于不龟手庐

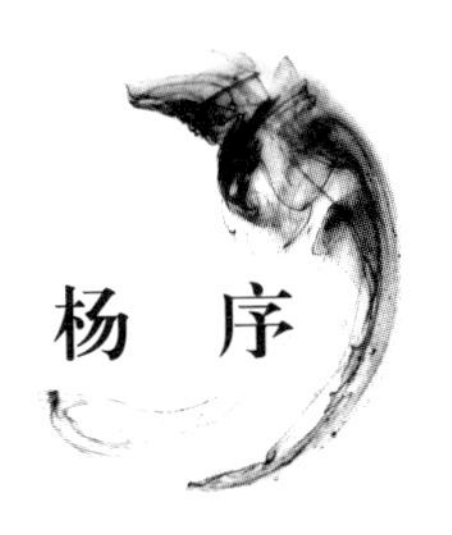

杨 序

轩岐之学，贵审形气之有无，若夫大千世界，物质繁兴，乃有形而得见者。其不得见，而未曾知者，不知凡几也。人身组织，纤微毕具，举凡五脏六腑，亦乃有形而得见者。其无形不得见而无从悉者，则又不知凡几也。吾入生存于宇宙之间，气交之内，既感内因外因之侵凌，又遭六郁七情之蕴结，养生得法，则体健而清灵，调摄失宜，则身弱而致病，于是上古圣人，关怀民命，始创医药，自神农亲尝百草，《内》、《难》、《伤寒》、《金匮》等书，相继出世。精研病理，辨形气，论阴阳，审虚实，明证治，浩瀚深渊，由是以还。代有发明，汗牛充栋，但皆陈理至深，苟不加以详释，则于初学，恐难明其旨趣。方今世纪，科学日精，凡百学术，皆须趋于此途，迩者吾辈国医，倘能以科学方法，条治先哲著述，俾读者了如指掌，其理阐明，自易领悟。如斯提携后进，使有遵循，则国医前途，必能发扬光大，不佞从事医学，垂四十年，久蓄斯志，撕无暇以偿，不无遗憾。适同道左君季云近著病理学一书，其内容包罗百病，而方法有条不紊，循环拜诵，实获我心。所谓我心，所谓以科学程序，整理国医之学者，斯其端欤。左君属序于余，爰述鄙见如是，世有知音，当不河汉斯言也。

1934 年 10 月 10 日杨浩如序于养浩庐中医院

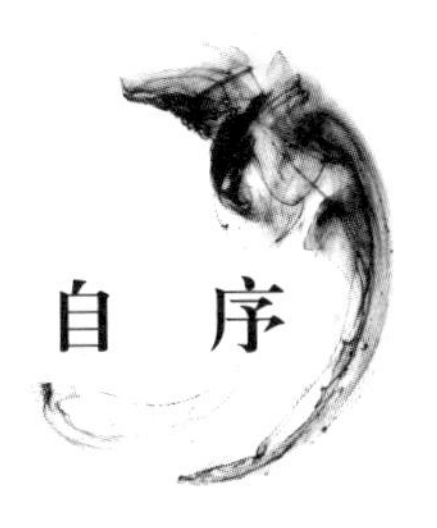

自 序

辛未自杭归，厘清旧著仲景《金匮要略》，适北平医药学校，肖龙友、施今墨、孔伯华三校长，聘授病理学，因以是为课本。未久，改校为院，肖、孔二君长其事。癸酉夏，教授毕，公私猬集，弗克兼顾，乃辞教席，两院长殷殷慰留，暨同仁诸生坚挽为请，公义私情，两难固却，遂勉从之。复增删前稿，故较油印本，不无少异。今院长谬采拙编，出资付印，俾相长之益，冀广流传，而不囿于少数学子，意至善也。夏间，偕内子莫兰亭挥汗仇校，几十旬，始蒇事。然漏误仍多，校核之难，于此可见。至全编大意，见诸凡例诸言，兹不复赘。

甲戌仲夏

四川江北左季云序于北平至景医馆

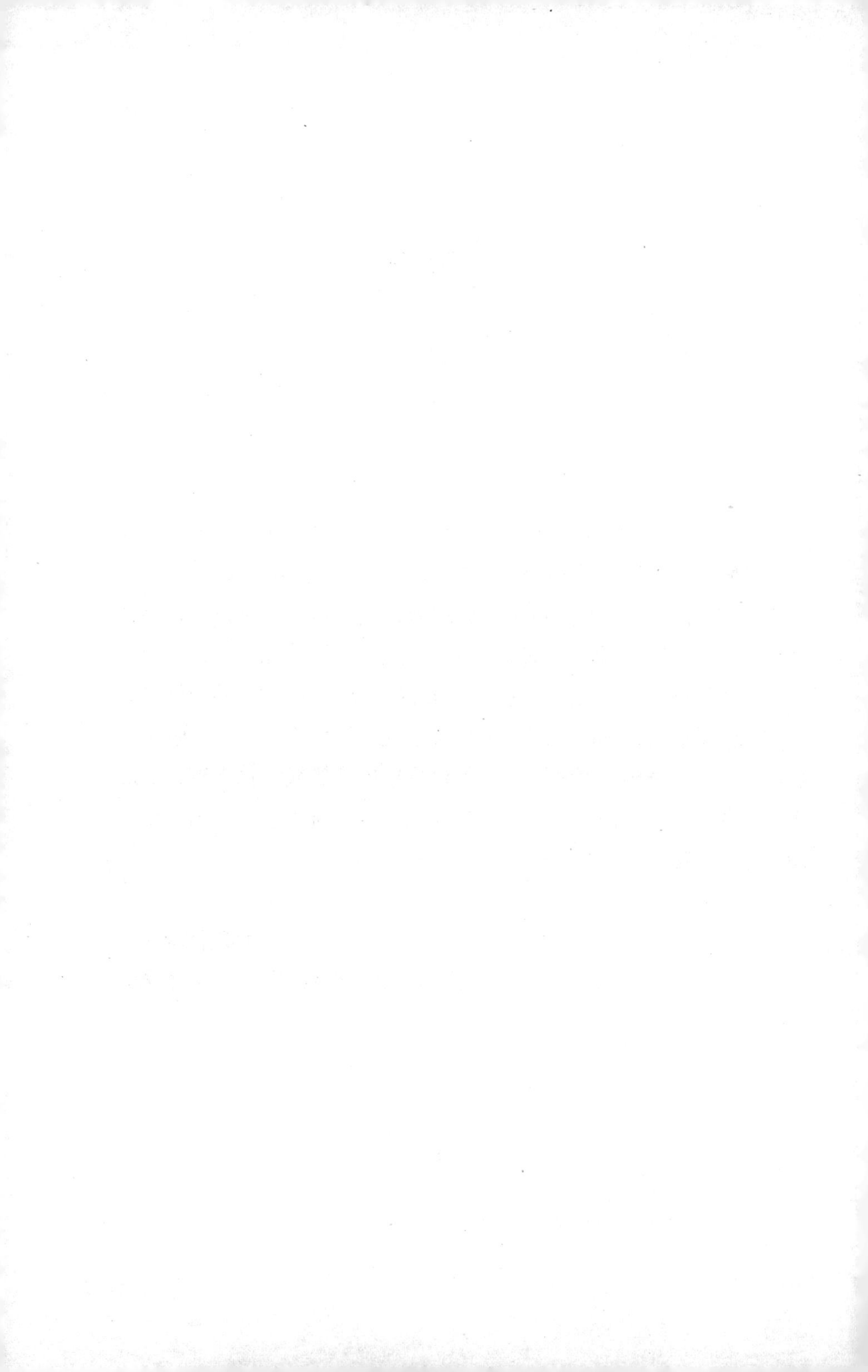

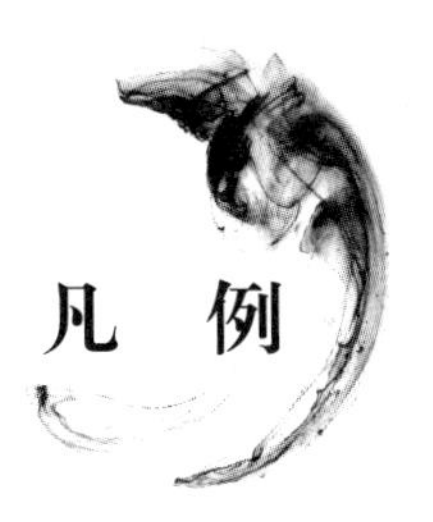

凡 例

本书专述张仲景《金匮要略》，依据邓云航、唐容川二氏论辩，改为杂病治疗大法。国医学院采为病理教本，故又名病理学。

中医书籍，类多眉目不清，披览维艰。本书就仲圣原文，分章标节，提要钩元，加列题名，用符科学编制。

本书各章，皆标症状、脉象、主治，或脉证合参等字，以便览阅。

本书共分二十二章，其秩序仍依原文，并不增减一字。

本书采选各家注释，间有未经注明何家者，因或录数句，或录而未全故也。

原文多前后参差，如第七章肺痿肺痈，第十四章水气篇，尤为特甚，编者依类归纳，复杂悉免。

每方加药解一项，既省翻阅本草之烦，且易识仲圣用药之妙。

本书后附特效医案，犹之法院判决例，为法家断讼之准绳。

本书遇有紧张及隐讳疑似之点，悉为区别辨正，或附以按语，总期阅者易于解悟。

原书所载煎煮剉杵丸散，及顿服，温服，小冷服，日三服，日三、夜一服，日再服，暨食糜啜粥，饮暖水，以及取汗下利等法，读者每多忽视。本书皆特载一栏，以期注意。

后世发明医理，足补原文所未及者，间采一二，以资研究，如便血、痢疾、阴吹之类是，然如此者甚多。第以学院需课恐急，匆匆付印，遂未多加，姑俟，再版续补之。

古今用量，轻重不同，本书药味用量，悉遵原文，学者当酌用之。

原文自杂疗以下三章，多疑后世续入，编者乃照前人删去之。

编者学识浅陋，漏谬自知不免，尚望大雅指正，尤为幸甚。

左季云识

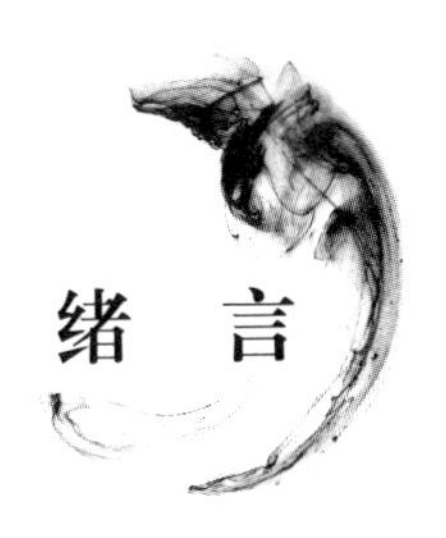

绪　言

中医书籍，自长沙兰台，以迄于今，汗牛充栋，不知凡几。求其有一划一统系者，百无一二焉。然此不足为中医咎。当科学未发达以前，国家乏提倡之人。一时习医者，类皆私淑时贤，各本心传所得。以公诸世，能否为世推重，是否适合病机，夫固不得而知也。以故医籍弥多，统系弥乱，虽欲研究医理原则，与夫实际需要，顾安得乎。本年中央国医馆成立，志在整理医书，发扬国粹，此诚空前盛举也。云窃以为整理范围，既广且大，选择载籍。在精与详。如《内经》、《难经》、《伤寒论》、《金匮要略》及后世四大家。以及前清叶、徐、薛、尤诸书，皆在必备之列。然灵素两书或有疑为后人伪造者，各家注述，不免偏于所见，而非大中平正者，姑弗具论，以待后之学者。兹所论者，仲景书耳。仲圣一生著作，唯《伤寒论》、《金匮要略》十六卷。《金匮》当是杂病论。不识何人将杂病论题为《金匮要略》。观邓云航之论说，唐容川之辨正，足征《要略》一书，为仲景治杂病之方书，亦仲景立法以治万病之通例也。此书包括诊断、病理，内科病变诸大法，实医家之金科玉律。足以济度生民，起死回生也。其方不尽出仲景，乃历圣相传之经云。文义古奥，变化无穷，见微启悟，特效昭然。前此如赵良、徐彬、《医宗金鉴》，皆各有阐发，后此如尤在泾、陈修园、唐容川，亦复博采众方，发指尽致。惜体裁仍多沿旧，章节每若庞杂。研究是书者，辄多望洋兴嗟，中道而废。今者本宣圣述而不作之意，并遵国医馆用科学方法，整理旧书之宣言。对于《金匮要略》一书，每卷分章标节，提要钩元，一涤旧书蒙头盖面之积弊，而成为一有系统之崭新科学。且将《金匮要略》四字，改为《杂病治疗大法》，以期适合于仲景自序十六卷之数云尔。至各家注释，善者从之，不善者去之。不涉攻击，不作迂论，不以文胜，总期直截简切，义理详明。若网在纲，有条不紊，俾学者一目了然，领悟较易，不致难读费解，如入五里雾中，而莫之所之。此编者之苦心，抑述者之要旨所在。

左季云　1932 年 10 月上澣序于北平东四
牌楼十一条七十八号至景医馆

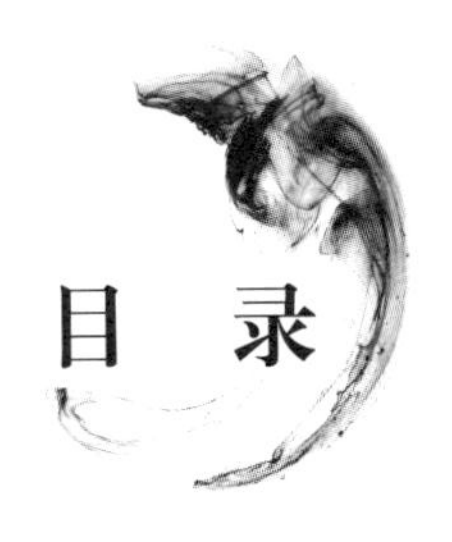

目　录

附：金匮医案

附 金匮医案

第一章　脏腑经络先后病脉证

第一节　风气生害之病由

夫人禀五常，因风气而生长，风气虽能生万物，亦能害万物，如水能浮舟，亦能覆舟，若五脏元真通畅，人即安和。客气邪风，中人多死，千般疢难，不越三条。

人禀阴阳五行之常，而其生其长，则实由风与气，盖非八风则无以动荡而协和，非六气则无以变易而长养。然有正气即有客气，有和风即有邪气，其生物害物，并出一机，如浮舟覆舟总为一水，故得其和则为正气，失其和即为邪气，得其正则为和风，失其正则为邪气。其生物有力，其害物亦有力，所以中人多死，然风有轻重，病有浅深，约而言之，不越三条。

1. 经络受邪入脏腑，为内所因也。

中虚者经络受邪，即入脏腑，此为内因也。

2. 四肢九窍，血脉相传，壅塞不通，为外皮肤所中也。

中实虽感于邪，脏腑不受，唯外病躯体，四肢九窍，血脉壅塞者，为外所因也。

3. 房室金刃虫兽所伤。

非由中外虚实，感召其邪，是为不内外因也。

以此详之，病由都尽。

第二节　风邪生害之调治及养慎

调治养慎云者，即调治养慎内因、外因及不内外因之病证也。试列如下：

1. 不令邪风干忤经络，适中经络，未流传脏腑，即医治之。

2. 四肢才觉重滞，即导引吐纳，针灸膏摩，勿令九窍闭塞。

3. 勿犯各条，勿犯云者，谓除前列二条外，更能勿犯下列各项，病即无由而入也。

（1）王法。

（2）金刃。

（3）虫兽伤。

（4）灾伤。

（5）房室勿令竭乏。

4. 节宜。

（1）服食节其冷热。

（2）苦酸辛甘，不遗形体有衰。

诚如此也，病则无由入其腠理，腠者，是三焦通会元真之处，为血气所注。理者，是皮肤脏腑之纹理也。

第三节 上工治未病之问答及治法

（一）问曰 上工治未病何也？

（二）师曰 夫治未病者，见肝之病，知肝传脾，当先实脾，四季脾旺不受邪，即勿补之。

（三）告诫 中工不晓相传，见肝之病，不解实脾，唯治肝也。

（四）治法 夫肝之病，补用酸，助用焦苦，益用甘味之药调之。酸入肝，焦苦入心，甘入脾。脾能伤肾，肾气微弱，则水不行。水不行，则心火气盛，则伤肺；肺被伤，则金气不行；金气不行则肝火盛则肝自愈，此治肝补脾之要妙也。

味入于胃，各归其所喜。酸先入肝、苦先入心、辛先入肺、咸入肾，是见肝之病，当先制肝实脾，使土旺则能胜水，水不行则火胜而制金，金不能平木，肝病自愈矣。此治肺补脾治未病之法也。虚则用此法，实则不再用之。

经曰：虚虚实实，补不足，损有余，是其义也，余脏准此。

徐忠可曰：弱肾纵心伤肺，原非美事，但因肝虚，故取矫枉而得其平，不得已中之妙法也，但肝有实邪，方将泻肝不暇，可补助之，又委曲以益之乎，故曰：实则不再用之，此法即经所谓虚虚实实，补不足，损有余之义，诸脏皆然，不独肝也，故曰余脏准此。

（五）泄肝实脾医案 尤在泾《静香斋》载：胎前病子肿，产后四日，即大泄，泄已，一笑而厥，不省人事，及厥回神清，而左胁前后痛满，至今三月余矣，形瘦脉虚，少腹满，足肿，小便不利，此脾病传心，心不受邪，即传之于肝，肝受病，而传之于脾也。此为五脏相贼，与六腑食气水血成胀者不同，所以攻补递进，而绝无一效也，宜泄肝和脾法治之。木瓜、白芍、椒目、白术、茯苓、广皮。

柳诒云：此始证情，非胸有古书者，不能道只字，故录此以供研究。

第四节 望闻切之问答

问曰：病人有气色，见于面部者，愿闻其说。

师答如下：

（一）鼻之望法

1. 鼻头色青，腹中痛，苦冷者死。

《灵枢·五阅五使篇》，脉出于气口，色见于明堂。《灵枢·五色篇》：明堂者，鼻也，青为肝之本色，鼻青是木邪克土，当腹中痛，若腹里苦冷者，水寒木枯，土败火熄，于法当死。

2. 鼻头微黑者，有水气。

肾者至水，黑水之色，脾负而肾气胜之，故有水气。

3. 色黄者，胸上有寒。

鼻准属脾，实窍于肺，肺位在胸，色黄者，乃土郁而本色见，胃逆传于肺部，法应肺上有寒饮也。

4. 色白者，亡血也。

色白者，面白也；亡血者，不华于色。故白。经曰：血脱者，色白，夭然不泽，故曰亡血。《灵枢·五色篇》谓白为寒，应知不见亡血证，即以寒断也。

5. 设微赤非时者死。

鼻为肺之外候，微赤非时，则非生土之火，而为克金之火，其为虚阳上泛无疑。故主脏躁而死矣。

（二）目之望法

1. 目正圆者痉，不治。

痉为风强病，其状颈项强急，脊背反折，缘太阳之脉，屈而不伸也。筋脉急缩，上引目系，开而不阖，故其目正圆，直视不瞬，此太阳之脉终，故不治也。

2. 色青为痛。

青为木色，木枯则冲击而为痛，痛则血凝泣而不流，故色青。

3. 色黑为劳。

黑为水，劳则伤肾，故色黑，经曰：肾虚者，面为漆紫也。

4. 色赤为风。

风为阳，色赤为热，风故热也。

5. 色黄者便难。

黄为土色，黄则脾郁，故土湿则结而难便，然则云色黄者胸上有寒，而此又云便难者，要知寒遏于上，则脾郁于下也。

6. 色鲜明者，有留饮。

鲜明为留饮之色。留饮在胃而不暗淡也，水病人目下有卧蚕，而目鲜泽者，则此类也。

以上系医家之望法也，通面周身，俱有色可查，仲景独取鼻与目者，示以简要也。

（三）声之闻法

1. 病人语言寂寂然，喜惊呼者，骨节间病。

静嘿属阴，而肝在志为惊，在声为呼，今寂寂然而喜惊呼，知病必起于下焦，而深入骨节间矣。

2. 语声喑喑然不彻者，心膈间病。

肺主声，位在心膈之上，语声喑喑然不彻也，故知病在心膈间。经谓中盛藏满，气盛伤恐者，声如从室中言，是中气湿也，其即此欤。

3. 语声啾啾然而细长者，头中病。

病人语声啾啾细而长者，谓唧唧哝哝，小而悠长也，因不敢使气急促动中，且不敢高声语也，故知头中病，简言之，头中有病，唯恐音气之上攻，故抑小其语声，而引长发细耳，此声音之辨，闻而知之之法也。然殊未备，学者一隅三反可也。

（四）望闻法

1. 息摇肩者，心中坚。

息者，一呼一吸也。摇肩，谓抬肩也，心中坚，谓心中壅满也。喘息肩摇，心中坚满，气无降落，故冲逆而摇肩也。

2. 息引胸中上气者，咳。

息引胸中上气者，气逆必生咳嗽矣，简言之，呼吸引肺中之气，上逆喉中作痒使上气者，咳病也。

3. 息张口短气者，肺痿唾沫。

呼吸张口，不能续息，似喘而不抬肩者，短气病也。盖肺气壅满，为有余之喘。肺气不续息，乃不足之短气，然不足之喘。亦有不续息者，有余之短气，亦有胸中壅满者，肺气上逆者，必咳也。咳时吐痰者，咳也。若咳涎沫不已者，非咳病也，乃肺痿也。

此举呼气之多者，而证其病在心肺也，不竟言呼而曰息者，凡出气虽大，中无小还，不能大呼，故独出摇肩息引张口六字，而病情之在呼者宛然矣，但不得竟言呼也。

（五）吸入上下虚实之闻法

1. 吸而微数，其病在中焦实也，当下之则愈，虚者不治。

吸气微数，即喘也，此中焦盛，肺气不降，下之府清而气降则愈矣。

2. 在上焦者，其吸促。在下焦者，其吸远，此皆难治。

上焦气虚者则吸促，下焦气虚者则吸远，吸促吸远，并关脏气，非若中焦之实可下而去者，故曰难治。

3. 呼吸动摇振振者不治。

呼吸之间，周身筋脉动摇振振然，是阳已脱而气已散矣。易言之，正气已拔根，脱亡已久，故云不治。此从吸气多者，以徵其病之虚实，而分治之难易也。

（六）望切法

1. 寸口脉动者，因其旺时而动。

寸口脉动者，因其旺时而动，如木旺于春，则肝脉动；火旺于夏，则心脉动；金旺于秋，则肺脉动；水旺于冬，则肾脉动；土旺于四季，则脾脉动也。动者，一气独旺，鼓动有力也。

2. 假令肝旺色青，四时各随其色。

所谓春脉弦而色青、夏脉洪而色赤、秋脉毛而色白、冬脉石而色黑，四季脉旺而色黄，是也。然则脉弦而色青，此其常也，推之四时，无不皆然。

3. 肝色青而反白，非其时，色脉皆当病。

为非其时而有其色，不特肝病，肺亦当病矣，是木衰而金贼之也。凡色不应脉，皆当病也，犯其王气故也，故曰色脉皆当病。

此言医道，贵因时而查其脉色也。脉色应时为无病，若色反时，病也；脉反时，亦病也；色反脉，脉反色，亦病也。推而言之，症与脉相合者顺，相生者吉，相反者，治之无不费力也。

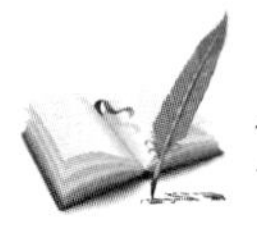

第五节　时与气递迁之问答

1. 问曰：有未至而至，有至而未至，有至而不去，有至而太过，何谓也?

未至而至者，谓时未至而气至也；至而不至者，谓时已至而气不至也；至而不去者，谓时已至，应去而不去也；至而太过者，谓时已至，而至之太过也。盖时有常数也不移，气无定刻而或迁也。

2. 师答如下：

(1) 冬至之后，甲子夜半少阳起，少阳之时，阳始生，天得温和，以未得甲子，天固温和，此为未至而至也。

冬至者，岁终之节；甲子者，阴阳更始之数也，冬至之后甲子，谓冬至后六十日也。盖古造历者，以十一月甲子朔夜半冬至为历元，依此推之，则冬至六十日，常复得甲子，而气盈朔虚，每岁递迁，于是至日不必皆植甲子，当以冬至后六十日花甲一周，正当雨水之后为正。雨水者，冰雪解散而为雨水，天气温和之始也，盖冬至之候，甲子日夜半子时，少阳初起夜半，子者水也。少阳者，胆也，胆，木也，生于水也，故起夜半，其气常微少，故云少阳。少阳之时，一阳始生，阳始盛而生物，天气渐向温和，节候之正也，以未得甲子，而天递温和，来气太早，此未应至而至也。简言之气未应至而先至者，是来气有余也。

(2) 以得甲子，而天未温和，为至而不至也。

谓以得甲子，应阳气渐盛，而天未温和，来气太迟，此为应至而不至也。易言之，气应至而不至者，是来气不至也。

（3）以得甲子，而天大寒不解，此为至而不去也。

谓以得甲子，而天犹大寒不解，此为已至而不去也。约言之，气应去而不去者，是去气不及也。

（4）以得甲子，而天温如盛夏五六月时，此为至而太过也。

谓以方得甲子，天过温如盛夏时，此为应至而太过也，约言之，气应至而甚者，是至气太过也。

观上天气之有盈有缩，为候之，或后或先，人在气交之中，往往因之而病。盖天人同气，人之六气，随天之六气而递迁也。唯至人者，与时消息而忤也。

第六节　举浮定太阳诊例

（一）脉象　病人脉浮者在前，其病在表；浮在后，其病在里。

前谓关前，后谓关后。关前为阳，关后为阴。此举一浮脉，以为诊法之通例。

谓浮之表，在三部主太阳经。在关前，亦主太阳之表。若但浮在后，则主太阳之里，太阳之里，少阴肾也。

（二）症状　病后腰痛背强不能行，必短气而极也。

表病则腰痛背强，足痿不能行。以太阳行身之背，挟脊抵腰而走足也。里病则短气而极，气生于肾，肾虚则必短气，而为劳极之证。

第七节　厥阳独行之问答

1. 问曰：经云，厥阳独行，何谓也？

厥阳独行者，孤阳之气，厥而上行，阳失阴则越，犹夫无妻则荡也。《千金方》云：阴阳且解，血散不通，正阳遂厥，阴不往从，此即厥阳独行之昔欤。

2. 师曰：此为有阴无阳，故称厥阳。

阴阳皆行，顺也。阴阳独行，逆也，厥逆也。逆阳独行，此为有阳无阴，故称厥阳也。黄坤载云：阳性行上，有阴以吸之，则升极而降；阴性下行，有阳以嘘之，则降极而升。有升而无阴，则阳有升而无降，独行于上，故称厥阳。易言之，厥阳，即阳厥也。

第八节　阴厥生死之问答

1. 问曰：寸脉沉大而滑，沉则为实，滑则为气，实气相搏，脉气入脏即死，入腑即愈，此为卒厥，何谓也？

此阴厥也，与上节阳厥，相对待而言。寸口得沉滑之脉，乃实、气相搏，即为厥气，厥气者，逆气也。乱于胸中，故忽然眩仆，名曰：卒厥。沈明宗曰：邪气入脏，神明昏愦，卒倒无知，谓之卒厥。

2. 师答如下：

(1) 唇口青，身冷，为入脏即死。

脾开窍于口，而主肌肉。唇舌者，肌肉之属也。唇舌青，是土败而木贼。身冷，是火攻而金旺。此为脏阴之盛，故入脏即死。

（2）如身和，汗自出，为入腑即愈。

此邪气入腑，不得出入，一时卒倒，非脏厥之比，少顷，阳机外达，邪机随之外泄，故知入腑即愈，即下节病在外者。可治，入里者即死之义。

第九节　入脏入腑，死愈之问答

1. 问曰：脉脱入脏即死，入腑即愈，何谓也?

厥病，入脏者，深而难出，气绝不复则死。入腑者，浅而易通，气行脉出即愈。脱者，去也。经脉乃脏腑之隧道，为邪气所逼，故气绝脱出其脉，而入于内，五脏阴也，六腑阳也，阴主死，而阳主生，所以入脏即死，入腑即愈而可治。

2. 师答如下：非为一病，百病皆然。譬如浸淫疮从口流向四肢者，可治。从四肢流来入口者，不可治。病在外者，可治，入里者，即死。

凡病邪能出阳为浅，故生。闭阴不出为深，故非唯脏腑之阴阳为然，凡内外之邪毒出入表里者，皆然也。复以浸淫疮喻之，若从口起，而流向四肢者，是邪从内发于外，泄而不进，故可治。若从四肢起，流入口者，是邪由外入于内，进而不泄，脏气伤败，故不可治。

尤怡曰：入里者，如痺气入腹，脚气冲心之类是也。

第十节　阳病阴病之问答

1. 问曰：阳病十八何谓也？

阳病者何，即阳病属表，而在经络也。简言之，病在阳当从阳治也。

2. 师答：

（1）头病。

（2）项。

（3）腰。

（4）脊。

（5）臂。

（6）脚掣病。

以上六者，病兼上下，而通谓之阳，以其在躯壳之外也。在外者，有荣病卫病，荣卫交病之殊，是一病而有三也。三而六之，合则为十八，故曰阳病十八也。

3. 问曰：阴病十八，何谓也？

阴病者何，即阴病属里而在脏腑也。简言之，病在阴，当从阴治也。

4. 师答如下：

（1）咳。

（2）上气。

（3）喘。

（4）哕。

（5）咽痛。

（6）肠鸣。

（7）胀满。

（8）心痛。

（9）拘急。

以上九者虽兼脏腑，以其在躯壳之里，故谓之阴病，病在里，有或虚或实之异，是一病而有二也，九而二之，故合为十八病也，故曰阴病十八也。

5. 五脏病各有十八，合为九十病。

6. 人又有六微，微有十八病，合为一百八病。

以上皆六淫邪气所生者也，盖邪气之中人者。有风寒暑湿燥火之六种，而脏腑之受邪者，又各有气分、血分、气血并受之三端，六而三之，则为十八病。以十八之数推之，则五脏合得九十病。六微合得一百八病。

《难经・十难》云：心脉急甚者，肝邪干心也。心脉微急者，胆病干小肠也。凡藏邪则甚，府邪则微，故六府之病谓之六微。

7. 五劳。

五劳者何？谓五脏之劳病也。即久视伤血、久卧伤气、久坐伤肉、久立伤骨、久行伤筋也。

8. 七伤。

七伤者何？即大饱伤脾，大怒气逆伤肝，强力举重、坐湿地伤肾，形寒饮冷伤肺，忧愁思虑伤心，风雨寒暑伤形，大怒恐惧伤志是也。

9. 六极。

六极者何？即气极（主肺）、血极、筋极、骨极，肌极、精极也。以上三种，乃起居饮食情志之所生也。

10. 妇人三十六病，不在其中。

三十六病者何？即十二瘕、九痛、七害、五伤、三因是也，此种疾病，乃经月产乳带下之疾也，皆本内伤，不关外邪，故曰不在其中。

11. 清邪居上。

清邪，谓风露之邪，故居于上也。

12. 浊邪居下。

浊邪，谓水土之邪，故居于下也。

13. 大邪中表。

大邪，谓漫风虽大而力散也，故中于表。

14. 小邪中里。

小邪，谓户牖邪风，虽小而气锐，故中于里。

15. 槃饪之邪，从口入者，宿食也。

《康熙字典》槃字注云，读与馨同。吴医唐立三云，饪为烹调生熟之节。则饪句槃，为馨香可口，过食之而停滞也。

以上五邪中人，各有法度。

16. 风中于前。

风为大邪，中于身前者，谓多得之日早也。

17. 寒中于暮。

寒为小邪，中于身后者，谓多得之日暮也。

18. 湿伤于下。

湿为浊邪，故中于下焦。

19. 雾伤于上。

雾为时邪，故中于上部。

以上五邪中人之部位也。

20. 风令脉浮。

风则令脉浮虚，是为大邪之中表。

21. 寒令脉急。

寒则令脉紧急，是为小邪之中表。

22. 雾伤皮腠。

雾为清邪，易伤皮腠，故居于上而中于表。

23. 湿流关节。

湿为浊邪，易流关节，故居于下而中于表。

24. 食伤脾胃。

食则伤其脾胃，入于口而中于中。

以上言五邪中人之处所也。

26. 极寒伤经，极热伤络。

邪虽有五，不过寒热二者而已，循内者为经，浮外者为络，故极寒则内伤于经，极热则外伤于络。

第十一节　救里救表之回答

1. 问曰：病有急当救里救表者，何谓也？

2. 师答如下：

（1）病，医下之，续得下利清谷不止，身体疼痛者，急当救里。

医下者，谓误下伤其脾阳也，致有下利清谷不止之病。身体疼痛菩，表证犹在也，就此而论，则表里俱病也，医于此当权其缓急施治也。虽云表证仍在，不可缓治，但正气不固，则无以御邪而却疾，故下利清谷之里证，当先急治，而身体疼痛之表证，则当缓治。医者能于此缓急参酌之，则治无不中也。

（2）后身疼痛，清便自调者，急当救表也。

救里之后，身体疼痛，表证未解，清便自调，里证已愈，当救表也，盖表邪不去，势必入里而增患，故以去表为急。

尤怡曰：治实证者，以逐邪为急。治虚证者，以养正为急，其说信然。

（3）夫病痼疾，加以卒病，当先治其卒病，后乃治其痼疾也。

第十二节　病以脏气为本之概要

1. 五脏病，各有所得者愈。

谓得其所宜，足以安脏病而却脏气也。

2. 五脏病各有所恶，各随其所不喜者为病。

谓失其所宜，适以忤脏气而助邪病也。

3. 病者素不喜食，而反暴思之，必发热也。

由病邪之气，变其脏气使然。发热者何？入于阴，长于阳，食之则适以助病气而增发热也。

第十三节　脏病随其所得之证治

夫诸病在脏，欲攻之。当随其所得而攻之，如渴者与猪苓汤。余皆仿此。

得者合也，古训相得为相合，《内经》云五脏各有所合。此云病在脏者，当随其所合之腑而攻治耳。渴系肾脏之病，用猪苓汤利膀胱，肾合膀胱故也，仲景为猪苓汤，以证随其所得攻治之法，又言余仿此，则知心病治小肠，肺病治大肠，肝治胆，脾治胃，其余皆不外此，总见病在脏者，随其所得而攻治之耳。

本条之辨证，《医宗金鉴》云：如汤者之下，当有小便不利四字，必传写之误也。其说近是。

猪苓汤之药量及方解

猪苓去皮　茯苓　阿胶　滑石（碎）　泽泻各一两

此汤以利水润燥为的药也。缘甘甚而反淡，味淡渗泄为阳。猪苓、茯苓之甘以行小便，咸味涌泄为阴；泽泻之咸，以泻伏水；阿胶、滑石之滑，以利水道。

第二章　痉湿暍病脉证治

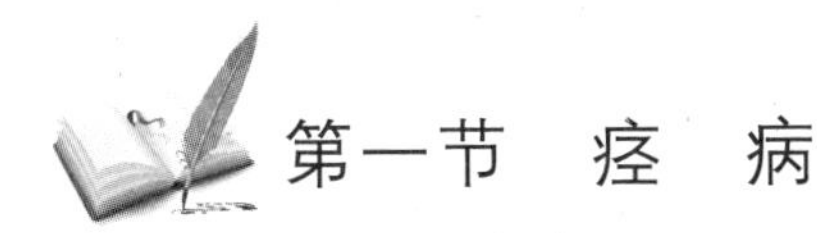

第一节　痉　病

第一项　刚　痉（音颈，敬其切）

痉之为言强也，其证颈项强急，头热足寒，目赤，头摇、口噤、反背等状，详于下文，然起初不外太阳，试列如下：

（一）症状　太阳病，发热无汗，反恶寒者，名曰刚痉。

刚痉者，表邪也，以其强而有力也，本寒伤营，故发热无汗，病至痉，邪入深矣，而犹恶寒者，经虚故也，寒伤营血，经脉不利，故身强直而为刚痉也。

（二）脉象　宜紧弦。

第二项　柔　痉

（一）症状　太阳病发热，汗出，而不恶寒，名曰柔痉。

柔痉者，表虚也，以其强而无力也，本风伤卫，故发热汗出不恶寒，以风伤卫气，腠理疏，故汗出身柔。但汗出太过，则经脉空虚，虽似稍缓，而较之刚痉尤甚，以其本虚故也。

（二）脉象 宜浮弦。

今之痉者，与厥相连，仲景不言暴厥，岂《金匮》有遗文耶，曰：非也，余按仲景蒌葛二汤，乃未痉时之治法，非诈痉后之治法也。

陈修园云：刚痉脉宜紧弦，柔痉后脉宜浮弦。从仲景言，可以悟出。

第三项 难治之痉

脉象 太阳病，发热，脉沉而细者，名曰痉，为难治。

按此证无汗，宜麻黄附子细辛汤，有汗宜桂枝附子汤。盖脉沉细者，湿胜而致痉也。病发热，脉当浮数，而反沉细，知邪风为湿气所着，所以身虽发热，而脉不能浮数，是阳证见阴脉，故为难治，治此者，急宜麻附辛汤，温经祛湿，勿以沉细为湿证之本脉而忽之也。

第四项 汗下疮致痉之由

（一）误汗致痉 太阳病，发汗太多，因致痉。

按此症治宜真武汤。盖发汗太多，则经虚风袭，虽曰属风，而实经虚邪盛之候，非真武汤必难就疗也。

（二）误下致痉 夫风病，下之则痉，复发汗，必拘急。

盖风病而热者，其邪已应于经脉，若更下之，则伤其营血，筋无养而成痉，汗之则伤其卫气，脉无养而拘急矣，宜附子汤。

（三）因疮致痉　疮家，虽身疼痛，不可发汗，汗出则痉。

疮家肌表虚，营血暗耗，更发其汗，则外风袭虚，内血不营，必致痉也。余意宜芍药甘草附子汤。

以上三证，皆内脱液伤津所致，他如妇人亡血，金疮破伤，出血过多，因而致痉者，亦可以此括之。

第五项　痉证之形状及变证变脉

（一）形状　病者身热足寒，颈项强急，恶寒，时头热，面赤，目赤，独头动摇，卒口噤，背反张者，痉病也。

病人身热恶寒，太阳证也，颈项强急，面赤、目赤，阳明证也，头热，阳热于上也，足寒，阴凝于下也，太阳之脉循背上头，阳明之筋，上挟于口，风寒客于二经，则有摇头口噤，反张拘强之证也，此皆痉病之形状矣，宜桂枝加附子汤。

（二）变证　若发其汗者，寒湿相搏，其表益虚，即恶寒甚。

寒湿相搏者，汗液之湿，与外寒之气，相结不解，而表气以汗而益虚，寒气得湿而反甚，则恶寒甚也。

（三）变脉　发其汗已，其脉如蛇。

汗出其脉如蛇者，汗出之时，阳气发外，其脉必洪盛，汗后，气门乃闭，阳气退潜，寒湿之邪，得汗，药行之于外，其脉复见浮紧，而指下迟滞不前，有似蛇形之状耳。

季云按：《金匮玉函经》载，病发其汗已，其脉浛浛如蛇，与《要略》所载多“浛浛”二字。

第六项　变而又变之痉证

暴腹胀大者，为欲解，脉如故反伏弦者，痉。

此即上文风去湿存之变证，风去不与湿相丽，则湿邪无所依着，必顺其下坠之性，而入腹作胀矣。风寒外解，而湿下行，所以为欲解也，如是诊之，其脉必浮而不沉，缓而不弦矣，乃其脉如故，而反加伏弦，知其邪内连太阴，里病转增，而表病不除，乃痉病之一变也。

治法　陈修园云：此一节承上节后变证变脉外，又变一脉症也，师不出方，余于《伤寒论》发汗后，腹胀条，悟出厚朴生姜甘草人参半夏汤，俟其脉稍愈，再以法治之，余意干姜附子汤亦可用。

第七项　痉证本脉辨

夫痉脉按之紧如弦，直上下行。

紧直如弦，肝脉也。紧如弦，即竖直之象，而直上下行，则又属督脉为病，所以脊强而厥也，与《脉经》痉家，其脉伏坚直上下同义。

季云按：《金匮玉函经》痉脉来，按之筑筑小弦，直上下行，而《要略》所载多“来”与“筑筑”三字。

第八项 痉病误灸之难治

痉病有灸疮者，难治。

痉病肌热燥急，不当复灸以火，深入助阳，风热得之愈固而不散也。

陈修园云：此节师不出方，《伤寒论》火逆诸方，亦恐其过温，余用风引汤减去桂枝、干姜一半，研末热服，往往获效。其说可从。

第九项 痉病将成未成之证治

（一）症状 太阳病，其证备，身体强，几几然。

太阳病者，谓头项强痛，发热、恶风、自汗，论所谓桂枝证也，其证备，则发热、汗出等证，不必赘矣，身体强者，即《内经》云，邪入于输，腰脊乃强，几几者，背强连颈之貌，有俯仰不能自如之象也，几几音殊。

脉反沉迟，沉本症之脉，迟非内寒，乃津液少而营卫之行不利也。

（二）脉象 伤寒项背强，脉反沉迟。

几几汗出恶风者，脉必浮数，为邪风盛于表，此证身体强，几几然，脉反沉迟者，为风淫于外，而津伤于内也。

（三）治法 栝蒌桂枝汤主之。

1. 药味及用量：栝蒌根二两　桂枝三两　芍药三两　生姜三两　甘草二两　大枣十二枚

2. 煮服法：上六味以水九升，微火煮取三升，分温三服。取微汗，汗不出，食顷，啜热粥发之。

啜粥者，资阳明之谷气以胜邪，更深一层立法。

3. 药解：陈元犀云：痉是血虚筋燥为病。言湿者，是推其未成痉之前，气痉挟风而成内热也。

汤和营卫以祛风，加栝蒌根清气分之药，而大润太阳既耗之液，则经血流通，风邪自解，湿气自行，筋不燥而自愈矣。

第十项　刚痉补治法

（一）症状 太阳病，无汗，而小便反少，气上冲胸，口噤不得语，欲作刚痉。

此申明刚痉之义，而补其治法。无汗而小便少者，以太阳、阳明二经之热，聚于胸中，延伤肺金清肃之气，内外不能宣通也。

太阳病，为头项强病发热等证也，无汗，谓伤寒也。太阳伤寒，小便不当少，今反少者，是寒气盛而收引也。不当气上冲胸，今气上冲胸，是寒气而上逆也；不当口噤不得语，今口噤不得语，是寒气成，牙关紧急而甚也，以太阳伤寒而有此冲击劲急之象，是欲作刚痉之病也。

（二）治法 葛根汤主之。

1. 药味及用量：葛根四两　麻黄三两（去节）　桂枝二两　甘草二两（炙）　芍药二两　生姜三两　大枣十二枚

2. 药解：按病多在太阳阳明之发，身体强，口噤不得语，皆其验也，故加麻黄以发太阳之邪，加葛根疏阳明之经，而阳明外主肌肉，内主津液，用葛根者，所以通隧谷而避风湿，加栝蒌者，所以生津液濡经脉也。

3. 煎服及禁忌法：上七味，以水一斗，先煮麻黄，葛根，减二升，去沫，内诸药煮取三升，去滓，温服一升。复取微似汗，不须啜粥，余如桂枝汤法将息及禁忌。

第十一项　痉病入里治法

（一）症状　痉病为病，胸满，口噤，卧不着席，脚挛急，必龂齿。

此申明痉病入里，以明其治也，痉病而更胸满，里气塞也，卧不着席，反张甚也；脚挛急，筋急甚也；必龂齿，牙紧甚也，此皆阳明热盛灼筋，节急而甚之象，所以有如上诸证，非苦寒大下，不足以除其热，救其阴也。伤寒病瘛疭，以热生风而搐，尚为难治，况此甚于搐者乎，至若齿龂足挛，而无内实下证，大便自行者，必不可治。

（二）治法　大承气汤主之。

1. 药味及用量：大黄四两（酒洗）　厚朴半斤（去皮）　枳实五枚（炙）　芒硝三合

2. 煮服法：上四味以水一斗，先煮枳朴取五升去滓，内大黄煮取二升，内芒硝，更上微火一两沸，分温再服，得下，余勿服。

（三）总论 按痉之一病。西方名脑膜炎，必注血清于脊柱，以是为特效剂，倘乏血清时，几无药可治。医界春秋，则发明以络石藤为代，因脑膜炎一证，中医谓之惊风，以小儿为最多，又名痉名痓。盖此病原因，由于脾络为湿所阻，失其动旋，其从后上犯督脉，谓之痉，从前上犯任脉，谓之痓。近代中西医只知痉不知痓，故西方有脑膜炎之名，而中医造惊风之说，皆治标而不治本。至脑膜炎所以能传染者，因此病之发生，由于天时寒无常，忽冷忽热，空气污浊，毒菌变延，一经接触，全身脉络，几为停止，若用络石藤以助脾络之动旋，则血脉周流，而细菌难犯矣，此不可不知也。

季云按此节，似可于九项太阳证备而用栝蒌桂枝汤参看，以该条重在流通经气，解风行湿故也。络石藤苦温无毒，治风热死肌，大惊入腹，除邪气，利关节。俗名耐冬，以其包络石木而生，故名络石。固有利关节之功，故有流通血脉之效。

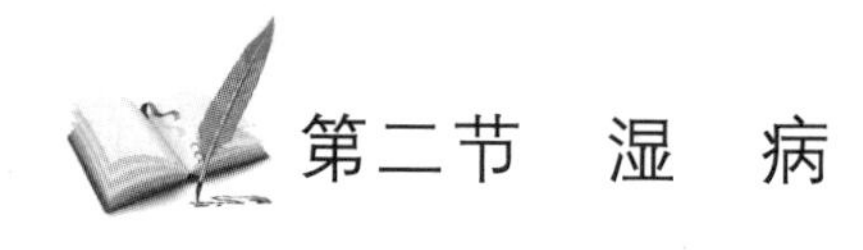

第二节 湿 病

第一项 湿 痹

太阳病，关节疼痛而烦，脉沉而细者，此名湿痹。湿痹之候，小便不利，大便反快，但当利其小便。

关节疼痛而烦者，言湿气留着筋骨纠结之间，而发烦疼也。脉沉而细，明系湿症，虽疼处烦热，必非风寒，是当利水为要，大抵此证，当利小便以通阳气，今为湿气内胜，故小便不利，利之则阳气行，虽在关节之湿，亦得宣泄矣，设小便利已，而关节之痹不去，又当从表治之。

第二项　湿证发黄

湿家之为病，一身尽疼发热，身色如熏黄也。

风走空窍，故痛只在关节，今单湿为病，漫淫遍身，一身尽疼，不止关节矣。湿症发黄，须分寒热表里，湿热在里，茵陈蒿汤，在表栀子柏皮汤；寒湿在里，白术附子汤，在表麻黄加术汤。此则寒湿在表而发黄也，故色黄如烟熏，而现晦暗之色。

第三项　湿热变证

1. 湿家，其人但头出汗，背强，欲得被覆向火，若下之早则哕，或胸满，小便不利。

太阳寒气在经，故令人欲得被覆向火，背强头汗，若认作里有实热，上蒸头汗而误下之，必致哕而胸满，小便不利也。又《金鉴》曰：湿家头汗出者，乃上湿下热，蒸而使然。非阳明内实之热，蒸而上越之汗也。又成无己曰：湿胜则多汗，伤寒则无汗，寒湿相搏，虽有汗而不能周身，故但头汗出也。又章虚谷曰：湿壅而胃阳上蒸，但头汗出。解均切实不泛足资研究。

2. 舌上如胎者，以丹田有热，胸中有寒，渴欲得水，而不能饮，则口燥烦也。

舌上白滑如胎者，以下后阳气下陷，丹田有热故也。而胸中有寒饮结聚，妨碍津液，是以口燥烦，渴不能饮。

第四项　湿家误下之死证

湿家下之，额上汗出，微喘，小便利者死，若下利不止者，亦死。

此本湿家身烦痛，可与麻黄加术汤发其汗之例，因误下之，致有此逆，阴阳离决，必死之兆（此见湿证无下法，而为医者大加惊觉也）。

第五项　风湿之问答

1. 问曰：风湿相搏，一身尽疼痛，法当汗出而解，值天阴雨不止。医云此可发汗，汗之病不愈者，何谓也？

《伤寒论注是僚》曰：值天阴雨不止，明其湿胜在内也。

2. 答曰：发其汗，但微微似欲汗出者，风湿俱去也。

风湿相搏，法当汗出而解，合用桂枝加术，使微微蒸发，表里气和，风湿俱去，正如湿家身烦也、疼也，可与麻黄加术汤同义。

第六项　湿家头痛与鼻塞

湿家病，身疼发热，面黄而喘，头痛鼻塞而烦，其脉大，自能饮食，腹中和无病，病在头中。寒湿，故鼻塞，内药鼻中则愈（内纳同，后仿此）。

湿家脉必沉细，饮食减少。今脉大能食，但头痛鼻塞，正《内经》所谓因于湿，首如裹是也。与瓜蒂散，纳鼻中，取下黄水则愈。纳药鼻中者，谓去头中寒湿也。

瓜蒂一分　母丁香一钱　黍米四十九粒　赤豆五分

上为细末，每夜卧时，先含水一口，纳于两鼻孔上，至明日取下黄水。

许叔微云：夏有嵩师病黄症，鼻内酸疼，身与目黄如金色，小便赤涩，大便如常，此病不在脏腑，乃黄入青道中也。黄病服大黄，则必腹胀如逆，常用瓜蒂散搐之，令鼻中黄水出尽则愈。

第七项　湿家身烦疼

（一）症状　湿家身烦疼，可与麻黄加术汤，发其汗为宜，慎不可以火攻之。

湿与寒合，故命身疼，以湿在表，表间阳气不盛，故不可大发其汗，但湿邪在表，火攻则湿邪相搏，血气流溢，通而为衄，郁而为黄，兼有发痉之变，非其治法，故戒之。

（二）治法　麻黄加术汤

1. 药味及用量：麻黄三两（去节）　桂枝二两（去皮）　甘草一两（炙）　杏仁七十个（去皮尖）　白术四两

2. 煮服法：上五味，以水九升，先煮麻黄减二升，去上沫，内诸药，煮取二升半，去滓，温服八合，复取微似汗。

3. 药解：用麻黄汤，必加白术者，助脾祛湿也，麻黄得术，则汗不致骤发，术得麻黄，而湿滞得以宣通。

第八项　湿家日晡所剧

（一）症状　病者一身尽疼，发热日晡所剧者，此名风湿。

病者一身尽疼，发热，风湿在表也，湿家发热，旦暮不休。风湿发热，日哺增甚，日晡所剧者，阳明之气，旺于申酉戌时，土恶湿，今为风湿所干，当其土时，邪正相搏，则反剧也。此又不必泥定肺与阳明也，但以湿无来去，而风有休作，名之曰风湿也，然言风湿，而寒湿亦在其中。

（二）病因　此病伤于汗出当风，或久伤取冷所致也。

汗亦湿类，或汗出当风而成风湿者，或劳伤汗出，而入冷水者，皆成风湿病。换言之，即风挟湿病也。

（三）治法　可与麻黄杏仁薏苡甘草汤。

可与此汤者，盖麻黄加术汤，是主寒热，防己黄芪汤，是主风湿，此则湿寒风湿合病也。

1. 药味及用量：麻黄（去节）半两　杏仁十个（去皮尖）　薏苡仁半两　甘草一两（炙）

2. 煮服法：上剉麻豆大，每服四钱匕，水盏半，煮八分，去滓，温服。剉音挫。

3. 服后禁忌；有微汗避风。取微汗以清皮毛之邪，但汗出当避风耳。

4. 药解：方中用麻黄、杏仁、甘草，以开腠理而泄风邪，即以薏苡仁通利水道而去湿，大意与麻黄加术汤不殊，但其力稍逊耳。

第九项　湿家汗出恶风

（一）病名　风湿，此风湿皆从表受之。

（二）症状　身重，汗出恶风者。

凡身重，有肌肉痿而重者，有骨痿而重者，此之身重，乃风湿在皮毛之表，故不作疼。虚其卫气，而湿着为身重，汗不待发而自出，表尚未解而已虚，风伤于卫则腠理开，开则汗出恶风矣。

（三）脉象　浮。

寒湿则脉沉细，风湿则脉浮。

（四）治法　防己黄芪汤主之。

1. 药味及用量：防己一两　甘草半两（炒）　白术七钱半　黄芪一两一分

汉防己走血分，木防己走气分，故治水用木防己，治血用汉防己。

2. 煎服法；上剉麻豆大，每抄五钱匕，生姜四片，大枣一枚，水盏半，煎八分，去滓，温服，良久再服。

3. 加法：

（1）喘者加麻黄半两。

（2）胃中不合者，加芍药三分。

（3）气上冲者，加桂枝三分。

（4）下有陈寒者，加细辛三分。

4. 服后现象：服后当如虫行皮中，从腰下如冰，后坐被上，又以一被绕腰下，温令微汗差。

5. 药解：此汤养正除邪，调和营卫，为治风湿文缓剂，以黄芪实卫，甘草佐之，防己去湿，白术佐之，然治风湿二邪，独无去风之药，何也，以汗多知风已不留，表虚而风出入乎其间，因之恶风，唯实其卫，庶正气旺则风自退矣。

第十项　风湿之邪在肌肉

（一）症状　伤寒八九日，风湿相搏，身体疼烦，不能自转侧，不呕，不渴。

伤寒至八九日，亦云久矣，既不传经，复不入腑者，风湿搏之也。所现外症烦疼者，风也；不能转侧者，湿也；不呕、不渴者，无里证也。

（二）脉象　浮虚而涩。

脉浮为风，涩为寒湿，以其脉有近于虚也。

（三）治法　桂枝附子汤主之。

1. 药味及用量：桂枝四两（去皮）　生姜三两（切）附子三枚（炮去皮，破八片）　甘草二两　大枣十二枚（擘）

2. 煮服法：上五味，以水六升，煮取二升，去滓，分温三服。

3. 药解：知风湿之邪在肌肉，而不在筋节，故以桂枝表之。不发热，为阳气素虚，故以附子逐湿，两相绾合，自不能留矣。

前证悉具，若大便坚，小便自利者，去桂加白术汤主之。

大便坚，小便自利，是表无病，病在躯壳，无取治表也。

1. 药味及用量：白术二两　附子一枚半（炮去皮）　甘草一两　生姜一两半（切）　大枣六枚（擘）

2. 煮服法及服后现状：上五味，以水三升，煎取一升，去滓，分温三服。一服，觉身痹，半日许再服，三服都尽，其人如冒状，勿怪，即是术、附并走皮中，逐水气，未得除故尔。

3. 药解：去桂加术，以壮胃阳之气，使燥湿之力，从内而出，则风之挟湿而在躯壳，不从表解，而从热化。故曰其人如冒状，即是术，附并走皮中云。

第十一项　湿流关节

（一）症状　风湿相搏，骨节痛烦，掣痛不得屈伸，近之则痛剧，汗出短气，小便不利，恶风不欲去衣，或身微肿者。

风伤卫气，湿流关节，风湿相搏，邪乱于中，故主周身骨节诸痛，风胜则卫气不固，汗出短气，恶风不欲去衣，湿胜则水气不行，小便不利，或身微肿。

（二）治法 甘草附子汤主之。

1. 药味及用量：甘草二两（炙） 附子一枚（炮去皮） 白术二两 桂枝四两

2. 煮服法及服后现状：上四味，以水六升，煮取三升，去滓，温服一升，日三服。初服，得微汗则解，能食。汗出复烦者，服五合。恐一升多者，服六七合为妙。

3. 药解：用附子除湿温经，桂枝祛风和营，白术去湿实卫，甘草补诸药而成固散之功也。

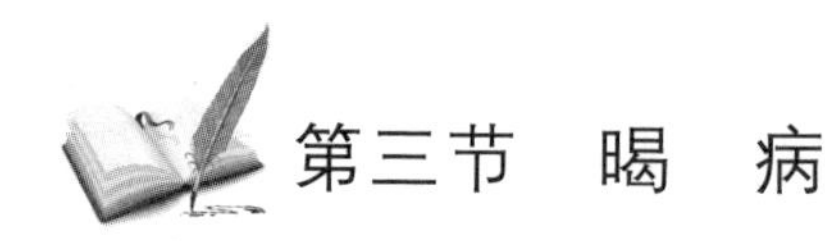

第三节 暍 病

第一项 暍病兼湿证

（一）症状 太阳中暍，发热恶寒，身重而疼痛，小便已，洒洒然毛耸，手足逆冷，小有劳，身即热，口开，前板齿燥。

暍即暑也，中暍，即中暑也。太阳中暍，发热，恶寒、身重而疼痛，此因暑而兼湿证，手太阳标证也。太阳小肠属火，上应心包，二经皆能制金烁肺，肺受火刑，所以发热恶寒，似乎足太阳证，小便已，洒洒然然毛耸，此热伤肺胃之气，阳明本证也。小有劳，即身热，知阳明中气受伤也。脾胃气虚，而口开不阖，邪热重蒸，而前板齿燥也，此湿盛闭热之证，当先开泄其湿，以利小便，使阳气通，则热外透，即可一清而愈。

（二）脉象　弦细芤迟。

伤暑之脉，弦细芤迟，何也？《内经》云寒伤形，热伤气。盖伤气而不伤形，则气消而脉虚弱，所谓弦细芤迟，皆虚脉也。又赵以德方，此证属阴阳俱虚。脉弦细者，阳虚也。芤迟者，阴虚也。

（三）垂戒有三

1. 若发其汗，则恶寒甚。

2. 加温针，则发热甚。

3. 数下之，则淋甚。

第二项　暑病因于时火之气

（一）症状　太阳中热者，暍是也。汗出恶寒，身热而渴。

汗出恶风，身热不渴者，中风也。汗出恶寒而渴者，中暍也，然未明其至理，此证为时火之气，烁其肺金，肺伤则卫气虚，由是汗出身热恶寒。要言之，汗出则腠理疏，故恶寒。内热盛则身热口渴，法当清内热。

（二）治法　白虎加人参汤主之。

1. 药味及用量：知母六两　石膏一斤（碎，绵裹）　甘草二两（炙）　粳米六合　人参三钱

2. 煮服法：上五味，以水一斗，煮米熟汤成，去滓，温服一升，日三服。

3. 药解：《内经》云：心移热于肺，传为膈消也，相皆火伤脉之所致，故主此汤以救肺也。石膏虽能除三焦火

热，然仲景名白虎者，为石膏功，独多于清肺，退金中之火，是用为君。知母亦就肺中泻心火滋水之源，人参生津，益所伤之气而为臣，粳米、甘草补土，以资金为佐也，简言之，无形之热，伤肺胃之气，所以多汗恶寒，故用白虎以化热，人参以益气也。

第三项　暑病因伤冷水

（一）症状　太阳中暍，身热疼重。

水气留于腠理皮肤之中，郁遏皮毛，闭其汗湿，所以身热疼重也。

（二）脉象　脉微弱。

脉微弱者，热则血干而气耗也。

（三）病因　此以夏月伤冷水，水行皮中所致。

水随胃气，外行皮中，以脾胃主肌肉，皮中肌肉也，皮及肺之合，胸中肺之部，内外相应，故身热而痛重。

（四）治法　一物瓜蒂汤主之。

1. 药味及用量：瓜蒂二十枚（味苦寒）

2. 㕮制及煮服法：上㕮，以水一升，煮取五合，去滓，顿服。

3. 药解：瓜蒂治四肢浮肿下水，而冷水之在皮中者，不唯灌洗得散，而饮冷所伤者，亦得散于皮中，故两者皆得用之，以一物涌吐，则阳气发越，汗大泄而愈矣。后人不敢效用，每以五苓散加葱头，或栀子豉汤并用，探吐皆效。

第三章　百合狐惑阴阳毒病脉证治

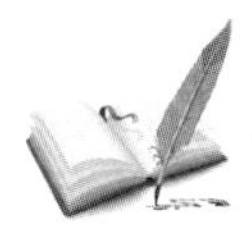

第一节　百合病

（一）论曰　百合病者，百脉一宗，悉致其病也。

所谓百脉一宗，言周身之血，尽归于心主也，心主血脉，又主火，若火淫则热蓄不散，流于血脉，故百脉一宗，悉致其病也。

（二）症状

1. 意欲食复不能食，常默然。欲卧不能卧，欲行不能行，饮食或有美时，或有不欲闻食臭时，如寒无寒，如热无热。

人身气阳而血阴。若气胜则热，气衰则寒，今病在血，不干于气，所以如寒无寒，如热无热，欲食不食，欲卧不卧，欲行不行，皆阳火烁阴，无可奈何之状也。

2. 口苦，小便赤，诸药不能治，得药则剧吐利。

上热则为口苦，下热便为便赤，亦阳火烁阴之患也，药虽治病，然必藉胃气以行之，若毒血在脾胃，经脉闭塞，药虽入胃，而弱胃不安于药，故得药转剧而吐利也。

3. 如有神灵者，身形如和，其脉微数，每溺时头痛者，六十日乃愈。

4. 若溺时，头不痛，淅然者，四十日愈。

5. 若溺快然，但头眩者，二十日愈。

肺藏魄，肺气不清，则魄不静，魄气变幻，是以如有神灵也。魂为阳，藏于肝，肝气不和，则寐多梦扰，魄为阴，藏于肺，肺气不清，则醒如神灵。病不在皮肉筋骨，则身形如和，唯气在血，故脉微数也。脉数血热，则心火上炽，不下交于肾，而膀胱之经，亦不得引精于上，上虚，则溺时淅然头眩，甚则头痛，以此微甚，可卜愈日远近。

6. 其证或未病而预见（热气先动也），或病四、五日而出，或二十日，或一月后见者（遗热不去也），各随证治之。

各随证治之，所包者广，谓百合病见于各症之中者，当兼治各证也。

第一项　百合病因于发汗伤津

治法　百合病发汗后，百合知母汤主之。

此不应汗而汗之，以致津液衰少，可以见汗则伤气，邪搏于气分。

1. 药味及用量：百合七枚　知母三两

2. 洗渍及煎服法：上先以水洗百合渍一宿，当白沫出，去其水，则更以泉水二升，煮取一升，去滓，别以泉水二升，煮知母一升，后合和，煎取一升五合，分温再服。

分煎合服，二药合致其功，原文先字，是统两个别以泉水说，后字是统合煎说，须知，且加之泉水，以清其热，而阳邪自化也。

3. 药解：用百合为君，以安心补神，能去血中之热，利大、小便，导涤瘀积，然必鲜者有济，故汗之而失者，佐知母调其上焦津液。

第二项　百合病因于失下伤里

治法　百合病下之后者，滑石代赭汤主之。

此不应下而下之，以致热入伤里，所以见下则伤血，邪搏于血分，为血脉中热也。

1. 药味及用量：百合七枚（擘）　滑石三两（碎，锦裹）　代赭石如弹丸大一枚（碎，锦裹）

2. 煮服法：先煮百合（如前法），别以泉水二升，煮滑石、代赭，去滓后合和重煮，取一升五合，分温再服。且加泉水，以泻阴火，而阴气自调也。

3. 药解：下多伤阴，虚邪在阴，阴虚火逆，攻补无益，故以百合同滑石之走窍，代赭石之镇逆，以通阳气。

第三项　百合病因于吐伤脏阴

治法　百合病吐之后者，百合鸡子黄汤主之。

此不应吐而吐之，以致内伤脏阴也，所以见吐则伤之，邪扰于心，而为烦懊不寐也。

1. 药味及用量：百合七枚（擘）　鸡子黄一枚

2. 煮服法：先煮百合如前法，内鸡子黄搅匀，煎五分，温服。

3. 药解：误吐伤阳明者，以鸡子黄救厥阴之阴，以安胃气，救厥阴，即所以镇阳明，救肺之母气，是亦阳明病救阴之法也，且同泉水以滋元阴，协百合以行肺气，则气血调而阴阳自平。

第四项　百合病之未病预见

治法　百合病不经吐下，发汗，病形如初者，百合地黄汤主之。

此热气先动，而为百合病正治之法也。所以见不经吐下发汗，则系百脉一宗，悉到其病，无气血上下之偏矣。

1. 药味及用量：百合七枚（擘）　生地黄汁一升

2. 煮服法：先煮百合如前法，内地黄汁，煎取一升五合，分温再服，中病勿更服，大便当出如漆。

中病者，热邪下泄，由大便而出矣。故曰：如漆色。《外台》云：大便当出黑沫。

2. 药解：佐生地黄汁以凉血，血凉则热毒解，而蕴积自行，故大便出黑漆矣。

第五项　百合病之变症

治法　百合病一月不解，变成渴者，百合洗方主之。

此病久不解，邪热留聚在肺也。

1. 药味及用量：百合一升

2. 煎洗法：以水一斗，渍之一宿，以洗身，洗已，食煮饼，勿以盐豉也。

3. 药解：一月不解，百脉壅塞，津液不化而成渴者，故用百合洗之，则一身之脉皆通畅，而津液行，渴自止。勿盐豉者，以咸而凝血也。

第六项　百合病之阴气未复

治法　百合病渴不差者，栝蒌牡蛎散主之。

此由内之阴气未复，阴气未复，由于阳气之亢也。

1. 药味及用量：栝蒌根　牡蛎等分

2. 制法及饮服：上为细末，饮服方寸匕，日三服。

3. 药解：洗后，渴不差者，是中无津液而阳亢也，故用牡蛎，以潜其阳，栝蒌以生其津，津生阳降而渴愈矣。

第七项　百合病之热淫肌肤

治法　百合病变发热者，百合滑石散主之。

百合病原无偏热之证，今变发热者，内热充满，淫于肌肤也。

1. 药味及用量：百合一两（炙）　滑石二两

2. 制法及饮服：上为散，饮服方寸匕，日三服，当微利者，止服，热则除。

3. 药解：滑石清腹中之热，以和其内而平其外，兼百合壮肺气以调之。不用泉水，热已在外，不欲过寒伤阴也。

第八项　百合病救法

（一）治法　百合病见于阴者，以阳法救之。见于阳者，以阴法救之。

《内经》所谓用阴和阳，用阳和阴，即是此义。故诸治法以百合为主，至病见于阳，加一、二味以和其阴。病见于阴，加一、二味以和其阳。

（二）治误

1. 见阳攻阴，发复其汗者，此为逆。

2. 见阴攻阳，乃复下之，此亦为逆。

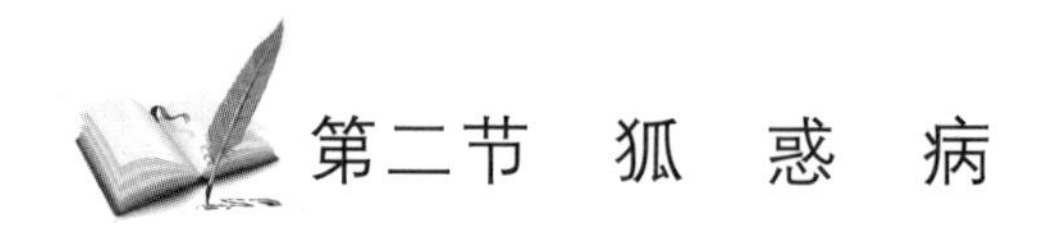

第二节　狐　惑　病

（一）症状　狐惑之为病，状如伤寒，默默欲眠，目不得闭，卧起不安，蚀于喉为惑，蚀于阴为狐。不欲饮食，恶闻食臭，其面目乍赤、乍黑，乍白，蚀于上部则声嗄，蚀于下部则咽干，蚀于肚者狐惑虫病。

惑虫病即巢氏所谓䘌病也，默默欲眠，目不得闭，卧起不安，其烦扰之象，有似伤寒少阳热证，而实为䘌之乱其心也。不欲饮食，恶闻食臭，有似伤寒阳明实证，而实为虫之扰其胃也，其面目乍赤，乍黑、乍白者，虫之上下，聚散无时，故其色变更不一，甚者，脉亦大、小无定也。

蚀于上部，即蚀于喉之谓，故声嗄，蚀于下部，即蚀于阴之谓。阴，内属于肝，而咽门为肝胆之候，病自下而冲上，则咽干。

按狐惑牙疳，下疳等，疮之故名也，近时唯以疳呼之。下疳，即狐也，蚀于肛阴；牙疳，即惑也，蚀咽腐龈，穿腮破唇。每因伤寒病后，余毒与湿慝之为害也。或生斑疹之后，或生癖疾下利之后，其为患亦同也。

（二）主治　甘草泻心汤主之。

1. 药物及用量：甘草四两（炙）　黄芩　人参各三两　干姜三两　半夏　黄连各一两　大枣十二枚

2. 煮服法：上七味，以水一斗，煮取六升，去滓，再煎，温服一升，日三服。

3. 药解：虫因肝风内动而生，用姜之辛，助金平木，用连之苦，泻火熄风，风木之虫自然消灭，况余药补上，自然肝木平矣。

（三）外治

洗法：苦参汤。

1. 药物及用量：苦参一升　槐白皮　狼牙根各四两

2. 煎洗法：以水一斗，煎取七升，去滓，熏洗日三。

3. 药解：下部蚀则津液竭于上，上则咽干也，药力难沉于下极，故用苦参、槐皮，狼牙之苦寒杀虫，以涤洗之。本书于原方苦参一味外，加槐皮、狼牙二味，系照《金匮直解》之所载。

熏法：雄黄散。

1. 药物及用量：雄黄一味为末。

2. 制法：为末，筒瓦二枚，合之，烧向肛熏之。

3. 药解：雄黄辛温，禀纯阳之色，取其阳能胜阴之义也。按百合病，是余热流连于气机者，狐惑病是余毒停积于幽阴者。狐惑水虫也，原疫不外湿热，余邪久留不散，积而生虫，候肛与前阴，皆关窍所通，津液湿润之处，故虫每蚀于此。

第三节　狐惑兼脓血证

（一）症状　病者无热微烦，默默但欲卧，汗出，初得之三四日，目赤如鸠眼，七八日，目四眦黑，若能食者，脓已成也。

痈发于内，故无热。瘀蓄于内，故汗出。初得三四日，毒邪内盛，热必上炽，故目赤如鸠眼，至七八日脓成而滞，未得下泄，故目四眦黑，毒势方张，故默默不欲食。毒邪将化，故渐能食。

（二）脉象　脉数。

脉数而烦，热邪之微也，何云无热邪。脉法有四，无故脉数，必生痈疽，此之谓也。

（三）治法　赤小豆当归散主之。

1. 药味及用量：赤小豆三升（令出芽曝干）　当归十分

2. 杵服法：上二味杵为散，浆水服方寸匕，日三服。

3. 药解：用赤小豆令出芽，以通营分之热毒。当归以散肠胃之积血，用散不用汤者，取有质之物，以迅扫在下之脓血也，并治腹痛便毒及下部恶血诸疾，兼治疫邪热毒蕴伏于内。

浆，酢也。炊粟米热投冷水中，浸五、六日，生白花，色类浆者。

第四节　阳毒病

（一）症状　阳毒之为病。面赤，斑斑如锦纹，咽喉痛，吐脓血。五日可治，七日不可治。

阳毒者，疫邪犯于阳分也。阳邪上壅，故面赤，热极伤血，故遍体斑斑如锦纹也。咽喉痛，脓血，皆邪热燥津，有立时腐败之势，五日经气消矣，七日不可治。

（二）治法　升麻鳖甲汤主之。

1. 药味及用量：升麻二两　当归一两　蜀椒一两（炒去汗）　甘草二两　雄黄半两（研）　鳖甲手指大一片（炙）

2. 煮服法：上六味，以水四升，煮取一升，顿服之，老小再服取汗。

3. 药解：此汤解阳分之毒，即所以救阴分之血也。升麻《本经》气味甘平苦、微寒无毒，主解百毒，辟瘟疫邪气，虫毒入口皆吐出，中恶腹痛，时气毒疠，诸毒喉痛，口疮云云。君以升麻者，以排气分，解百毒，能吐能升，俾邪从口鼻入者，仍从口鼻而出。鳖甲气味酸平无毒，佐当归而入肝，肝藏血，血为邪气所凝；鳖甲禀坚刚之性，当归具辛香之气，直入厥阴而通气血，得此二味而并解；甘草气味甘平，解百毒，甘能入脾，使中土健旺，逐邪以出。妙在蜀椒辛温，使以雄黄若寒，禀纯阳之气，饮诸药以解阳毒。

4. 雄椒二药之疑点：雄黄、蜀椒二物，用治阳毒，解者谓，毒邪在阳分，以阳从阳，欲其速散也。

余谓：雄黄尚属解毒之品，用之治毒，理或有之，至蜀椒岂面赤、发斑、咽痛唾血之可试乎？必有错简，未可曲为之说也。

第五节　阴毒病

（一）症状　阴毒之为病，面目青，身痛如被杖，咽喉痛，五日可治，七日不可治。

阴毒者，疫邪入于阴分也，阴中于邪，故面目青，邪闭经络，故身痛如被杖。咽喉痛者，阴分毒上壅也，其数与阳毒相同。

（二）治法　升麻鳖甲汤去雄黄、蜀椒主之。

1. 药味如上节。

2. 煮服法如上节。

3. 药解：蜀椒辛热之品，阳毒用，而阴毒反去之，疑误。

第六节　阳毒、阴毒之补正

按此证疑点颇多，后人注释不少，试录各家，以备参考。

《肘后》《千金方》：阳毒，用升麻汤，无鳖甲，有桂。阴毒用甘草汤，即本方去雄黄。

《活人书》：阳毒升麻汤，用犀角、射干、黄芩、人参，无当归、蜀椒、鳖甲、雄黄。徐徊溪云：《活人书》加犀角等物，颇切当。

《医宗金鉴》：此二证，即今世俗外谓痧证也。俱咽痛者，以此证乃邪从口鼻而下入咽喉，故痛也。凡中此气之人，不止喉痛，身痛，甚至有心、腹绞痛，大满大胀，通身络脉，青紫暴出，手足指甲，色如靛叶，口噤牙紧，心中忙乱，死在旦夕者。故治此证，不必问其阴阳，但刺其尺泽、委中、手中十指，脉络暴出之处。出血轻，则用刮痧法，随即服紫金锭，或吐或下，或汗出而愈者不少。若吐泻不止，厥逆冷汗，脉微欲绝，用炮附子、炮川椒、吴茱萸、丁香、干姜、甘草，虚者加人参救之。

《伤寒汇言》：二证，俱有咽喉痛三字，以余窃论，疡科书有锁喉风，缠喉风，铁蛾缠三证，其状相似，有面色赤如斑者，有面色青而凄惨者、有吐脓血者、有身痛如被杖者、有气喘急促者、有发谵语烦乱者，虽有兼证如此，总以咽喉痛为苦，卒发之间，三、五日可治，至七日不减，即无生理。岂非阳毒、阴毒二证之类乎。再察其脉，缓大者生，细数，紧促者死。余见此证，不证阳毒、阴毒，概用喉科方。

蓬砂二钱　火硝六分　米醋一钱　姜汁小半钱

用鹅翎探入喉中，吐痰碗许，活者百许。

《温热经纬》：阳毒为阳邪，阴毒为阴邪。阴邪固宜倍蜀椒之半，而以蜀椒施之阳邪，终嫌未妥，改从喉科引吐，欲稳当，以余度之，即后世之烂喉痧，叔和谓之温毒是已。治法，忌用温散，宜用清化。陈继宣《疫痧草》专论此证。

赵献可辨：此阴、阳二毒，是感天地疫疠非常之气，沿家传染，所谓时疫症也。观方内老小再服可见。

庞安常辨：方内蜀椒，雄黄难用，特制葛根龙胆汤，治热毒面赤，阳毒风温。葛根四两，生姜、升麻、大青、龙胆、桂枝、甘草、麻黄、芍药各半两，葳蕤一两，石膏一两半。上㕮咀，水四升半，下麻黄煮数沸，去上沫，内诸药，煎二升去滓，温饮一升，日三、夜三。

季云按：阳毒阴毒二证，增补不同，注释亦异，大抵从疫主治为多。

第四章　疟病脉证并治

第一节　疟病之脉象

师曰：脉自弦。

疟之为病，寒热也。三阴三阳，脉自弦也，著一自字，大有深意，见疟证虽各不同，而少阳脉之真面目自见可按，但有如下之区别。

1. 弦数者，多热。

谓发作之时，多热为阳盛也。

2. 弦迟者，多寒。

谓发作之时，多寒为阴盛也。

3. 弦小紧者，下之差。

小紧则邪着于里，故可下之。

4. 弦迟者，可温之。

迟为寒留于中，故可温之。

5. 弦紧者，可发汗针灸也。

弦为风，紧为寒，风寒相搏，非发汗针灸，无以散其邪。

6. 浮大者可吐之。

浮为病在上，大为寒在上焦，上焦者，非吐不足以夺其病。

7. 弦数者，风发也，以饮食消息止之。

此是多热不已，必至于极热，热极则生风，风生则肝木侮土，而传其热于胃，伤耗津液，此非可徒求之药，须之饮食消息，止其热炽。

第二节　疟母之问答

问：病疟以月一日发，当以十五日愈，设不差，当月尽解，如其不差，当云何？

五日为一候，三候为一气，一气十五日也。

答：师曰：此结为癥瘕，名曰疟母，急治之。设更不愈，其邪必假血依痰，结为癥瘕，僻处肋下，将成负固不服之势，故宜急治。

（一）治法　宜鳖甲煎丸。

1. 药味及用量：鳖甲十二枚（炙）　乌扇三分（烧，即射干）　黄芩三分　柴胡六分　鼠妇三分（熬）　干姜三分　大黄三分　桂枝三分　石韦三分（去毛）　厚朴三分　紫葳（即凌霄）三分　半夏（熬）　阿胶三分（炙）芍药五分　丹皮五分　䗪虫五分　葶苈一分（熬）　人参一分　瞿麦二分　蜂窠四分　赤硝十二分　蜣螂六分（熬）桃仁二分

2. 末制及服法：上二十三味为末，取锻灶下灰一斗，清酒一斛五斗，浸灰，俟酒尽一半，着鳖甲于中，煮令泛

烂如胶漆，后取汁，内诸药，煮为丸，如梧子大，空腹服七丸，日三服。

3. 药解：鳖甲入肝，除邪养，合锻灶灰浸酒去瘕，故以为君，小柴胡汤、桂枝汤、大承气汤，为三阳主药，故以为臣，但甘草嫌柔缓而减药力，枳实嫌破气而直下，故去之，外加干姜、阿胶，助人参、白芍温养为佐，必假血依痰，故以四虫桃仁，合半夏清血化痰，凡积必由气结，气利则结消，故以乌扇、葶苈利肺气，合石韦、瞿麦，清邪热而化散结。血因邪聚则热，故以牡丹，紫葳，去血中伏火、膈中实热为使，《千金方》去鼠妇、赤硝，而加海藻三分、大戟一分，以软坚化水，更妙。

（二）医案

1. 王旭高治某三疟久延，营卫两伤，复因产后，下焦八脉空虚，今病将九月，而疟仍未止，腹中结块偏左，此疟邪留于血络，聚于肝膜，是属疟母，淹缠不止，虑成疟痨，夏至在迩，乃阴阳剥复之际，瘦人久病，最怕阴伤，趁此图维，迎机导窍，和阳以生阴。从产后立法，稍佐搜络以杜疟邪之根。制首乌、杞子、地骨皮、当归、白芍、桂枝（熬）、白术、川芎、青皮、香附、乌梅，另鳖甲煎丸，原注四物去地，换首乌，从产后血分立解。

2. 曹仁伯治某疟久邪深入络，结为疟母，疟母在左，自下攻逆，加以右胁结癖，上下升降俱窒。无怪乎中宫渐满，理之不易。鸡金散加枳壳、麦芽、白芥子、竹沥，另鳖甲煎丸。

鸡金散药味如下：

鸡金散五钱　沉香四钱　砂仁六钱　陈皮　橼皮

上为末，汤调服。

原注左属血属肝，疟邪滞于血中，主以鳖甲煎丸。右属气属胃，主以难金散推气，加竹沥、白芥子。

诒按此两层兼治之法。

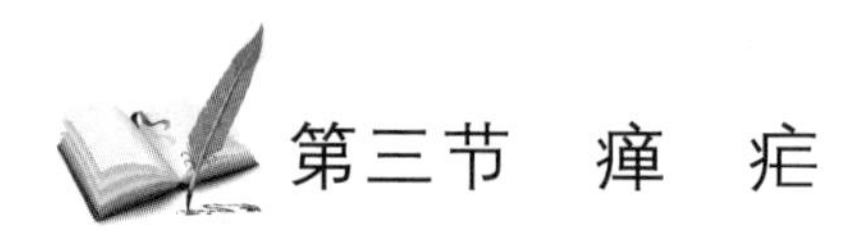

第三节　瘅　疟

1. 师曰：阴气孤绝，阳气独发，则热而少气烦冤，手足热而欲呕，名曰瘅疟。

疟之寒热更作，因阴阳之气，互为争并，阴衰离，绝其阳，而阳亦不并之阴，故阳独发，但热而已。其少气烦冤者，肺主气，肺受火抑故也。手足热者，阳主四肢，阳盛则四肢热也。欲呕者，火邪上冲，胃气逆也。

2. 若但热不寒者，邪气内藏于心，外舍分肉之间，令人消烁脱肉。

内藏于心者，阳盛则火气内藏，而外舍分肉之间也，消烁脱肉者，火盛则肌肉烁也。

此条师不出方，然合后条温疟观之，亦可以白虎汤治瘅疟也，白虎汤专于退热，其分肉四肢，内属脾胃，非切于其所舍者乎，又泻肝火，非救其少气烦冤者乎，设其别有兼证，岂不可推加桂之例，而加别药乎。

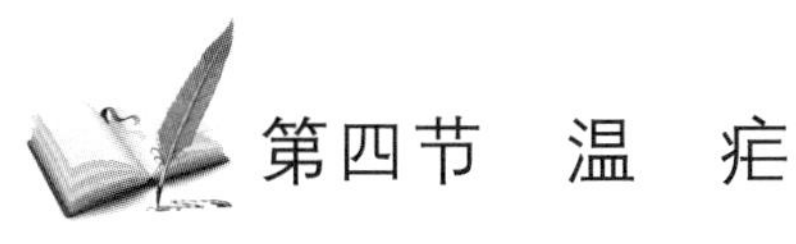

第四节　温　疟

（一）症状　温疟者，身无寒但热，骨节疼烦，时呕。

（二）脉象　其脉如平。

《内经》言温疟，先热后寒，仲景言温疟，则但热不寒，有似瘅疟，而实不同也。瘅疟两阳合邪，上熏心肺，所以少气烦冤，消烁脱肉，温疟脉如平人，则邪未合而津未伤，阳受病，而阴不病，以其人素有痹气，营卫不通，故疟发于阳，不入于阴，所以骨节痛烦，时呕，邪气扞格之状，有如此者。

（三）治法　白虎加桂枝汤主之。

1. 药味及用量：知母六两　石膏一斤　甘草二两　粳米二合　桂枝三两

2. 煎服法：上五味，以水一斗，煎米热汤成，去滓，温服一升，日三。

3. 药解：按温疟，每从肺经而起，气不宣化，故以石膏辛凉，清气分之伏热，知母辛寒，理阳明之伏热，热得解而肺气肃，佐以桂枝和营卫，甘草、粳米养胃阴，则寒热自退矣。身无寒但热，为白虎汤之正治，加桂枝者，以有骨节烦疼证，伏寒在于筋节，故用桂枝以逐之也。

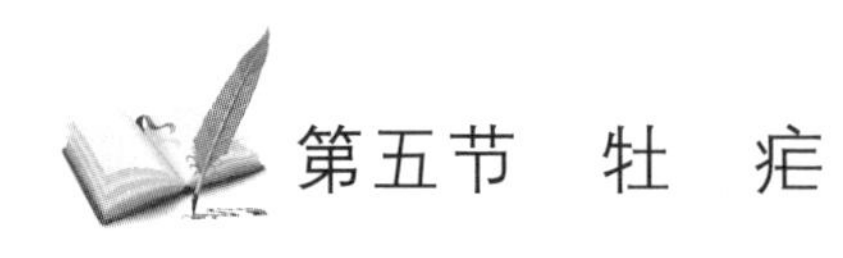

第五节　牡　疟

（一）病名症状　疟多寒者，名曰牡疟。

邪气内藏于心，则但热不寒，是为瘅疟，邪气伏藏于肾，故多寒少热，则为牡疟。以邪气伏结，则阳气不行于外，故内寒，积聚精液以成痰，是以多寒，与《素问》少阴经之多热少寒不同。

（二）治法　蜀漆散主之。

1. 药物及用量：蜀漆（烧，去腥）　云母（烧，二日夜）　龙骨等分

2. 杵服法：上三味，杵为散，未发前，以浆水服半钱匕。

3. 药解：用蜀漆和浆水吐之，以发越阳气，龙骨以固敛阴津于下。云母从至下而举其阳，取山川云雾开霁之意，盖云母即阳起石文根，性温而升，最能祛湿运痰，稍加蜀漆，即可以治太阳之湿疟。

蜀漆常山苗也，又各甜茶，其功用与常山同，如中医治疟之良药，历代医学家均有论述。如《本经》曰：主治疟及咳逆，寒热，腹中坚，症痞积聚，均为疟病中常有之症状，又陈修园谓一切疟疾，欲取急效，三发之后，以小柴胡汤加常山三钱，服之自愈，他如葛雅川、王寿、孙思邈诸大家，治疟汇方，十九以常山为主要药，足征古人之重视常山矣。

（三）牝疟之正误　韩善徵云：按赵以德注《金匮》牝疟，为邪在心而为疟。张石顽力辩其非，谓寒邪伏于肾，当作牝，考《说文》牡，畜父也。牝，畜母也。是显然牡属阳，牝属阴矣。夫热为阳，寒为阴，《金匮》以疟多寒者曰牝疟，盖取牝之义为阴也，张说较赵说自胜《金匮》只言多寒为牡，是以证为牝，非以因名牡也。而张氏谓邪伏于肾为牝，亦未免拘于一偏矣。唯雷少逸于牡疟见证，多主脾土治之，王孟英于牝疟谓热痰内伏，阳气不得外出肌表，亦有多痰者，真前无古人，后无来者矣。

第六节　《外台秘要》之治疟

第一项　牝　疟

（一）症状　多寒，疟多寒者，名曰牝疟。

是痰饮填塞胸中，阻心阳之气，不得外通故也。

（二）治法　牡蛎汤。

1. 药味及用量：牡蛎　麻黄各四两　甘草二两　蜀漆三两

2. 煮服法：上四味，以水八升，先煮蜀漆、麻黄，去上沫，得六升，内诸药，煮取二升，温服一升。若吐，则勿更服。

3. 药解：此亦蜀漆散之义，而外攻之力较猛矣，牡蛎软坚消结，麻黄非独散寒，且可发越阳气，使通于外，结散阳通，其病自愈。

第二项　阳明疟

（一）症状　疟病发渴者。

渴者，阳明津竭也，而所以致此者，本少阳木火之气，劫夺胃津而然。

（二）治法　柴胡去半夏加栝蒌根汤，亦治劳疟。

1. 药味及用量：柴胡八两　人参　黄芩　甘草各二两　栝蒌根四两　生姜三两　大枣十二枚

2. 煮服法：上七味，以水一斗，煮取六升，去滓，再煎，取二升，温服一升，日三服。

3. 药解：疟邪进退于少阳，则以小柴胡进退而施治也。至于劳疟之由，亦木火盛而津衰致渴，故亦不外是方也。半夏性滑利窍，重伤阴液，故去之，加花粉者，生津润燥，岂非与正伤寒半表半里之邪，当用半夏和胃，而通阴阳者有别乎。

第三项　但寒不热之疟

（一）症状　疟病寒多，微有热，或但寒不热。

夏月暑邪，先伤在内之伏阴，至秋后复感凉风，更伤卫阳，其疟寒多，微热有，显然阴阳无事，故疟邪从卫气行阴二十五度。内有扞格之状，是营卫俱病矣。

（二）治法　柴胡桂姜汤。

1. 药味及用量：牡蛎三两　柴胡半斤　桂枝三两　干

姜二两　栝蒌根四两　黄芩三两　甘草二两（炙）

2. 煮服法：上七味，以水一斗二升，煮取六升，去滓，再煎，取三升，温服一升，日三服，初服微烦，复服，汗出便愈。

3. 药解：用柴胡和少阳之阳，即用黄芩和里；用桂枝和太阳之阳，即用牡蛎和里；用干姜和阳明之阳，即用天花粉和里，使以甘草调和阴阳，要言之，即和阳和阴法也。

阳分独重柴胡者，以疟不离少阳也。阴药独重于花粉者，阴亏之疟，以救液为急务也，和之得其当，故一剂如神。

是证虽与牡疟相类，以方药论之则殊，牡疟邪伏少阴气分，而此邪伏少阳营血之分，夫邪气入营，即无外出之势，而营中之邪，亦不出与阳争，所以多寒少热，或无热也。小柴胡汤本阴阳两和之方，可随疟之进退。加桂枝、干姜，则进而从阳；加栝蒌、石膏。则退而从阴，可类推矣。

第五章　中风历节病脉证并治

第一节　往古中风之治法

第一项　中　风

（一）症状

1. 夫风之为病，当半身不遂，或但臂不遂者，此为痹。

半身不遂者，偏风所中也。但臂不遂者，风邪上受也。风之所客，凝涩营卫，经脉不行，分肉、筋骨俱不利，故曰此为痹。

2. 脉微而数，中风使然。

今因风着为痹，营遂改微，卫遂变数，故脉见微数，微者，阳之微数者，风之炽也，此即《内经》风论，所谓各入其门户所中者之一证也。

脉微而数，中风使然八字，提出中风之纲。

（二）治法　《千金》附子散。

1. 药味及用量：麻黄　附子　细辛　干姜　人参防风　川芎　羚羊

2. 煎服法：上为散，水煮，加竹沥，日服，一剂效。

3. 药解：《千金》补《金匮》之不及，立附子散治中风手臂不仁，口、面㖞僻，专以开痹舒筋为务也。

第二项　中风之偏于寒者

（一）脉象　寸口脉浮而紧，紧则为寒，浮则为虚，寒虚相搏，邪在皮肤，浮者血虚，脉络空虚，贼邪不泄，或左或右。

寒邪之脉紧束，故浮紧并见于寸口。寒虚相搏者，正不足，而邪乘之，为风寒初感之诊也。浮为血虚者，气行脉外，而血行脉中。脉浮者，沉不足，为血虚也。血虚，则无以充灌皮肤，而络脉空虚，并无以捍御外气，而贼邪不泻，由是左或右，随其空虚而留着矣。大略正气趋左，则邪气从右赴之；正气趋右，则邪气又从左赴之，左右抽风之理，即此可以证明矣。

（二）症状

1. 邪气反缓，正气即急。

邪盛而正虚，逼其正虚，是以正气即急，病在缓处，故外治必涂其缓者。

2. 正气引邪，㖞僻不逐。

正气行于经隧之间，引邪气于头，则为㖞僻，大抵左㖞者，邪反在右。右㖞者，邪反在左，不可不知。

3. 邪在于络，肌肤不仁。

邪在于络，则不营于肌肤，故不仁。

4. 邪在于经，即重不胜。

邪在于经，则荣气之行涩。内不养于骨，则骨重。外不滋于内，故身重而不胜。

5. 邪入于腑，即不识人。

胃为六腑之总司，心为五脏之君主，诸腑经络受邪，变极则归于胃，胃得之则热甚，津液壅溢为痰涎之闭塞，其神气出入之窍，故不识人也。

6. 邪入于脏，舌即难言口吐涎。

诸脏受邪，极而变者，必归于心，心得邪，则神散而枢机息。舌者，心之窍，机息则舌纵、廉泉开，舌纵则难以言，廉泉开，则口流涎也。

第三项　中风挟寒未变热者

（一）症状　大风，四肢烦重，心中恶寒不足者。

谓邪从外入，挟寒作势，此为大风。证见四肢烦重，岂非四肢为诸阳之本，为邪所痹，而阳气不运乎。然但见四肢，不犹愈于体重不胜乎，又证见心中恶寒不足，岂非渐欲凌心乎，然燥热独未乘心，不犹愈于不识人乎。

（二）治法　侯氏黑散。

1. 药味及用量：菊花四十分　白术　防风各十分　桔梗八分　黄芩五分　细辛　干姜　人参　茯苓　当归川芎　牡蛎　矾石　桂枝各三分

2. 杵制及服法：上十四味，杵为散，酒服方寸匕，日服一，初服二十日，温酒调服。

方中取用矾石，以固涩诸药，使之积留不散，以渐填空窍。必服之日久，风自渐而息，所以初服二十日，不得不用温酒调下，以开其痹着。

3. 禁忌：禁一切鱼、肉、大蒜，常宜冷食，六十日止，即药积腹中不下也，热食即下矣。冷食，自能助药力。

喻嘉言云：禁诸热食，唯宜冷食，如此再四十日，则药积腹中不下，而空窍塞矣，空窍填，旧风尽出，新风不受矣，盖矾唯得冷即止，得热即行，故嘱云热食即行矣，冷食自能助药也。

4. 药解：用参、苓、归、芎，补其气血为君；菊花、白术、牡蛎，养肝、脾、肾为臣；而加防风、桂枝，以行痹着之气；细辛、干姜以驱内伏之寒；兼桔梗、黄芩，以开提肺热为佐；矾石所至，除湿解毒，收涩心气；酒力运行周身为使，庶旧风尽出，新风不受。

喻昌论候氏黑散，谓用矾石以填空窍，堵截风路，此好奇之谈，最足误人，药之入味，不过气味传布脏腑经络耳，岂能以矾嵌刷之即，冷食四十日，药积肠中不下，肠胃诚填塞矣，谷不纳而粪不出，将如之何，学者慎勿妄试。

第四项　中风之因于风火者

（一）治法　治风之要，首在清火，火之不降，风必不除，故治真中风者，以清为主。

（二）补治　祛风至宝丹。

1. 药味及用量：防风二两半　白术一两半　芍药二两半　芒硝五钱　生石膏一两　滑石三两　当归二两半　黄芩一两　甘草一两　大黄五钱　连翘五钱　川芎三两半麻黄五钱　天麻一钱　山栀子五钱　荆芥五钱　黄柏五钱桔梗一两　薄荷五钱　熟地黄一两　羌活一两　人参一两全蝎五钱　细辛五钱　黄连五钱　独活一两

2. 炼制及服法：上二十六味，炼蜜丸，弹子大，每服一丸，细嚼，茶酒任下，临卧服。

3. 药解：此攻发表里之剂，为中风门不易之方，兼治诸风燥热者也，以清火为主，佐以祛风，盖清火以治病本，而祛风以治其标。人生无内风不招外风，无内火不起内风。风由火起，火又生风，风火交煽，风为标而火为本，苟得内火之降，则内风熄，苟得内风之定，则外风除。然则欲去风于外者，安得不先去火于内耶。缪仲醇云：休治风，休治燥，治得火时风燥了。知其要矣。故陈修园于此方极表章之。

第五项　中风之偏于风者

（一）脉象　寸口脉迟而缓。迟则为寒，缓则为虚；荣缓则为亡血，卫缓则为中风。

寸口脉迟，知营气不足，而为亡血。寸口脉缓，知卫虚邪入，而为中风。

（二）症状　邪气中经，则身痒而瘾疹；心气不足，邪气入中，则胸满而短气。

卫不外布于经络，则为瘾疹身痒，营不内荣于心，则客邪混淆于胸中，害其宗气之布息，故胸满而短气，经不足而风入，血为风动，则身痒而瘾疹。

（三）治法　风引汤。

徐忠可云：此节师未出方。下节即以风引汤次之，疑系此证之方。陈修园甚服其说，兹照编次，此汤主除热瘫痫。大人风引，小儿惊痫瘛疭，日数发，医所不疗，除热方。巢氏曰：脚气宜风引汤。

1. 药味及用量：大黄　干姜　龙骨各四两　桂枝三两　甘草　牡蛎各二两　寒水石　滑石　赤石脂　白石脂　紫石英　石膏各六两

2. 杵制及煮服法：上十二味，杵粗筛，以韦囊盛之，取三指撮，井花水三升，煮三沸，温服一升。

3. 药解：此下热清热之剂也。方用大黄为君，以荡除风火热湿之邪，取干姜之止而不行者以补之。用桂枝、甘草，以缓其势；又用石药之涩，以堵其路；而石药之中，又取滑石，石膏，清金以平其木；白赤石脂，厚土以除其湿；龙骨、牡蛎，以敛其精神魂魄之纷驰；用寒水石以助肾之真阴，不为阳光所烁；更用紫石英以补心神之虚，恐心不明而十二官危矣。明此以治入脏之风，游刃有余，后人以石药过多而弃之。味熟甚焉。徐灵胎曰：此胆腑之热，非草木之品所能散，故以金石重坠清其里。

（四）医案

1. 某治其孙，年五岁，每午后即发热异常，如火烧然，天明大泻稀水，兼头疼在前。服桂枝汤，热反甚，加以舌黄燥，汗出，势甚危险。服风引汤八钱，天未明，即泻水退热遂愈，据述伊孙服此汤，数年来不下十余斤。其用此药，大要在面红发烧、汗出、脉洪大，或抽风，或未抽风者，用之辄效，盖亦白虎汤之变剂也。

2. 又某治一人中风口不能言，口流涎沫甚多，用此汤服数次，口不流涎，能说二、三字，据述此方除干姜、大黄、桂枝、甘草外，余皆矿质之药。

3. 又治一人脚后跟及脚板均肿胀发热，此湿热脚气也，投以此药，效如桴鼓。

4. 吴锡王旭高治案：肝为风脏而主筋，亦为火脏而主脉。心包络与三焦相为表里，俱藏相火。心包主里，三焦统领一身之络，此病起于心中嘈热，胸前跳跃，继而气攻背脊，如火之灼，或大或小，或长或短，皆在经络背脊之中，良由病后络脉空虚，相火内风，走窍入络，非清不足以熄火，非镇不足以定风。然而络肺空虚，非堵截其空隙之处，又恐风火去而复入，故清火熄风填窍三法，必相须为用也，第此证实属罕见，医者，意也，以意会之可耳，仿仲景法。

寒水石　滑石　生石膏　龙骨　牡蛎　赤石脂　大黄　甘草　紫石英　羚羊角　石决明　磁石各三钱

上药研末，每服一钱，一日三服，用大生地一两，百合一两煎汤调服。余按此方，去桂枝、干姜，加羚羊、石决明、磁石、生地、百合，是在全去辛热之药，而用金石重坠清热之品。

5. 民国十七年九月季云治李某，患头响，一年不愈，年五十余岁。左关、右尺洪大，右寸微，稍一困乏，即腰酸无力，兼有白日滑精之证。按无风则不响，有风则必鸣，此一定之理，拟用仲圣风引汤治之，缘肾虚不能受补，今用此方，是从镇坠而兼治经络之热，服十余剂而愈。

生龙骨二钱　生牡蛎一钱　生石膏一钱　飞滑石一钱紫石英二钱　赤石脂一钱　生大黄五分　桂枝三分　干姜五分　寒水石一钱

（五）补治前方不足说　陈修园云：愚援用前方而尚恐不及者，宜黄连阿胶汤，以少阴之本以救之。余热不除，虚羸少气，近于痿证者，以竹叶石膏汤清补之，二方如神。

第六项　中风之邪入内者

（一）症状　病如狂状，妄行，独语不休，无寒热。手少阴心，火也，阳邪迸之，则风乘火势，火借风威，其见证无非动象。日无热者，热归于内，外反无热，即《伤寒》桂枝二越婢一证，外无大热之例也，按如狂妄行独语不休，皆心火炽盛之证也。

（二）脉象　其脉浮。

此之脉浮，为风火属木之本象，乃血虚生热，邪迸于阳而然也。

（三）治法 防己地黄汤。

1. 药味及用量：防己 甘草各一分 桂枝 防风各三分 生地黄二斤

2. 渍绞及服法：上四味，以酒一杯，渍之一宿，绞取汁；生地黄二斤，㕮咀，蒸之如斗米饭久，以铜器盛共汁，更绞生地黄汁，和，分再服。

生渍取清汁，归之于阳以散邪，热蒸取浓汁，归之于阴以养血，生则散表，热则补里，此煎煮要法，亦表里治法也。

3. 药解：此治风邪归并于心，而为癫痫惊狂之病，与中风痹自当另看，此方他药轻，而生地独重，乃治血中之风也。凡风胜则燥，又风能发火，故治风药中，无纯用燥热之理。

以防己桂甘去其邪，而以生地最多，清心火，凉血热，后人地黄饮子、犀角地黄汤等，实祖于此。

季云治夜间上下齿磨有声，风邪客于颊车，每用此方治愈多人，方用防风，桂枝四五分，生地黄一两。

第七项 中风外治法

躯壳之病，多用外治法如下，

（一）摩法 头风摩散，风攻头不去，患偏头风，多用此散外治之。

1. 药味及用量：附子一枚（炮）　盐等分

2. 制摩法：上二味为散，沐了，以方寸匕，以摩疾上，令药力行。

3. 药解：附子辛热以劫之，盐之咸寒以清之，内服助其火，火动而风愈乘其势矣。兹用外摩之法，法捷而无他弊。

（二）熨法　马膏生桑桂酒方。

1. 痹症方《灵枢》云，治之以马膏，膏其急者，以白酒和桂，以涂其缓者，以桑钩钩之，即以生桑灰置之坎中，高下以坐等，以膏熨急颊，且饮美酒，啖美炙肉，不饮酒者，自强也，为之三附而已。

2. 马膏生桑桂酒方注。《灵枢》云：季寒痹者，北地之真中风也，春三月阳气清明，其风之中人也，不能深入于阳明之络，卒口僻急者，目不合，热则筋纵，目不开，以北地风高气燥，非辛散祛风药可疗，故外用和阳润燥涂熨之法。邪中左颊，则口㖞于右。邪中右颊，则口㖞于左。无邪者，筋急引颊移口，皮肤顽痹，故用马膏甘辛柔缓，以摩其急，润其血脉，通其痹。中邪者，筋弛纵，缓不胜收。故用桂枝之辛热，酒之活络，急以涂其缓，和其营卫，通其血络，以桑钩钩之，钩其颊也。坎，颊间之坎陷也。即以生桑灰者，生者，活也。临时采活桑枝炒灰，取其性锐，力足通节窍，祛风痹。高下以坐等者，以桑灰置之坎中，务使高下厚薄相等，然后以膏慰急颊，令桑至入络。调匀马膏，舒筋润痹。三附者，轻手拊拍其三次，饮以美酒，病在上者，酒以行之。啖美炙肉，助胃气上升于络也。若夫燔针劫刺，俟明者释之。

3. 前生之医案，问斋医载经以阳明血燥，则口祸，润血熄风为主。

大熟地　当归身　大白芍　制豨莶　三七　防风水炒黄芪　红花　苏木　桃仁

外用肉桂浸烧酒，加马脂涂颊，桑枝钩钩正。

（三）寒痹熨法（《灵枢》）　寒痹之为病也，留而不去，时痛而皮肤不仁，刺布衣者，以火焠之，刺大人者，以药熨之。

用醇酒二十升，蜀椒一升、干姜一斤、桂心一斤，凡四种，皆㕮咀渍酒中，用棉絮一斤，细白布四丈，并纳酒中，置酒马矢煴中（马矢煴者，燃马屎煨之也）盖封涂，勿使泄，五日五夜，出布棉絮曝干之，干后复渍，以尽其汁，每渍必晬（晬周日也）其日，干乃出，并用滓与棉絮複布为複巾（重布为中，如今之夹袋，所以盛贮棉絮药滓也），长六、七尺，为六、七巾，则用之。生桑炭炙巾，以熨寒痹所刺之处，令热入至病所（寒痹所至，则知先已刺过，然后熨之，若不刺面徒熨，恐药性不易入，则刺法亦考明），寒复炙巾以熨之，三十遍而止。汗出以巾拭身，亦三十遍而止。起步内中，无见风。每刺必熨，如此病已矣，此所谓内热也。

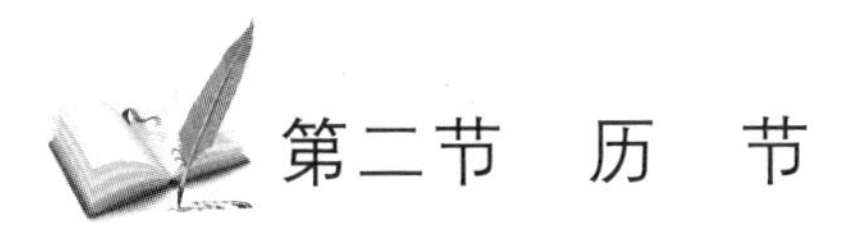

第二节 历 节

（一）脉象 寸口脉沉而弱，沉即主骨，弱即主筋，沉即为肾，弱即为肝。

肾主水，骨与之合。故脉沉者，病在骨也。肝藏血，筋与之合，血虚则脉弱，故病在筋也。

（二）病因 汗出入水中，如水伤心。历节，黄汗出，故曰历节。

心主汗，汗出入水，其汗为水所阻，水汗相搏，聚以成湿，久变为热，湿热相争蒸，是以历节发出黄汗也。历节者，遇节皆病也，盖非肝肾先虚，则虽得水气，未必便入筋骨。非水湿内浸，则肝肾虽虚，未必变成历节。

第一项 历节因于风热

（一）脉象症状 趺阳脉浮而滑，滑则谷气实，浮则汗自出。

趺阳，胃脉也。谷气，胃气也。浮则为风外传，滑则为胃实热，风热蒸于肌腠之间，故汗自出，汗生于谷，而风唯善泄，故汗自出。

第二项 历节因于血虚

（一）脉象症状 少阴脉浮而弱，弱则血不足，浮则为风，风血相搏，即疼痛如掣。

少阴，心脉也，心主血，心脉浮而弱，弱则为血虚，浮则为风邪。风血相搏，而交争于经络之间，故疼痛牵引如掣也。

第三项　历节因于饮酒汗出当风

（一）脉象　盛人脉濇小。

盛人，肥人也。肥人湿多，脉得濇小，此痹家也。

（二）症状　短气自汗出，历节疼痛，不可屈伸，此皆饮酒汗出当风所致。

气为湿所搏而短，因风作使而自汗，气血为邪所痹，而疼痛不可屈伸，然肥人固多湿，何以骤濇小，岂非酒湿困之乎，何以疼痛有加，而汗出不已，岂非湿而挟风乎。脉症不同，因气则一，故曰：饮酒汗出当风所致。

第四项　历节因于湿热

（一）症状　诸肢节疼痛，身体尫羸，脚肿如脱，头眩短气，温温欲吐。

诸肢节疼痛，即历节也，身体尫羸，脚肿如脱，形气不足，而湿热下甚也，头眩短气，温温欲吐，湿热且从下而上冲矣，与脚气冲心之候颇同。

又一解云：总此治三焦痹之法，头眩短气，上焦痹也；温温欲吐，中焦痹也；脚肿如脱，下焦痹也；肢节疼痛，身体尫羸，筋骨痹也，由是观之，当是风寒湿痹。其营卫筋骨三焦之病，然湿多则肿、寒多则痛，风多则动，其说亦通，按仲景所称头眩气短，多是水结。欲吐干呕哕呃，多是火逆。历节，乃寒闭其火，血阻其气，故向有此证。

（二）治法　桂枝芍药知母汤主之。

1. 药味及用量：桂枝四两　芍药三两　甘草　麻黄附子各二两　白术　知母　防风各四两　生姜五两

2. 煮服法：上九味，以水七升，煮服二升，温服七合，日三服。

3. 药解：桂枝治风，麻黄治寒，白术治湿；防风佐桂枝，附子佐麻黄、白术；其芍药、生姜、甘草，亦如桂枝汤之和其营卫也；知母治脚肿，引诸药下行，附子以行药势，开痹之大剂也。

（三）医案　民国十九年，黄某患两脚酸痛，脚部尤剧，病起时适阴雨，越二日，膝腿以下，遍起红点，天晴病稍退，天阴顿较前重，红点溃烂，跟部肿大，口苦食减，身体日瘦，溺色黄，历时三月余，遍访中西医治无效，托友请余治之。初用黄芩、桂枝、防风、赤小豆、浮萍、知母、赤芍、苍术、滑石、茯苓、牛膝、白蔻、佩兰等药，酸疼稍愈，再服痛愈，溺色退。二诊用滑石、茵陈、嫩桑枝、秦皮、浮萍、黄柏、赤小豆、忍冬藤、生草、杏仁、连翘、生姜、大枣、麻黄等药，口苦愈，但时值六月，热天无汗，再服亦未见汗。

三诊照仲景桂枝芍药知母汤治之。

桂枝二钱　芍药九分　白术半钱　防风钱半　生甘草一

钱　生姜二钱　附片七分

四诊加当归钱半，麻黄加至一钱汗始出，红点全退，腿肿消，趾缝出水，奇痒异常，初以时值酷暑，见方中桂枝、麻黄、附片，颇有不敢服状，及服之毫无苦痛，再服两剂，病即痊愈。伊感存活之意，为文纪念如下：

十八年春，维炳承茅以新师之招，来杭江铁路服务，先后派赴第一、二测量队工作，自八月至十二月间，或驰驱于夏日酷暑之下，或操作于雨雪交加之际，露宿风餐，历时二旬。本年上月初，工竣回局，奉派赴沪上福特公司实习，未久，忽两腿遍起红点，酸痛异常，寸步难移，乃就医于沪杭铁路医务处不效，改就沪上某中医亦不效，返杭住火济医院月余，服药无算，并打针廿余次，仍丝毫无效，旋经英人广济医院诊治至五月底，病势迄未稍减，计患病阅三月余。昼夜疼苦，焦灼莫名，后由副工程师程君培孙介绍左季云大夫医治，不旬日而病逐霍然。始悉先生精于医学，著作宏富，对于《难经》、《内经》以及《伤寒》、《金匮》暨前代名医专书，靡不研究有素，具有心得，故能洞见癥结，着手成春。先生喜医而不以医名，炳固不敢以医道表彰先生也。唯念数月痛苦，中外医士所束手，一日得先生起死人而肉白骨，而又投报毫无，内心铭感，乌能已已，特志崖略，用伸谢忱。

民国十九年六月一日诸暨黄维炳谨志

第五项　历节因于滋味不节

（一）病名　味酸刚伤筋，筋伤则缓，名曰泄。咸则伤骨，骨伤则痿，名曰枯。枯泄相搏，名曰断泄。（泄字当是绝字，始与下文相属）

（二）症状　荣气不通，卫不独行，营卫俱微。三焦无所御，四属断绝。身体羸瘦，独足肿大，黄汗出，胫冷，假令发热，便为历节也。

味过于酸则伤肝。肝伤则伤筋，肾伤则不收持，名曰泄。味过于咸则伤肾，肾伤则伤骨，骨伤则枯不能立，名曰枯。枯泄相搏，名曰断绝。断绝者，即荣气不通。卫不独行，荣卫俱虚，三焦失所，四维断绝，身体羸瘦也。若独足肿，胫冷，寒胜凝于下也。黄汗自出，湿胜发于中也，假令发热则为风，便为历节也。病历节者，历节疼痛，不能屈伸也。

第六项　寒湿之历节

（一）症状　病历节不可屈伸疼痛。

历节多是风湿挟热，此则纯是寒，曰不可屈伸，则历节而兼拘急，证亦略异，乃历节之变证也。

（二）治法　乌头汤主之（亦治脚气疼痛，不可屈伸）。

1. 药味及用量：麻黄　芍药　黄芪　甘草各三两（炙）

乌头五枚（㕮咀，以蜜二升，煮取一升，即出乌头。）

2. 煎服法：上五味，以水三升，煮取一升，去滓，内蜜煎中，更煎之，服七合，不知，更服之。其煮法精妙可师，风寒入节，非此不能通达阳气。

3. 药解：乌头治历节病不可屈伸疼痛，复治脚气疼痛不可屈伸，二者之病，皆是风寒伤于筋。麻黄开汗孔，通腠理，散寒邪，解风痹。芍药以理血痹，甘草通经络以和药。黄芪益卫气，气壮则邪退。乌头善走，入肝逐风寒，故筋脉之急者，必以乌头治之，然以蜜煎取缓其性，使之流连筋骨，以利其屈伸，且蜜之润，又可益血养筋，兼制乌头燥热之毒，又尤在泾曰寒湿之邪，非麻黄、乌头不能去。而病在筋节，又非如皮毛之邪，可一汗而散者，故以黄芪之补，白芍之收，甘草之缓，牵制二物，俾得深入而去留邪，如卫瓘监钟邓入蜀，使其成功而不及于乱，乃制方之要妙也。

第七项　脚气类历节之足肿

（一）症状　脚气冲心。

脚气之病，乃湿伤于下，而气冲于心，是肾水挟脚气以凌心也。

（二）外治法　矾石汤。

1. 药味及用量：矾石二两

2. 煮浸法：上一味，以浆水一斗五升，煮三五沸，浸脚良。

3. 药解：唐容川曰：此章论历节而附及脚气者，借以辨历节之证，有似脚气而非脚气也，乃主中之宾，故治亦仅见一般，非矾石一味便足尽脚气之治。读者当会言外之意，盖脚气证。仲景又详于跌蹶转筋门，便知此是主中之宾也，矾石味酸涩性燥，能却水护心，收湿解毒。毒解湿收，上冲自止。

第三节　附录中风之方治

第一项　中风之痱证

（一）症状　中风痱，身体不能自持，口不能言、冒昧不知痛楚，或拘急不得转侧。痱者，痹之别名也。痱病者，营卫气血，不养于内外，故身体不用，机关不利，精神不治，然是证有虚有实。虚者，自饮食房劳七情得之，《内经》所谓内夺而厥，则为瘖痱是也。

实者是风寒暑湿感之。虚者不可以实治。治则愈散其气血。

（二）治法　古今录验续命汤。

1. 药味及用量：麻黄　桂枝　甘草各三两　干姜　石膏　当归各三两　杏仁四十枚　人参三两　川芎一两五钱

2. 煮服及服后现象，上九味，以水一斗，煮取四升，温服一升，当小汗，薄覆脊，凭几坐，汗出则愈。不汗更服，无所禁，勿当风。并治但伏不得卧，咳逆上气，面目浮肿。

3. 药解：此方明言治中风痱，乃营卫之实邪，即麻黄汤之药方也。加干姜开血暖寒痹，石膏解肌缓痹，当归和血、人参益气，芎䓖行血散风，其并治咳逆上气面浮者，亦为风寒而致也。

第二项　中风因于虚热

（一）症状　中风手足拘急，百节疼痛，烦热，心乱，恶寒，经日不欲饮食。

此六气敛束筋经，阳气不布，内薄于心，则神乱而烦热，以热郁于内，不得达表，所以恶寒经日而不发热，以邪风内贼，故不欲饮食耳。

（二）治法　《千金》三黄汤。

1. 药味及用量：麻黄五分　独活四分　细辛　黄芪各二分　黄芩三分

2. 煮服法：上五味以水六升，煮取二升，分温三服，一服以汗，二服大汗。

3. 加法：

（1）心热加大黄二分。

（2）腹满加枳实一枚。

（3）气逆加人参三分。

（4）悸加牡蛎三分。

（5）渴加栝蒌根三分。

（6）先有寒加附子一枚。

3. 药解：用麻黄为君者，以其能通阳气而开痹也，痹非得汗不开，然内虚当虑，故以黄芪佐之，而虚复有寒热之不同，虚热则用黄芩，虚寒则加附子，不易之定法也。而心热腹满，气逆悸渴，及先有寒，各立加法，以为邪入内者，治法之准绳也。

季云按，徐灵胎曰：中风者北人多属寒，宜散寒。南人多属火，宜清火，而祛风消痰，则南北尽同。古方自仲景侯氏黑散、风引汤而外，则续命汤为主。续命汤，共有数首，不外祛风。其随症加减，皆有精益，从未有纯用温热滋补，不放风火痰火一毫外出者，真见到之语也。吴鞠通云：中风症中人，有真中、类中之分。类中者，《灵枢》谓之痱中，本实先拨之证，外形必缓纵，虚在下焦血分者，多现于左，虚在中焦气分者，多现于右，亦有不尽然者，否之色脉饮食起居，自无难辨土虚肝侮，亦有内风掀动之象，盖上之与木也，一胜则一负，有实土制风法，建金制木法。

若真中风之证，外形必拘挛，六淫之邪，无不可中，古以中风名者，六淫之邪，非风无由从入，盖风为百风之长，讲求六气不透彻清楚，断不能识中风也，仲景于中风门中，加有痹证三字，何也，痹证本与中风一类，最似中风。先师恐学者误以痹证为中风，故特出曰有痹证。盖痹证即中风，而非伤及脏腑也，但以治痹之法治之即愈，不必诛伐无过之脏腑也，今人用攻风劫痰何哉？

第三项　脾胃两虚中风入脏

（一）症状　风虚头重眩苦极，不知食味。

肾气虚之人，外风直入无禁，而挟肾中浊阴之气，厥逆上攻，其头间重眩之苦，至极难耐，兼以胃气亦虚，故不知食味。

（二）治法　近效术附汤。

暖肌补中，益精气。

1. 药味及用量：白术二两　附子一枚半（炮，去皮）甘草一两

2. 剉制及煎服法：上三味，剉，每五钱匕，姜五片，枣一枚，水盏半，煎七成，去滓，温服。

3. 药解：此治中风后阳虚之证，处方不用风药，但用附子暖其水脏，白术、甘草暖其土脏，水土一暖，则浊阴之气尽趋于下，而头苦重眩，食不知味除矣。

按，《古今录验》、《近效》二种，乃唐以前之方书，今全本未见，《外台》中引二书之方极多。《金匮要略》，宋人校书者，往往以本集中载方太少，故亦采取二书，并《千金》、《外台》之方，择其精要者，附一二方于每病之后，而方首亦必不没其所本之书，古人之不苟如此，今人见其方载入《金匮》中，即以为仲景所定之方，误矣，须知。

第四项　风极流热

（一）症状　肉极，热则身体津脱，腠理开，汗大泄。历风气，下焦脚弱。

风胜则热胜，以致肉极热而汗多，将必律脱，津脱而表愈虚，则腠理不能复固，汗泄不已，将必大泄。风入荣为疠，《内经·风论篇》曰：疠者，有荣气热腑，其气不清。今风入荣为热，即是疠风，盖风盛气浮，下焦本虚，至厥阳独行，而浊阴不降，无以养阴，而阴愈虚，则下焦脚弱。《内经》曰：风寒客于脉，而不去名曰疠风，或名曰寒热。夫荣卫皆精阳之气，浮气之不循于经者为卫，精气之营于精者为营，有营气热腑者，言有因风伤营气，搏而为热，热出于腑肉之间，则肌脉外内之气不通也。

腑肉也常作腐疠，音赖。

（二）治法　《千金》越婢加术汤。

1. 药味及用量：麻黄六两　石膏半斤　甘草二两　生姜三两　白术四两　大枣十五枚（恶风，加附子一枚。）

2. 煮服法：上六味，以水六升，先煮麻黄，去上沫，内诸药，煮取三升，分温三服。

3. 药解：以麻黄通痹气，石膏清气分之热，姜、枣以和营卫，甘草、白术以理脾家之正气。汗多而用麻黄，赖白术之扶正，石膏之养阴以制之。故曰越婢加术汤，所谓用人之勇，去其暴也，汗大泄而恶风，加附子者，所以预防其亡阳也。

第五项　脚气上入类历节

（一）症状　脚气上入，少腹不仁。

此因论历节推言之也。谓历节之因，虽风湿兼有之，概多足肿胫冷，是病在下焦。下焦属阴，阴虚而邪乘之，正未可知，缘肾之脉，起于足而入于腹，肾气不治，湿寒之气，随经上入，聚于少腹，为之不仁，是非驱湿散寒之剂所可治者。

（二）治法　崔氏八味丸。

1. 药味及用量：干熟地八两　山茱萸四两　薯蓣四两　泽泻三两　茯苓三两　牡丹皮三两　桂枝一两　附子一两

2. 炼服法：上八味末之，炼蜜丸，梧子大，酒下十五丸，日再服。按：宜服三钱。

3. 药解：此丸补肾中之气，以为生阳化湿之用，盖脚气不必兼风，行阳去湿，治正相类，然唯桂枝，故有偏行营卫之力，若肉桂则专走下而入补矣，今人习用肉桂，不知此理矣。

此方主治脚气，可与治风湿历节相参。

4. 崔氏八味丸，即《金匮》肾气丸，凡五见如下：

（1）妇人病饮食如故，烦热不得卧，而反倚息者，何也？师曰：此名转胞不得溺也，以胞系了戾，故致此病，肾气丸主之。

（2）短气有微饮，当从小便去之，苓桂术甘汤主之，肾气丸亦主之。（此《金匮》肾气丸之旁用法也）

（3）男子消渴，小便反多，以饮一斗，小便亦一斗，肾气丸主之。

（4）虚劳腹痛，少腹拘急，小便不利者，此丸主之。

（5）如上云，脚气上入，少腹不仁。

第六章　血痹虚劳病脉证并治

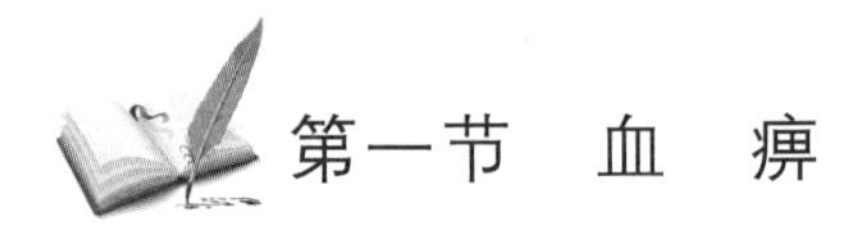

第一节　血　痹

第一项　虚痹之问答

1. 血痹之病，从何得之？

前章明邪气聚于气分，此章明邪气凝于血分，故以血痹名之也。

2. 师答如下：

（1）师曰：夫尊荣之人，骨弱，肌肤盛，重因疲劳汗出，卧，不时动摇，加被微风遂得之。

血痹者，寒湿之邪，痹著于血分也。辛苦劳勋之人，皮腠致密，筋骨坚强，虽有风寒湿邪，莫之能容，唯尊荣奉养之人，肌肉丰满，筋骨柔脆。素常不胜疲劳，行卧动摇，或遇微风，则能痹着为患，不必风寒湿之气，杂至而为病也。

（2）但以脉自微涩，在寸口，关上小紧，宜针引阳气，令脉和紧去则愈。

脉微涩见于寸口，知其阳虚也。关属中土，关上小紧，知其肌肤为寒所滞，致阴血凝涩之故，合论之，总是气虚血涩。故宜针引阳气，令微涩之脉和，而小紧之脉去则愈，富贵人确有此种病也。

紧与散对，紧脉弹人手，形如转索然。热为寒所束，温散药居先。

涩脉往来艰，参差应指端，只缘精血少，时热或纯寒。

第二项　血痹针引后未愈现象

（一）脉象　血痹，阴阳俱微，寸口关上微，尺中小紧。

前条言脉自微涩，而关寸小紧，为寒凝血分，所以阳气不能外行，故宜针引阳气，以和阴血，此条言阴阳俱微，而尺中小紧，为营卫俱虚，故宜药通营卫，行散其痹，则紧去人安而愈矣。夫血痹者，即《内经》所谓在脉则血凝不流，仲景直发其所以不流之故，言血既自痹，脉自微涩，然或寸或关或尺，其脉见小急之处，即风入之处也。故其药针所施，皆引风外出之法也。

（二）症状　外证身体不仁，如风痹状。

不仁者，肌肤顽痹，疼痒不觉，如风痹状，而实非风也。易言之，即不似风痹历关节，流走疼痛也，缘风袭皮毛，营血凝涩，卫气郁遏，渐生阻梗，不能煦濡肌肉，久而枯槁无知也。《内经》云：皮肤不荣，故不仁。

（三）治法　黄芪桂枝五物汤。

1. 药味及用量：黄芪三两　芍药三两　桂枝三两　生姜六两　大枣十二枚

2. 煮服法：上五味，以水六升，煮取二升，温服七合，日三服。

3. 药解：《内经》云：邪入于阴为痹。然血中之邪，以阳气伤而得入，亦以阳气通而后出。此方即桂枝汤去甘草之缓，加黄芪之强有力者，于气分中调其血，更妙在倍用生姜以宣发其气，气行则血不滞而痹除，此夫唱妇随之理。

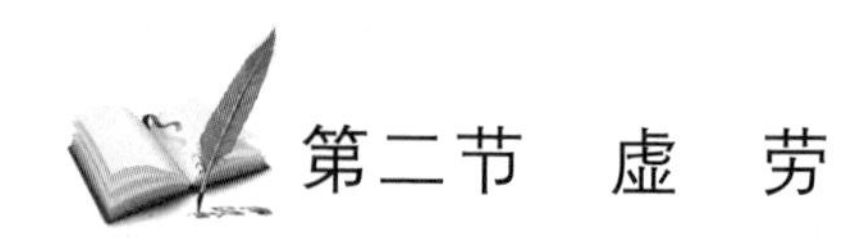

第二节　虚　劳

第一项　阴阳并虚之虚劳

（一）脉象　脉弦而大，弦则为减、大则为芤、减则为寒、芤则为虚，虚寒相搏，此名为革。

脉弦者，阳不足，故为减为寒。脉大者，阴不足，故为芤为虚。阴阳并虚，外强中干，此名为革。革者，如按鼓皮中空之象，即芤大之象，总是内虚外寒，阳分气结，故曰虚寒相搏。

（二）症状　妇人则半产漏下，男子则亡血失精。内气虚，女不能安胎调经，而半产漏下。男不能藏精统血，而亡血失精矣。漏下者，非经期而血下，血暴脱者，谓之崩中，如堤崩而水泻也，血续下者，谓之漏下，如屋漏而水滴也。

第二项　虚劳之大纲

夫男子平人脉大为劳，极虚亦为劳。

阳气者，烦劳则张，故脉大。劳则气耗，故脉极虚。李氏曰：平人者，形如无病之人。经云：脉病人不病是也。则脉大者，非气盛也，故重按必空濡，乃外有余而内不足之象，脉极虚则精气耗矣。盖大者，劳脉之外暴者也。极虚者，劳脉之内衰者也，故以大虚二脉，提出虚劳之大纲。意者，肾精损则真水不能配火，故脉大，脾气损则谷气不能内充，故脉虚。二脉俱曰为劳者，言其势之将成也。《难经》曰：损其脾者，调其饮食，适其寒温；损其肾者益其精。未雨绸缪，其在斯乎。

第三项　望色及参脉

（一）症状　男子面色薄者，主渴及亡血，卒喘悸。

渴者，热伤阴气。亡血者，色泽不华于面，故面色薄者，知其渴及亡血也。缘劳者，气血俱耗，气虚则悸。卒者，猝然见此病也。

（二）脉象　脉浮者，里虚也。

脉浮为里虚，以劳则真阴失守，孤阳无根，气散于外，而精夺于内也。

按心主血，心虚则脉虚。上句以面色薄，而主心血不荣于外，下句以喘悸脉浮，而主心气不充于里，皆由心神耗散，血亡津伤所致也。

第四项　下元劳极之虚劳

（一）脉象　男子脉虚沉弦。

脉虚沉弦者，劳而伤阳也。易言之，按之则少神也。

（二）症状　无寒热，短气里急，小便不利，面色白，时目瞑，兼衄，少腹满，此为劳使之然。

无寒热，明非外感之邪也，其短气里急，少腹满，小便不利，面色白，皆内伤于气之候，故虽时目瞑而衄，洵为劳役所致而然也。

第五项　肾肝失职之虚劳

（一）脉象　劳之为病，其脉浮。

脉浮大者，劳伤阳气也。

（二）症状　手足烦，春夏剧，秋冬瘥。

春夏阳气升腾，而阴火潜逆，故剧。秋冬阳气收藏，而虚阳敛遏，故瘥，皆劳伤元气之证。下言阴寒精自出，酸削不能行，此则劳伤失职之候也。

第六项　天禀薄弱之虚劳

（一）脉象　脉浮弱而涩。

（二）症状　为无子，精气清冷。

肝肾阳亏，精气清冷，不能生子，冬水热藏，地下温暖，春时木气发泄，则阳升而木升。人之所以生子者，肝肾之阳旺也，若水寒木枯，生意不旺，则不能生子，此得之天禀薄弱，故当无子。

第七项 虚劳见盗汗

（一）脉象 男子平人脉虚弱细微者。

（二）症状 善盗汗。

阳不足者不能固，阴不足者不能守，其人必善盗汗也。

第八项 阴虚阳浮之虚劳

（一）脉象 人年五六十，其脉浮大者。

人年五六十，气血已虚，脉大者，阴虚而阳浮也。

（二）症状 痹侠背行，若肠鸣，马刀侠瘿者，皆为劳得之。

阴血不能养经脉，则痹侠背行，如老人喜捶背者是也。马刀侠瘿是肝血不养筋之病，肠鸣亦有热证，脾阴不足，肠枯涩而气不畅也。

第九项 阳虚脱气之虚劳

（一）脉象 脉小沉弱，名脱气。

脉沉小迟，其为阳虚无疑，沉小迟三脉相并。

（二）病名 是阳气全亏，故名脱气。

（三）症状 其人疾行则喘喝，手足逆寒，腹满，甚则溏泄，食不消化也。

气脱则躯乃空窍，疾行则气竭而喘喝，四肢无阳而寒，腹中无阳而满，甚则胃虚极而溏泄，脾虚极而不化也。

第十项　虚劳失精与梦交

（一）症状　夫失精家，少腹弦急，阴头寒，目眩，发落。

肝主藏血，肾主藏精，亡血失精，则肝肾俱虚矣。少腹者，肝肾之部，今少腹弦急，以肝肾两亏，则里气虚而张急如弦也。肝主筋，前阴者，宗筋之所聚，肝衰，故阴头寒也。肝藏血，开窍于目。肾主骨，骨之精为瞳子，又肾之华在发，发者血之余，肝肾两虚，故目眩而发落也。

（二）脉象　脉极虚，芤迟，为清谷亡血失精。脉得诸芤动微紧。男子失精，女子梦交。

脉虚芤迟者，亡血失精，本虚之脉也，芤动微紧者，本虚中伏有微邪，肝气内动，所以魂梦不宁也。

（三）治法　桂枝龙骨牡蛎汤主之。

夫亡血失精，皆虚劳内因之证，举世皆用滋补血气之药，而仲景独举桂枝汤，其义何居？盖人身之气血，全赖后天水谷以生，水谷入胃，其清者为营，浊者为卫，营气不营，则上热而血溢。卫气不卫，则下寒而精亡，是以调和营卫为主。营卫和则三焦各司其职，而火自归根，热者不热，寒者不寒，水谷之精微输化，而精血之源有赖矣。以其亡脱既惯，恐下焦虚滑不禁，加龙骨牡蛎以固敛之，盖龙骨入肝敛魂，牡蛎入肾固精，皆敛精魂之品，后世鲜有用之者，每每疑其止濇而非之，殊不知二味入于石脂、钟乳、巴戟、苁蓉、金樱、益智之类，则为劫剂，入于桂枝汤中，则为固蛰封藏之本药也。

附录天雄散补阳摄阴

陈修园云：《金匮》于桂枝龙骨牡蛎汤后，突出天雄散一方，实有绝大议论，方中白术为补脾圣药，最得土旺生金，水源不竭，纳谷者昌。精生于谷之义，且又得桂枝化太阳之水腑，天雄温少阴之水脏，水哉水哉，其体本静，则川流不息者，气之功，火之用也。更佐以龙骨者，盖以龙属阳，而宅于水，同气相求，可以敛纳散漫之火而归根，以成阴阳平秘之道。

天雄散方

天雄三两（炮）　白术八两　桂枝六两　龙骨三两

上四味杵为散，酒服半钱匕，日三服，不知稍增之。

第十一项　荣卫不足之虚劳

（一）症状　虚劳里急，悸衄，腹中痛，梦失精，四肢酸痛，手足烦热，咽干口燥。

里急腹中痛，四肢酸痛，手足烦热，痹虚也；悸，心虚也；衄，肝虚也；失精，肾虚也；咽干口燥，肺虚也。

此咽干口燥，乃津液少，非有火也。

（二）治法　小建中汤主之。

1. 药味及用量：桂枝三两　甘草二两　芍药六两　大

枣十二枚　生姜三两　饴糖一升

2. 煮服法：上六味，以水七升，煮取三升，去滓，内胶饴，更上微火消解，温服一升，日三服。

3. 药解：经云：肝生于左，肺藏于右，心位在上，肾处在下，脾居四脏之中，生育营卫，通行津液，一有不调，则失所育行矣。必以此汤温建中脏，故名建中。中脏者，脾胃也，脾欲缓，急食甘以缓之，故以饴糖为君；桂枝辛热，散也、润也；营卫不足，润而散之，芍药酸寒，收也，泄也；津液不足，收而行之，故芍桂为佐；生姜辛热，大枣甘温，胃者卫之源，脾者营之本，卫不足，益之必以辛，荣不足补之必以甘，甘辛相合，脾胃建而荣卫通，故以姜枣为使也。

第十二项　虚劳诸不足

（一）症状　虚劳里急诸不足。

里急者，表虚里急，腹中当引痛也，诸不足者，阴阳诸脉，俱不足也。

（二）治法　黄芪建中汤主之。

1. 药味及用量：即小建中汤加黄芪一两，余依上法。

2. 药解：上条言虚劳失精，而里急腹痛，烦热悸衄，明系阳气内夺之候，故用小建中以和之。此条言虚劳里急诸不足，较上条虚证更剧，故于前方更加黄芪，以大补卫气阳气也。

按虚劳而至于亡血失精，消耗津液，枯槁四出，虽无力矣，《内经》于针药莫制者，调以甘药，《金匮》遵之，而用黄芪建中汤以急建其中气，俾饮食增而津液旺也。

后入药令建中，并用前胡、细辛，以退表热，十四味建中，兼用熟附苁蓉以补下虚，均失建中之义。

3. 加减：

（1）气短胸满者，加生姜。生姜泄逆气，故短气胸满者加之。

（2）腹满者去枣，加茯苓一两半，及疗肺虚损不足。甘令中满，故去大枣。加茯苓者，以茯苓不根不留，得气化而生，气化者化气。茯苓能止咳逆，故疗肺虚不足。

（3）补气加半夏。气不顺加半夏，去逆，即所以补正也。

第十三项 伤肾之虚劳

（一）症状 腰痛，少腹拘急，小便不利者。

虚劳之人，损伤少阴肾气，是以腰痛，少腹拘急，小便不利。

（二）治法 八味肾气丸主之。

1. 药味及用量见前。

2. 药解：详考前证，纯属肾肝虚寒无疑。而小便不利一证，又似虚中有热，岂桂附所宜用乎。不知肝既失其疏泄之权，肾亦伤其生发之气，水道自难流利，故以八味肾气之桂附，以导火归源。设非辛温蒸其至阴之阳，则沉恒有加无已，乃于阴药中，稍加阳药，使阴阳适均，无偏胜之虞，斯其所以为至治之。

第十四项　虚劳因表邪误药

（一）症状　虚劳，诸不足，风气百疾。

虚劳诸不足者，谓五劳诸虚百损也，故风中其内之气，则病百疾。

（二）治法　薯蓣丸主之。

1. 药味及用量：薯蓣三十分　人参七分　白术六分干姜三分　甘草二十八分　当归十分　生地十分　芎䓖六分　芍药六分　桂枝十分　大枣百枚（为膏）　茯苓五分防风六分　杏仁六分　麦冬六分　阿胶七分　柴胡五分　桔梗五分　白蔹二分　神曲十分　豆黄卷十分

2. 炼制及服法：上二十一味末之，炼蜜和丸，如弹子大，空腹，酒服一丸，一百丸为剂。

3. 药解：虚劳不足证，多有兼风者，并不可着意治风气。故仲景以四物四君，养其血气，麦冬、阿胶、干姜、大枣补其肺胃，而以桔梗、杏仁开提肺气，桂枝行阳，防风运脾，神曲闭郁，黄卷宣肾，柴胡升少阳之气，白蔹化营之风，虽有风气，未尝专治之。谓正气运而风寒气自去也。

以薯蓣名丸者，取其不寒不热，不燥不滑，脾肾兼宜，用以为君，则诸药相助为理耳。

4. 本旨：按薯蓣丸专主表邪不解，误用凉药，伤犯肺胃。自上而下之虚劳，若房劳伤精，郁火伤神，自下而上，由中所发之证，咸非所宜。

其立方全以桂枝汤和营散邪，合理中丸兼理药误，君以薯蓣，大理脾肺，毫不及乎补益肾肝。《医门法律》以为虚劳不足，最易生风生气，殊失《金匮》立方本旨。

第十五项　虚劳不得眠

（一）症状　虚劳虚烦不得眠。

虚烦者，肝虚而火气乘之也，人寤则魂寓于目，寐则魂藏于肝，虚荣之人，肝气不荣，则魂不得藏，魂不藏故不得眠。

（二）治法　酸枣仁汤主之。

1. 药味及用量：酸枣仁二升　甘草一两　知母　茯苓各二两　芎䓖二两

2. 煮服法：上五味，以水八升，煮酸枣得六升，内诸药，煮取三升，分温三服。

3. 药解：此方取酸枣仁以安肝胆为主，略加芎䓖润血以养肝，茯苓、甘草培土以荣木，知母降火以除烦，此平调土木之剂也。

肝经有火多寤难寐，此主之，又肾水不上交于心，心火无制，故烦而不得眠，方用酸枣仁之滋肝燥为君，兼知母泄肾热为佐，苓草调和其间，川芎入血分而解心火之燥烦也。

第十六项　虚劳挟瘀郁

（一）症状　五劳虚极，羸瘦，腹满不能饮食，食伤、忧伤、饮伤、房室伤、饥伤、劳伤、经络营卫气伤，内有干血，肌肤甲错，两目黯黑。

五劳所伤，久之令人极虚羸瘦，腹中虚满，不能饮食，宜缓中补虚，前之建中等方也，原其所伤之道，不止过劳伤气，房室伤精也，即饮食伤胃、肌过伤脾，渴过伤肾、忧思伤心、悲极伤肝、过言伤肺。皆令人经络荣卫气伤，是以劳热煎熬，内有干血，故肌肤不润，甲错如鳞也，两目不荣，黯黑不明也，似此干血之证，非缓中补虚所能治。

（二）治法　缓中补虚大黄䗪虫丸主之。

1. 药味及用量：大黄十分蒸　黄芩二两　甘草三两桃仁一升　杏仁一升　芍药四两　干地黄十两　虻虫一升　水蛭百枚　蛴螬一升　䗪虫半升　干漆一两

2. 末炼及制法：上十二味末之，炼蜜和丸，小豆大，酒饮服五丸，日三服。

按诸虫，取其蠕动吸血，今药铺不备，阙之亦可，唯虻虫、水蛭，必不可缺，医者必予蓄于平日，否则仓促难觅矣。干漆宜炒至烟尽，或以田三七代之。

3. 药解：举世皆以参芪归地等为补虚，仲景独以大黄䗪虫等补虚，苟非神圣，不能行是法也。夫五劳七伤，多缘劳动不节、气血凝滞、郁积生热，致伤其阴，世俗所称干血劳是也。所以仲景乘其元气未漓，先用大黄、䗪虫、水蛭，虻虫，蛴螬等蠕动啖血之物，佐以干漆、生地、桃仁行去其血，略兼甘草、芍药以缓中补虚，黄芩以开通热郁，酒服以行药势，待干血行尽，然后纯用缓中补虚收功。血干则纳而不散，非草木之品所能下，必用食血之虫以化之，此方专治瘀血成劳之证，瘀不除则正气永无生理，故去瘀即所以补虚也。

第十七项　附　方

一、虚劳

（一）症状　虚劳不足，汗出而闷，脉结悸，行动如常，不出百日危急者，十一日死。

（二）脉象　脉结悸。

是荣气不行，悸则血亏而心无养，荣滞血亏而更出汗，岂不立槁乎。故虽行动如常，断云不出百日，知其阴亡而阳绝也。凡脉见结悸者，虽行动如常，亦不出百日死。若复危急不能行动，则过十日必死。语极明白，从前解者多误。

（三）主治　《千金翼》炙甘草汤。

1. 药味及用量：甘草四两　桂枝　生姜各三两　麦冬半升　麻仁半升　人参　阿胶各二两　大枣三十枚　生地黄一升（此治血脉空竭方）

2. 煮服法：上九味以酒七升，水八升，先煮八味，取三升，去滓，内胶消尽，温服一升，日三服。

3. 药解：清酒之猛，捷于上行，内外调和，悸可宁而脉可复矣。酒七升，水八升，只取三升者，久煎之则气不峻，此虚家用酒之法。且知地黄、麦冬得酒改良。

二、冷劳

《肘后》獭肝散，治冷劳。又主鬼疰一门相染（疰者住也，邪气停住，而为病也）。

劳无不热，而独言冷者，阴寒之气，与邪为类，故邪挟寒入肝，而搏其魂气，使少阳无权，生生气绝，故无不死。又邪气依正气而为病，药力不易及，故难愈。

獭肝一具，炙干末之，水服方寸匕，日三服。

药解：獭者，阴兽也，其肝独应月而增减，是得火阴之正，肝与肝为类，故以此治冷劳，邪过正而化也。獭肉皆寒，唯肝性独温，放尤宜冷劳，又主鬼疰一门相染，总属阴邪，须以正阳化之耳。

第七章　肺痿肺痈咳嗽上气病脉证治

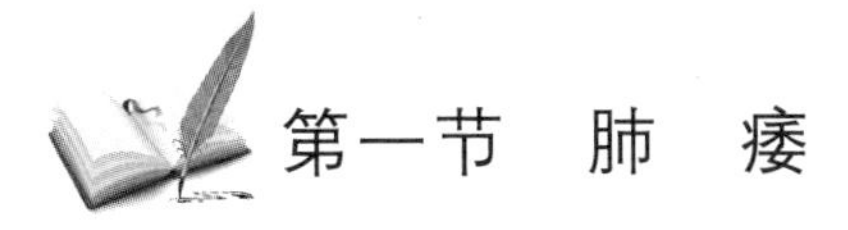

第一节　肺　痿

第一项　肺痿之问答

1. 问曰：热在上焦者，因咳为肺痿，肺痿之病，从何得之？

病在上焦不咳，不病肺痿也。因热病咳，则为肺痿。热在上焦二句，见五脏风寒积聚篇，盖师有是语，而因是以为问也。

2. 师曰：或从汗出，或从呕吐，或从消渴，小便利数，或从便难，又被快药下利，重亡津液，故得之。

肺热致痿之由，非止一端，凡汗出、呕吐、消渴，二便下多，皆足以亡津液而生燥热。肺虚且热，则为痿矣。

第二项　肺痿因虚冷

（一）症状　肺痿吐涎沫而不咳者，其人不渴，必遗尿，小便数，所以然者，以上虚不能制下故也，此为肺中冷，必眩，多涎唾。

咳而不吐涎沫者，肺燥咳也。咳而吐涎沫者，肺热痿也。肺热则膀胱之气亦热，小便必赤濇而不能多，若但吐涎沫而不咳，反遗尿而小便数，明非热在上焦之肺痿，亦非重亡津液之所致，必系上焦虚冷，不能制下，以故小便无所收摄耳，此为肺中冷，阴气上逆，侮其阳气故必眩。阴寒之气，凝滞津液，故多涎唾。经曰上虚则眩，又云上焦有寒，其口多涎。观此益信。

（二）治法 甘草、干姜汤以温之，若服汤已渴者属消渴。

宜与甘草、干姜汤之甘辛，以温其脾肺也。若始先不渴，服温药即转渴者，明是饮一溲一之消渴证。又与痈疽同类，更当消息之矣。（谓肺虚引水自救，又属消渴之证。）

1. 药味及用量：甘草四两（炙） 干姜二两（炮）

2. 煮服法：上㕮咀，以水三升，煮取一升五合，去滓，分温再服。

3. 药解：甘草、干姜为温复气之剂，亦温散肺之寒饮也，盖肺冷者，温以干姜。肺虚者，补以甘草也。

第三项 肺痿寒热辨

肺痿一证，一言热在上焦，一言肺中冷，似前后矛盾也，不知脾为胃行津液，以输于肺，津液亡则肺叶干，干则咳，咳则胃中液唾上升，故曰热在上焦者，因咳为肺痿，此属于热，人所易知。至于上焦之阳，随津液以亡者，则金寒胃冷，液唾上溢，肺脏受伤，故曰肺痿唾液沫而不咳，此属于寒，人听未易识也。然咳者为热，不咳者为寒，是为易辨矣。其热在上焦，仲景不云何方以治。其肺中冷者，温以甘草、干姜二物，虽为温肺，其实甘草以和胃，干姜以温脾。胃和则涎沫能散，脾温则津液能行，子虚补母，为不易之良方也。

第四项　肺痿之补治

（一）《外台》炙甘草汤　治肺痿，涎唾多，心中温温液液者。

肺痿涎唾多，心中温温液液者，心阴不足也。心阴不足，则心阳上炽，势必克金而成肺痿。用炙甘草汤生津润燥，养阴维阳，使阴复而阳不浮，则清肃之令，自行于肺矣。（此治肺中冷，津液少者。）

喻嘉言曰：按此汤仲景伤寒门，治邪少虚多，脉结代，心动悸之圣方也，一名复脉汤。《千金翼》用之以治虚劳，《外台》用之以治肺痿，然本方所治，亦何止于二病。仲景诸方，为生心之化裁，亦若是而已矣，《外台》所取，在于益肺气之虚，润肺金之燥，至于桂枝辛热，似有不宜，而不知桂枝能通营卫，致津液，则肺气转输，浊沫以渐而下，尤为要药，所以云治心中温温液液者。

甘草四两（炙）　桂枝　生姜各三两　麦门冬半斤　人参　阿胶各二两　大枣三十枚　生地黄一升

上八味，以酒七升，水八升，先煮八味，取三升，去滓，纳胶消尽，温服一升，日三服。（此治血脉空竭方，用酒所以和血脉。）

（二）《千金》生姜甘草汤 治肺咳唾涎沫不止，咽燥而渴。

此治肺冷气虚胃弱之方也。

生姜五两 人参三两 甘草三两 大枣十五枚

上四味，以水七升，煮三升，分温三服。

陈云犀云：中者，土也，土能生金，金之母，即资生之源也。肺痿咳唾涎沫不止，咽喉而渴者，是中土虚，水气逆，阻其正津不能上滋也。

方用生姜破阴行阳，蒸津液上滋，佐以人参入太阴，振脾中之阳，育肺中之阴，又以枣草助之，为资生之始，则土旺而生金制水矣。

（三）《千金》桂枝去芍药加皂荚汤 治肺痿吐涎沫。（此主气阻涎凝也）

桂枝 生姜各三两 甘草二两 大枣十枚 皂荚一枚（去皮子，炙焦）

上五味，以水七升，微微火煮，取三升，分温三服。

尤在泾曰：以上诸方，俱用辛甘温药，以肺既枯痿，非温剂可滋者，必生气、行气以致其津，盖津生于气，气至则津亦至也。

又方下俱云：吐涎沫多不止，则非无津液也，乃有津液，而不能收摄分布也，故非辛甘温药不可。

加皂荚者，兼有浊痰也。

徐灵胎曰：肺症生姜不可轻用。

陈元犀云：非辛温之品，不能行阳运气。非甘润之品，不能补土生津，君以枣桂之辛温，行阳消阴，佐以大枣甘草之甘润补阴生液。若开壅塞，涤汗垢，以净其涎沫者，皂荚尤有专长耳。

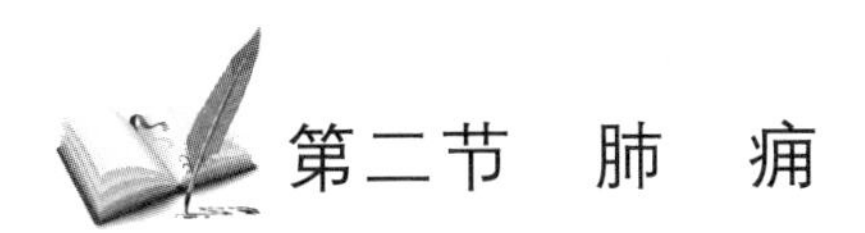

第二节　肺　痈

第一项　肺痈之问答

1. 问曰：病咳逆，脉之，何以知此为肺痈？当有脓血，吐之则死，其脉何类？

2. 师答：

（1）寸口脉微而数，微则为风，数则为热。微汗则出，数则恶寒。

肺痈之脉，既云滑数，此复云微数者，非脉之有不同也。滑数者，已成之脉。微数者，初起之因也。初起以左右三部脉微，知卫中于风而自汗，左右三部脉数，为营吸其热而畏寒。

（2）风中于卫，呼风不入，热过于营，吸而不出，风伤皮毛，热伤血脉。

风初入卫，尚随呼气而出，不能深入，所伤者，不过在于皮毛，以渐舍肺愈。而咳唾振寒，斯时从外入者，从外出之易易也。若夫热过于营，即随吸气深入不出，而伤其血脉矣。又呼气不入，吸气不出，乃言其呼吸气促，难出难入，非竟不出入也。

（3）风舍于肺，其人则咳，口干喘满，咽燥不渴，多唾浊沫，时时振寒，热之所过，血为之凝滞，蓄结痈脓，吐如米粥，始萌可救，脓成则死。

卫中于风，得营中之热，留恋固结于肺叶之间，乃至血为凝滞，以渐结为痈脓，是则有形之败浊，必从泻肺之法而下驱之。安在始萌不救，听其脓成而致肺叶腐败耶。

第二项　肺痈喘不得卧

（一）症状　肺痈，喘不得卧。

此肺痈吃紧之时也，肺中生痈，不泄其肺，更欲何待，然日久痈脓已成，泻之无益。日久肺气已索，泻之伤精，唯血结而脓未成，当急以泻肺之法夺之，况喘不得卧，不亦甚乎。

（二）治法　葶苈大枣泻肺汤主之。

1. 药味及用量：葶苈（熬令黄色，捣丸如鸡子大）　大枣十二枚

2. 煮服法：上先以水三升，煮枣取二升，去枣，内葶苈，煮取一升，顿服。

3. 药解：此乃水气溢肺，壅塞肺气，被迫已甚，致不得卧，故须峻药顿服，以逐其邪，葶苈苦寒，入肺泄气闭，加大枣甘温以和药力，亦犹皂荚丸之饮以枣膏也。若一身面目浮肿、鼻塞、清涕出，为表证未罢，当先与小青

龙一剂后，乃服之。

第三项　肺痈兼表邪

（一）症状　肺痈胸满胀，一身面目浮肿，鼻塞，清涕出，不闻香臭酸辛，咳逆上气，喘鸣迫塞。

痈在肺则胸胀满。肺调百脉而主皮毛，肺病一身面目浮肿也。肺开窍于鼻，肺气壅滞，则畜门不开，但清涕渗出，而浊脓犹塞于鼻肺之间，故不闻香臭酸辛也。以其气逆于上焦，则有喘鸣迫塞之证。

（二）治法　葶苈大枣泻肺汤主之。

方见上，三日一剂，可至三、四剂，先服小青龙一剂乃进。

第四项　肺痈因风热

（一）症状　咳而胸满振寒，咽干不渴，时出浊唾腥臭，久久吐脓如米粥者，为肺痈。

此乃肺痈之证也。胸满振寒，痈已成也，咽干不渴，时出浊涕，脓已成矣，甚则至于腥臭矣。

（二）脉象　脉数。

（三）治法　桔梗汤主之。

1. 药味及用量：桔梗一两　甘草二两

2. 煮服法：上二味，以水三升，煮取一升，分温再服，则吐脓血也。（已结痈脓，必吐出而后愈，故再服则吐脓血。）

3. 药解：此上提之法也，痈结肺中，所以浊唾腥臭，乘其新造未固，提而出之，如其势已入里，又当引之从胃入肠，此法殊不中用矣。此病为风热所壅，故以桔梗开之，热聚则成毒，故以甘草解之，而甘倍于苦，其力似乎大缓，意者，痈脓已成，正伤毒溃之时，有非峻剂所可排出者，故药不嫌轻耳。

第五项 肺痈之补治

（一）《外台》桔梗白散 治咳而胸满，振寒、脉数，咽干不渴，时出浊唾腥臭，久久吐脓如米粥者，为肺痈。

徐灵胎曰：肺痈全属内症，肺痈乃系外科，轻者煎药可愈；重者脓血已聚，必得清火清毒，提脓保肺等药，方能挽回，否则不治。所以《金匮》云：始萌可救，脓成则死也。

桔梗　贝母各三分　巴豆一分（去皮，熬，研如霜）

上三味，为散，强人饮服半钱匕，羸者减之。病在膈上者吐脓，在膈下者泻出，若下多不止，饮冷水一杯则定。

张隐庵曰：凡服巴豆霜，即从胸胁大热达于四肢，出于皮毛，然后复从肠胃而出。

按桔梗白散为捣坚之锐师，易言之。

疾阻脓欲将成壅塞，以三物白散下之也。

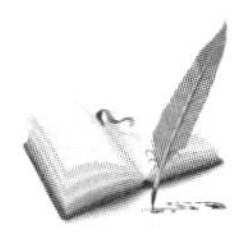

第三节　肺痿肺痈合辨

（一）肺痿

1. 问曰：寸口脉数，其人咳，口中反有浊唾涎沫者何？

数则为热，热宜口干，乃其人咳，口中反有浊唾液沫，顷之遍地者，此为何病？所谓浊唾液沫者，言咳而口中不干燥也。

2. 师曰：

（1）为肺痿之病。

肺病则津液不能布化，停贮胸中，得热煎熬，变为涎沫，侵肺作咳，唾之不已，故愈唾愈干，所以成为肺痿之病。

（2）苦口中辟辟燥，咳即胸中隐隐痛，脉反滑数，此为肺痈，咳唾脓血。

若咳而口中辟辟作空响，能作干咳则是肺已结痈，火热之毒，出见于口，咳声上下，触动其痈，胸中则隐隐而痛，其脉必见滑数有力，邪气力盛之微也。

（3）脉数虚者，为肺痿；数实者，为肺痈。

肺痿一症，《金匮》治法，混在肺痈一门，精意难解，然论脉条中谓脉数虚者为肺痿，数实者为肺痈。是则肺痿当补，肺痈当泻，隐然言表。医家能细心会悟，决不以肺痿之虚证，而误作肺痈之实证矣。

按肺为五脏之华盖，位至高，质至清，内生乎气，中主呼音，外司皮毛，血气充足于内，水火互藏其根，斯娇脏无痰火之蓄，金水有相生之用，肺气安得受克而痿弱不振者乎，无如先天之禀既亏，复又房劳不慎，戕贼真元，根本摇动，致肾水亏而火炽甚，上薰肺脏，肺被火刑，观其证则咳嗽失血，寒热往来，夜多盗汗，音哑咽痛，上呕下泄，切其脉或浮大空数，或弦细而涩数，病势至此，形体消削，略吐瘀脓，色如桃花，或如米粥，此病剧而变肺痿之恶证，竟为百死一生之危候。救之之法，在补肾火以镇阴火，生津液以润肺燥，更宜填实下元，补真气以通肺之小管，以复肺之清肃。所谓补其肺者益其气，补其肾者益其精，庶可起垂危于万一也。

（二）肺痈 肺痈由五脏蕴崇之火，与胃中停蓄之热，上乘乎肺，肺受火热熏灼，血为之凝，痰为之裹，逐成小痈，所结之形渐长，则肺日胀而肋骨日昂，乃至咳声频并，痰浊如胶，发热畏寒，日晡尤甚，面红鼻燥，胸生甲错，先能辨其脉症，属表、属里，极力开提攻下，无不愈者，迨至血化为脓，肺叶朽坏，倾囊吐出，始识其症，十死不救，嗟无及矣。

第四节 咳嗽上气

（一）症状 上气面浮肿肩息。

胸中者，肺分之也。肺寒则全失下降之性，壅于中而满也，满则气上，所以咳逆上气之症生焉，上气之候而至面目浮肿，喘息动肩，是肺气壅逼，上而不下。肩息者，息摇肩也。易言之，气但升而无降矣。

（二）脉象　其脉浮大，不治。

脉浮大，气方外出，无法可令内还而下趋，故曰不治。

（三）败象　又加下利尤甚。

加利，则上下交争，更何以堪。

第一项　上气肺喘

（一）症状　上气喘而躁者，此为肺胀。欲作风水，发其汗则愈。

有邪者，尚可治也。若上气但喘而躁，则喘为风之扇，躁为风之烦，其逆上之痰沫，挟风势而为风水，今风先泄于肌表，水无风战，自然顺趋而从下出，故可汗而愈。

第二项　上气肺胀

（一）症状　咳而上气，此为肺胀。其人喘，目如脱状。

咳而上气，则其气上冲而不下可知，其咳之相连不已又可知，此皆肺胀使然也。邪入于肺则气壅，气壅则欲不喘不可，唯喘极故目如脱，所以状胀与喘之苦也。

（二）脉象　脉浮大。

脉浮，邪也，兼大则邪实，所以贻害于肺，正未有也。

（三）治法　越婢加半夏汤主之。

1. 药味及用量：麻黄六两　石膏半斤　生姜三两　大枣十五枚　甘草二两　半夏半斤

2. 煮服法：上六味，以水六升，先煮麻黄，去上沫，内诸药，煮取三升。分温三服。

3. 药解：发以辛热，佐以甘寒，使久合之邪，涣然冰释，岂不快乎。然久蓄之饮，何由得泄，故特加半夏于越婢汤中，一定之法也。辛以散之，麻黄、石膏、生姜、半夏之辛，以散逆气，甘以缓之，甘草、大枣之甘，以缓逆气；辛甘相合，脾肺发越，则上焦之邪，必从汗而解也。

余治尹母，年六十余，春间无汗，恶寒头痛，咳而目胀，先用麻黄汤解表，后用小柴胡去参、姜、枣，加干姜、五味，二剂而愈，可见气壅助胀，非辛热发散之不可。

第三项　上气烦躁

（一）症状　肺胀，咳而上气，烦躁而喘。

此亦外邪内饮相搏之证，而兼烦躁，则挟有热邪可知。

（二）脉象　脉浮者，心下有水气。

此方与上方分治肺胀，皆以其脉浮当从汗解之例。

（三）治法　小青龙加石膏汤主之。

1. 药味及用量：麻黄　芍药　桂枝　细辛　干姜甘草各三两　五味　半夏各半升　石膏二两

2. 煮服法：上九味，以水一斗，先煮麻黄，去上沫，内诸药，煮取三升，强人服一升，羸者减之，日三服，小儿服四合。

3. 药解：越婢方中，有石膏，无半夏。小青龙方中，有半夏，无石膏。观二方所加之意，全重在半夏、石膏二味，协力建功。石膏清热，藉辛温亦能豁痰；半夏豁痰，藉辛凉亦能清热。观麦门汤方中下气止逆，全藉半夏入生津药中，此方与上方又藉半夏入清热药中，仲景加减成方，无非生心化裁，后学所当神往矣。

又按本方与上方，治肺胀，皆以其脉浮，当从汗解之例，不可不知。

第四项　上气分脉浮与沉

（一）脉象　咳而脉浮者。

脉浮者，表邪居多，为外寒，但此非在经之表，乃邪在肺家气分之表也。

（二）治法　厚朴麻黄汤主之。

1. 药味及用量：厚朴五两　麻黄四两　石膏如鸡子大一枚　杏仁半升　半夏半升　干姜　细辛各二两　小麦一升　五味半升

2. 煮服法：上九味，以水一斗二升，先煮小麦熟，去滓，内诸药，煮取三升，温服一升，日三服。

2. 药解：此于小青龙汤中，除去桂枝、芍药、甘草，加厚朴、石膏、小麦，仍从肺病起见，以桂枝之热，芍药之收、甘草之缓，概不采用，而加厚朴以下气，石膏以清热，小麦以引入胃中，助其升发之气也。

（三）脉象 咳而脉沉者。

脉沉者，里邪居多为内饮，但此非在腹之里，乃邪在肺家营分之里也。

（三）治法 泽漆汤主之。

1. 药味及用量：半夏半升　泽漆三斤（以东流水五斗，取一斗五升）　紫参（一本作紫菀）　生姜　白前各五两　甘草　黄芩　人参　桂枝各三两

2. 煮取法：上九味，㕮咀，内泽漆汤中，煮取五升，温服五合，至夜尽。

3. 药解：此方君以泽漆者，以其气味苦寒，壮肾阴，镇水逆而止咳也。复用白药宣肺气，黄芩泄肺热、人参补肺虚、甘草安脾气、紫菀开结，桂枝化膀胱气、半夏降逆、生姜涤饮，则肺邪可驱，肺虚可补，肾阴可壮，州都可达矣。

第五项　上气作水鸡声

（一）症状 咳而上气，喉中水鸡声。

凡咳之上气者，皆有邪也，其喉中水鸡声连连不断，水与气相触，乃痰为火所吸不得下也，火乃风所生，火从

风战而作声耳，但上气有咳与不咳，不咳者，只是风邪上逆。咳者，内有水气，外有风邪也。

（二）治法　射干麻黄汤主之。

1. 药味及用量：射干十三枚　麻黄　生姜各四两　细辛　紫菀各三两　款冬花三两　大枣七枚　半夏半斤　五味子半升

2. 煮服法：上九味，以水一斗二升，先煮麻黄两沸，去上沫，内诸药，分温三服。

3. 药解：《内经》曰：肺苦气上逆，急食苦以泻之。射干、紫菀之苦，所以泄逆气也，以辛泻之。麻黄、生姜、细辛、半夏、款冬花之平，所以泄风邪也，以酸收之，以酸补之，五味之酸，以补不足。虚则补其母，大枣之甘，所以补其母也。

第六项　火逆上气

（一）症状　火逆上气，咽喉不利。

此胃中津液干枯，虚火上炎之证，凡肺病有胃气则生，无胃气则死。胃气者，肺之母气也。无论肺痈、肺痿，总以胃气为先，有胃气始能纳谷。谷者，肺之谷也，禾色白，属肺，味甘属胃，藉土生金。子有母依，虽重可治。若胃气一败，面红膈热，烦躁不宁，喘促呕脓不休，或精神极倦，俱属难治。

（二）治法　止逆下气，麦冬汤主之。

1. 药味及用量：麦门冬七升　半夏一升　人参　甘草

各二两　粳米三合　大枣十二枚

2. 煮服法：上六味，以水一斗二升，煮取六升，温服一升。日三、夜一服。

3. 药解：此汤于竹叶石膏汤中，偏除方名二味，而用麦冬数倍为君，兼参、草、粳米，以滋肺母，使水谷之精微，皆得上注于肺，自然沃泽无虞。当知火逆上气，皆是胃中痰气不清，上溢肺隧，占据津液流行之道而然，是以倍用半夏，更加大枣通津涤饮为先。若独饮不除，津液不致，虽日用润肺生津之剂，乌若建止逆下气之勋（同渍）哉。倘以半夏性燥不用，殊失仲景立方之旨。

第七项　上气唾浊

（一）症状　咳逆上气，时时唾浊，但能坐不能眠者。

浊，浊痰也。时时唾浊者，肺中之痰，随上气而时出也，故成坐而不眠之剧证。

（二）治法　皂荚丸。

1. 药味及用量：皂荚八两（刲去皮，酥炙）

2. 末制及服法：上一味末之，蜜丸梧子大，以枣膏和汤，服三丸，日三、夜一服。

3. 药解：火热之毒，结聚于肺，表之里之，清之温之，曾不少应，坚而不可攻，唯此无坚不入，聿成荡涤之功，不可以药之微贱而忽诸。若因外感所触而成，当用《千金》桂枝去芍药加皂荚汤最佳，足可补仲景之未逮也。

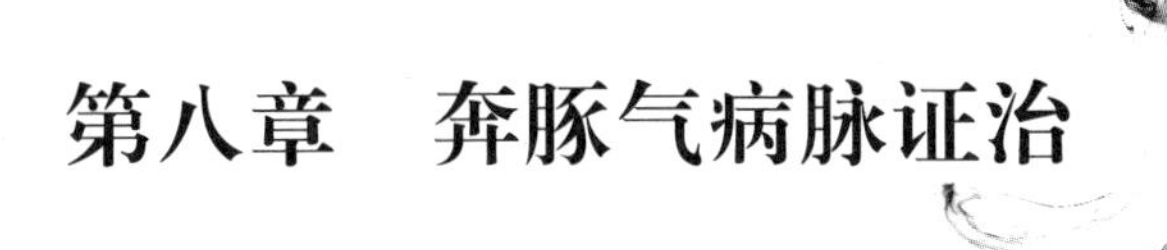

第八章　奔豚气病脉证治

第一节　惊　发

师曰：病有奔豚、有吐脓、有惊怖、有火邪。此四部皆从惊发得之。

奔豚，肾家病也。其吐脓惊怖火邪，皆上焦心分病，仲景各有治法如下；

（1）于吐脓则曰呕吐脓血，不可治呕，脓尽自愈。

（2）于心悸，用半夏麻黄丸。

（3）于火邪，用桂枝去芍药加龙骨牡蛎汤。

第二节　奔豚之本证

师曰：奔豚病从少腹起，上冲咽喉，发作欲死，复还止，皆从惊恐得之。

少腹指胞室而言，胞乃膀胱之后一大夹室也。男子为精室，女子为血海。惊则伤心，恐则伤肾，心伤气虚而肾邪乘之，从少腹起，上冲咽喉，肾脉所循之处也，肾水脏也。肾阳不能化水，上冲咽喉，如豕之突，故名奔豚。其水邪逆上凌心，故发作欲死，少顷，邪退还止也。

第三节　奔豚因火逆

（一）症状　奔豚气上冲胸，腹痛往来寒热。

气上冲胸腹痛者，阴邪上逆也；往来寒热，邪正交争也；奔豚虽由肾积，而实冲脉为害。

（二）治法　奔豚汤主之。

1. 药味及用量：甘草　芎䓖　当归　黄芩　芍药　半夏　生姜各四两　生葛五两　甘李根白皮一升

2. 煮服法：上九味，以水二斗，煮取五升，温服一升，日三、夜一服。

3. 药解：冲主血，故以芎归芍草芩半生姜，散其坚积之瘀，葛根以通津液，而用代肾之剂则谬矣。即使果有水气凌心，不过桂苓之类，《千金》成法可师，不必如东垣奔豚之丸用巴豆乌附等，耗水伤液也。

（三）附录　热邪凝结，与水气寒邪之奔豚辨。

奔豚者，病从腹中有气攻上，一如江豚以臀愤起而攻也，阅《伤寒论》，凡伤寒发奔豚者二。

1. 一曰烧针令其汗，针处被寒，核起而赤者，必发奔豚，气从少腹上冲心者，灸其核上名一壮，与桂枝加桂汤。

2. 一曰发汗后，其人脐下悸者，欲作奔豚。茯苓桂枝甘草大枣汤主之。

按此二症，一属少阴寒气凌心，故用桂枝加桂，温肾散寒。病由外召，寒邪仍从太阳表治，唯加桂两数，便可以温少阴而泄阴邪矣。一属水邪上逆，故重用茯苓以制水邪，桂枝保心气以御水凌，甘草、大枣补脾土以制水泛，取甘澜水者，不欲其助水性也。伤寒奔豚，唯此二方为主治。而汗后脐下悸，作奔豚之症尤多，定当以苓桂甘枣汤为治，若夫《金匮要略》中所载奔豚汤方，用半夏、生姜，散结，芍药、甘草、安中气，芎、归和心气，黄芩散火，生葛欲降先升，甘李根皮大寒折冲逆之气，此治因惊恐而得奔豚者，其为病也。聚散靡常，作止无定，腹痛冲逆，发则为热，退则为寒，乃心中热邪凝结而成，与伤寒水气寒邪作奔豚者迥异，不可混治。

第四节　奔豚因水逆

（一）症状　发汗后，烧针令其汗。针处被寒，核起而赤者，必发奔豚。

此肾邪也，烧针令汗，纵不如法，与少阴何欤？而作奔豚，盖太阳少阴相表里，针处被寒，核起而赤。吾知前此之邪未散，后此之邪复入也。

（二）灸法　气从少腹上至心，灸其核各一壮。

因寒而肿，唯灸消之也。

（三）治法　桂枝加桂汤主之。

1. 药味及用量：桂枝五两　芍药　生姜各三两　甘草

三两（炙）　大枣十二枚

2. 煮服法：煮取三升，去滓，服一升。

3. 药解：此汤治气从少腹上冲心，即悟理中汤去术加桂，脐下动气之治也，桂能伐肾邪，所以用桂加入桂枝汤中，外解风邪，内泄阴气也。加桂者，通肾气、燥水脏，而水邪化矣。

第五节　奔豚欲作之证治

（一）症状　发汗后，脐下悸者，欲作奔豚。

汗本心之液，脐下为肾气发源之地，发汗而脐下病悸者，心气虚而肾气亦动也。

（二）治法　茯苓桂枝甘草大枣汤主之。

1. 药味及用量：茯苓半斤　甘草二两　大枣十五枚　桂枝四两

2. 煮服法：上四味，以甘澜水一斗，先煮茯苓，减二升，内诸药，煎取三升，去滓，温服一升，日三服。

3. 药解：桂枝能伐肾邪，茯苓能泄水气，然欲治其水，必益其上，故又以甘草大枣，补其脾气。

王晋三先生曰：奔豚气有三，犯肺之奔豚属心火，犯心之奔豚属肾寒，脐下悸欲作奔豚属水邪，证自分途，治亦各异。

第九章　胸痹心痛短气病脉证治

第一节　胸痹短气

师曰：夫脉当取太过不及，阳微阴弦，即胸痹而痛，所以然者，责其极虚也。今阳虚知在上焦，所以胸痹心痛者，以其阴弦故也。

第二节　短气不足以息

平人无寒热，短气不足以息者，实也。

上节是言不足，此则言太过也，盖言无内因虚劳，外因感冒，而患短气不足以息者，当是胸中窒塞，肾中阳气不得上通于胸中，故为实也。

余意此症重在平人无寒热五字，故能断定为实。

第三节　胸痹症脉

（一）症状　胸痹之病，喘息咳唾，胸背痛，短气。

赵氏曰：凡寒浊之邪，滞于上焦，则阻其上下往来之气，塞其前后阴阳之位，逐令为喘息，为咳唾，为短气也。

（二）脉象 寸口脉沉而迟，关上小紧数。

寸口脉沉迟者，寸口亦阳也，而沉迟则等于微矣。易言之，即阳气衰微也，关上小紧者，亦阴弦之意，而反数者，阳气失位，阴反得而乘之，《易》所谓阴凝于阳，《书》所谓牝鸡司晨也。

（三）主治 栝蒌薤白白酒汤主之。

1. 药味及用量：栝蒌实一枚捣　薤白半升　白酒七升

2. 煮服法：上三味同煮，取二升，分温再服。

3. 药解：栝蒌性润，专以涤垢腻之疾，薤白臭秽，用以通秽浊之气，同气相求也。白酒，熟谷之液，色白上通于胸中，使佐药力，上行极而下耳。

第四节　胸痹不得卧

（一）症状 胸痹不得卧，心痛彻背者。

上节胸痹胸背痛尚能卧，以痛而气不逆也，此节心痛彻背不得卧，是痛甚而气上逆也，心痛彻背者，胸中痰垢积满，循脉而溢于背也。

（二）治法 栝蒌薤白半夏汤主之。

1. 药味及用量：栝蒌一枚捣　薤白三两　半夏半升白酒一升

2. 煮服法：上四味同煮，取四升，温服一升，日三服。

3. 药解：背者，胸之府；胸者，肺之部。用薤白散肺之阳，故于前药但加半夏，以祛痰积之痹逆也。

（三）医案　邵先生，年廿余，十六年腊月十五日，患胸口疼甚，微食则安，四肢逆冷，大便干燥，六脉沉细，背恶寒，口不渴。季云法仲圣胸痹例治之，一药而愈。

全栝蒌实一枚　薤白三钱　制半夏三钱　白酒小半杯　桂枝二钱　生姜汁每次一钱　枳实七分　附片二钱

第五节　胸痹已甚证

（一）症状　胸痹心中痞气，气结在胸，胸满胁下逆抢心。

痰气结聚于胸中，胸满溢于经脉，故从胁下逆上以抢心也。胁下逆抢心，主肝木上逆。

（二）治法　枳实薤白桂枝汤主之，人参汤亦主之。

1. 枳实薤白桂枝汤药味及用量：枳实四枚　厚朴四两　薤白半斤　桂枝一两　栝蒌实一枚（捣）

2. 煮服法：上五味，以水五斗，先煮枳实厚朴，取二升，去滓，纳诸药，煮数沸，分温三服。

胸痞满加枳实以泄胸中之气，加厚朴以泄胁下之气，故仲景凡胸满多加枳实，凡胸满均加厚朴。

3. 药解：枳实、厚朴能下气，栝蒌、薤白能利膈水，得桂而枯，桂枝能去胁下逆气。

4. 人参汤药味及用量：此即理中汤加桂枝也，为寒因寒用之法，须知。

人参　干姜　白术　甘草　桂枝各三两

5. 煮服法：上四味，以水九升，煮取五升，纳桂枝，更煮取三升，温服一升，日三服。

6. 药解：中气强，则痞气能散，腹满能消，胁气能下。人参、白术所以益脾，甘草，干姜所以温胃，脾胃得其和，则上焦之气开发而胸痹亦愈。

第六节　气塞短气

（一）症状　胸痹，胸中气塞短气。

（二）治法　茯苓杏仁甘草汤主之，橘枳姜汤亦主之。

1. 茯苓杏仁甘草汤药味及用量：茯苓三两　杏仁五十个　甘草一两

2. 煮服法：上三味，以水一斗，煮取五升，温服一升，日三服，不瘥再服。

3. 药解：短气，是水不化气也。故用苓杏。《神农经》曰：茯苓主胸胁逆气，杏仁主下气，甘草主寒热邪气，为治胸痹之轻剂，重用茯苓清制节，使水顺气而下，水行而气自治，譬之导流归海，而横逆自平矣。

4. 橘枳姜汤药味及用量：橘皮一斤　枳实三两　生姜半斤

5. 煮服法：上三味，以水五升，煮取二升，分温再服。

6. 药解：气塞，是气不化水也，故用桔枳，此证非辛温之药，不足以行之。橘皮枳实生姜辛温，同为下气药也。内经曰：病有缓急，药有轻重，方有大小，此胸痹之缓者，用君一臣二之小方也。

第七节　胸痹邪淫于筋

（一）症状　胸痹缓急者。

（二）治法　薏苡附子散主之。

1. 药味及用量：薏苡仁十五两　大附子十枚（炮）

2. 杵制及服法：上二味，杵为散，服方寸匕，日三服。

3. 药解：用薏苡舒其经脉，附子复其胸中之阳，则大气一转，阴浊不留，胸际旷然若太空矣。

第八节　痞逆类胸痹

（一）症状　心中痞，诸逆，心悬痛。

心中痞者，心气逆于上也，上气逆，则中下亦逆，气逆则经脉亦逆，故为诸逆也。上下气逆，肺不交通，心主孤悬于上，不得营气以和之，故必悬痛也。

（二）治法　桂枝生姜枳实汤主之。

1. 药味及用量：桂枝　生姜　枳实各五两

2. 煮服法：上三味，以水六升，煮取三升，分温三服。

3. 药解：桂枝色赤通心，行心气以散痞，姜枳味辛苦香，疏中焦以通经，赵氏曰：枳实生姜，原以治气塞，况于痞乎？故于前条稍减轻分量，使痞者下其气以开之。悬痛属饮者，得生姜以散之，或通阳气既足建功矣。乃去橘皮而用桂枝者，以所逆非一，或通阳气，或破结气，或散寒气，皆能去痹也。

第九节　心背痛

（一）症状　心痛彻背，背痛彻心。

心痛彻背，背痛彻心。乃阴邪厥逆，而上干胸背经脉之间，牵连痛楚，乱其气血，紊其疆界矣。要言之，寒邪客于上焦，近于前则心痛彻背，近于后则背痛彻心。

（二）治法　乌头赤石脂丸主之。

1. 药味及用量：乌头一分（炮）　蜀椒　干姜各一两　附子半两　赤石脂一两

2. 蜜制及服法：上五味，末之，蜜丸如桐子大，先食服一丸，日三服。不知，稍加服。

3. 药解：喻嘉言云：此而若用气分之药，则转益其痛，势必危殆，仲景用蜀椒乌头一派辛辣，以温散其阴邪，然恐胸背既乱之气难安，即于温药队中，取用干姜赤脂之澮，以填塞厥气攻冲之经隧，俾胸之气自行于胸，背之气自行于背，各不相犯，其患乃除。今人但知有温气补气，行气散气诸法，不知有填塞邪气攻冲之窦也。

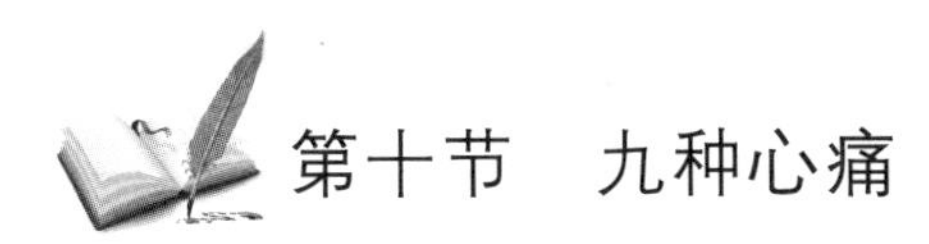

第十节　九种心痛

（一）症状　九种心痛者，乃久客之剧证，即一虫心痛、二疰心痛、三风心痛、四悸心痛、五食心痛、六饮心痛、七冷心痛、八热心痛、九去来心痛，虽分九种，不外积聚痰饮，结血虫注，寒冷而成。

（二）治法　九痛丸。

1. 药味及用量：附子三两（炮）　生狼牙　巴豆（去皮心，熬，研如脂）　干姜　吴茱萸　人参各一两

2. 蜜制及服法：上六味末之，炼蜜丸，如梧子大，酒下。强人初服三丸，日三服，弱者二丸。

3. 药解：仲景于胸痹后附此方，治九种心痛，以其久著之邪，不同暴病，故药则加峻，而汤改为丸，取缓攻，不取急荡也。痛久血瘀，阴邪团结，故用附子、巴豆散寒冷而破坚精，狼牙、吴茱萸杀虫注而除痰饮，干姜、人参理中气而和胃脘，使从阴窍而出，以其邪据胃中，结成坚垒，非直捣其巢，终不去也。

第十章　腹痛寒疝宿食病脉证治

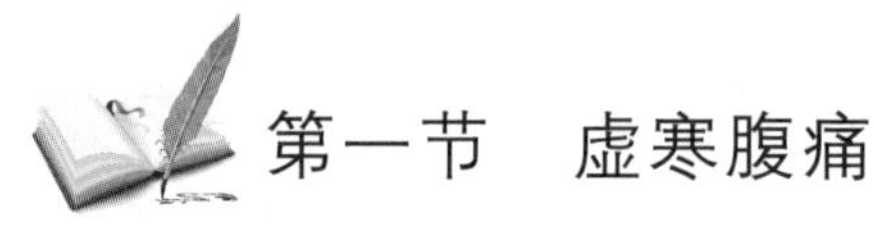

第一节　虚寒腹痛

第一项　腹满脉证

（一）脉象　趺阳微弦。

（二）症状　法当腹满，不满者，必便难，两脚疼痛，此虚寒从下上也，当以温药服之。

阴寒横聚于腹，法当腹满有加。设不满，阴邪必转攻而上，决无轻散之理，盖阴邪既聚，不温则不散，阴邪不散，阴窍必不通，故知其便必难，势必逆攻两胠而痛，较腹满更进一步也。虚寒之气从下而上，由腹而胠，才见一斑，亟以温药服之，使阴邪从阴窍走散，而不至上攻则善矣。

第二项　腹满时减复

腹满时减，复如故，此为寒，当与温药。

第二节　腹痛虚实试验法

（一）症状　病者腹痛。

（二）试法　按之不痛为虚，痛者为实，可下之。

（三）验舌　舌黄未下者，下之黄自去。

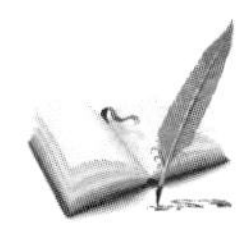

第三节　肝寒胁痛

（一）脉象　寸口脉弦者。

（二）症状　胁下拘急而痛，其人啬啬恶寒也。

弦脉属肝，而胠，胁下肝之部也。简言之，胁下，即两胠也。拘急而痛，与疼痛原不大异，其不同者，正在寸口与趺阳也。

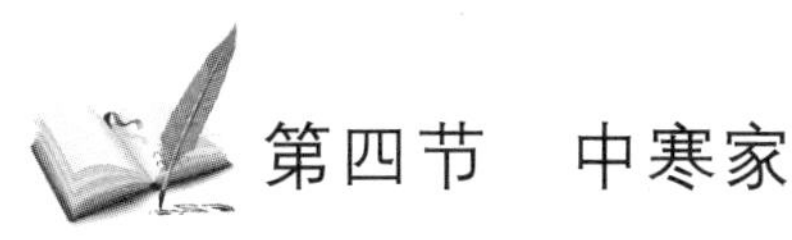

第四节　中寒家

第一项　喜欠善嚏

夫中寒家喜欠，其人清涕出，发热，色和者，善嚏。

阳欲上而阴引之则欠，阴欲入而阳拒之则嚏。中寒家阳气被抑，故喜欠清涕，发热色和，则邪不能留，故善嚏。

第二项　欲嚏不能

中寒其人下利，以里虚也。欲嚏不能，此人肚中寒。

中气虚寒，不能上温肺气，则善呼，不能引胃气，则善欠。故呼欠虽主胃气不舒，实缘肾气郁伏所致。

若中寒而加火迫津气，或风激水液，皆清涕出，总由土虚不能御邪之故。

设兼客邪发热，而色和善嚏者，此表气尚强，逼邪上走空窍也，亦有里虚不能拒邪，而为下利，知其人必有陈寒，无阳气以发越其邪，故欲嚏而不能也。又按阳欲达而阴发之故嚏。

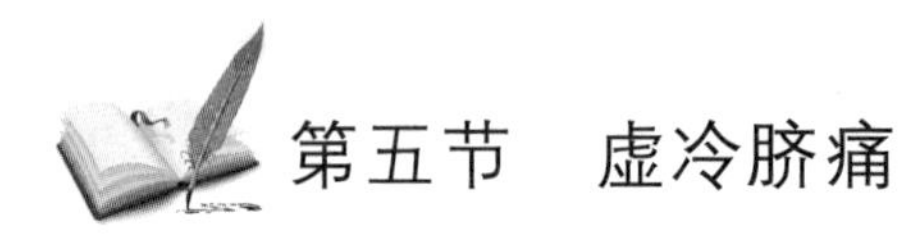

第五节　虚冷脐痛

夫瘦人绕脐痛，必有风冷，谷气不行，而反下之，其气必冲，不冲者，心下则痞也。

瘦人本无痰湿痹著，而绕脐痛者，为肌肉疏薄，风冷得以直入干于脾土之阴分，土气伤则不能转运，是以谷气不行。

若反下之，徒虚其肠胃，邪气愈逆，因而上冲。

第六节　腹满属火

第一项　腹满发热

（一）症状　病腹满，发热十日，饮食如故。

腹满者，邪气入于里也，发热者，阳气达于外也，病虽十日，而饮食如故，即此以见邪犹未全入里，胃气尚有能食之权也。

（二）脉象　脉浮而数。

此因外感风邪，经腑皆郁，经气不泄，故发热脉数也。

（三）治法　厚朴七物汤主之。

1. 药味及用量：厚朴半斤　甘草　大黄各三两　大枣十枚　枳实五枚　桂枝二两　生姜五两

2. 煮服法：上七味，以水一斗，煮取四升，温服八合，日三服。

3. 药解：用小承气合桂枝去芍药汤，两解表里之法，较之桂枝加大黄汤，多枳朴而少芍药，以枳朴专泄壅滞之气，故用之。芍药专收耗散之阴，此腹但满而不痛，与阴血无予，故去之。要言之，此方不外解表邪，内泄里实也。

4. 前汤加减如下：

（1）呕者：加半夏五合。

（2）下利：去大黄。

（3）寒多：加生姜至半斤。

第二项　热痛便闭

（一）症状　痛而闭者。

痛而闭塞，无雷鸣下逆之证者，为实。必郁而生热，直用寒泄，不须温下。

（二）治法　厚朴三物汤主之。

1. 药味及用量：厚朴八两　大黄四两　枳实五枚

2. 煮服法：上三味，以水一斗二升，先煮二味，取五升，内大黄，煮取三升，温服一升，以利为度。

3. 药解：此方重在气滞一边，故用小承气倍厚朴，而易其名，以其无亢极之火，故不用承气六字，与理中汤之易名人参汤一义。

尤在泾云：承气意在荡实，故君大黄，三物意在行气，故君厚朴。

第三项　心下满痛

（一）症状　按之心下满痛者，此为实也，当下之。

（二）治法　宜大柴胡汤。

1. 药味及用量：柴胡半斤　黄芩　芍药各三两　半夏半升　枳实四枚　大黄三两　大枣十二枚　生姜五两

2. 煮服法：上八味，以水一斗二升，煮取六升，去滓，再煎，温服一升，日三服。

3. 药解：邪从胸胁而入于阳位，合用大柴胡两解之，与脐腹硬痛承气证不同。缘柴芩芍药，清解少阳之经，枳实，大黄，寒泄阳明之府，半夏、姜、枣，降逆而补中也。

第四项　腹满减不杀势

（一）症状　腹满不减，减不足言，当下之。

腹满时减，复如故，为虚满，当用温药，今虽少减，而实未尝不满，故为减不足言，言满至十分，即减一二分，不足杀其势也。易言之，减不足言，是微微轻减，而腹中仍实，并无一时之空空然也，故责其实，而下之，与时减者迥然不同。

（二）治法　宜大承气汤。

1. 药味及用量：大黄四两（酒洗）　厚朴半斤（去皮）　枳实五枚（炙）　芒硝三合

2. 煮服法：上四味，以水一斗，先煮枳朴五升，去滓，内大黄，煮二升，内芒硝，更上微火一二沸，分温再服，得下，余勿服。

3. 药解：苦泄满，咸软坚，大黄、芒硝之苦咸，以下坚满；辛散结，酸涌泄，厚朴、枳实之辛酸，以破结实。

第七节　腹鸣切痛

（一）症状　腹中寒气，雷鸣切痛，胸胁逆满，呕吐。

气逆则为雷鸣，寒甚则为切痛。腹中寒气，奔迫上攻胸胁，以及于胃，而增呕逆。顷之胃气空虚，邪无所砥，辄入阳位则殆矣，是以除患之机，所重全在胃气，乘其邪出犯胃，尚能自食而治之。

（二）治法　附子粳米汤主之。

1. 药味及用量：附子一枚（炮）　半夏　粳米各半升　甘草一两　大枣十枚

2. 煮服法：上五味，以水八升，煮米熟，汤成去滓，温服一升，日三服。

3. 药解：用附子粳米之法，温饱其胃。胃气温饱，则土厚而邪难上越，胸胁逆满之浊阴得温，无敢留恋，必还从下窍而出矣。

第八节　心胸大寒痛

（一）症状　心胸中大寒痛，呕不能饮食。腹中寒，上冲皮起，出见有头足，上下痛而不可触近者。

大寒填塞于胸膈之间，不能出纳，是以痛呕不能饮食也。腹中有寒，则汁沫溢于肠胃之外，是以上冲皮起，出见有头足，痛不可触，乃有形之积，聚于空廓之间也。

（二）治法 大建中汤主之。

1. 药味及用量：蜀椒二合（炒去汗） 干姜四两 人参二两

2. 煮服法：上三味，以水四升，煮取二升，去滓，内胶饴一升，微火煎取一升半，分温再服，如一炊顷，可饮粥二升，后更服。（当一日食糜粥，温覆之）

3. 药解：大建其中者，使邪不敢内干于脏也。故用干姜、人参、胶饴，大温补其中土，蜀椒补心气而散胸中之寒，又能消皮肤中之阴聚，总取其辛散耳。

第九节 胁满温下法

（一）症状 胁下偏痛发热，此寒也。

（二）脉象 其脉紧弦。

（三）治法 以温药下之，宜大黄附子汤。

1. 药味及用量：大黄三两 附子三枚（炮） 细辛二两

2. 煮服法：上三味，以水五升，煮取二升，分温三服。若强人，煮取二升半，分温三服。服后如人行四、五里，进一服。

3. 药解：此邪在厥阴少阴之分也。邪在下，当从下解，然寒邪之在阴分，故当以温药下之。附子驱少阴之寒，细辛达厥阴之气，用大黄通泄其积，此寒热并施之妙也。

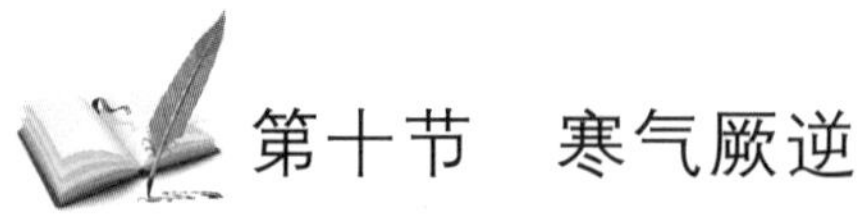

第十节　寒气厥逆

寒气厥逆赤丸主之。

寒气逆于上下，则阴阳之气不相顺接，是以厥逆而不知也。

1. 药味及用量：乌头二两（炮）　茯苓四两　细辛一两　半夏四两

2. 末练及服法：上四味末之，内真朱为色，炼蜜丸，如麻子大。先食酒饮下三丸，日再夜一服，不知，稍增之，以知为度。

3. 药解：乌头驱逆上之寒，茯苓导心气下降，细辛发肾气上升，半夏散寒饮结聚。真朱为色，有坎离相生之义，其丸妙不可言喻，世俗以乌半相反，殊失此方之奥。

第十一节　寒　疝

第一项　寒疝腹痛

（一）证脉合参　腹痛脉弦而紧，弦则卫气不行，即恶寒，紧则不欲食。邪正相搏，即为寒疝，寒疝绕脐痛。

寒疝脐痛，其脉阳弦阴紧，阳弦故卫生不行而恶寒，阴紧故胃中寒盛不杀谷，今寒入营中，与卫相搏，则绕脐而痛。

（二）治法　发则自汗出，手足厥冷，其脉沉紧者，大乌头煎主之。

1. 药味及用量：乌头大者五枚（熬去皮，不㕮咀）

2. 煮蜜及服法；上以水三升，煮取一升，去滓，内蜜二升，煎令水气尽，取二升，强人服七合，弱人服五合，不瘥，明日更服，不可一日再服。

3. 药解：自汗出，手足厥冷，阳微阴盛，其疾危矣，故用乌头之温，合蜜之甘，入胃以建其中，而缓其痛，使营中之阳旺，则卫中之邪，自不能留，亦不使虚寒自下上之微旨也。

第二项　寒疝腹胁痛

（一）症状　寒疝，腹中痛及胁痛里急者。

（二）治法　当归生姜羊肉汤主之。

1. 药味及用量：当归三两　生姜五两　羊肉一斤

2. 煮服法：上三味，以水八升，煮取三升，温服七合，日三服。

3. 加法如下：

（1）若寒多者，加生姜成一斤。

（2）痛多而呕者，加橘皮二两，白术一两。加生姜者，亦加水五升，煮取三升二合，服之。

4. 药解：此冲脉为疝，法当温补也。寒积迫于厥阴冲脉，故用当归以通冲脉之急；生姜以散中外之寒；羊肉以补精血之虚也。厚归姜补养冲任而散风寒，羊肉温补营卫之气，脾邪散而痛自止。后云：痛而多呕，乃肝气上逆冲胃，故如橘术以补之。并治产后腹中病痛。

（三）医案 叶天士治常熟眷二七，疟母瘕聚有形，治在宣通气血，第所述病状，已是产后八脉交损，不敢攻瘕，当归生姜羊肉汤。

第三项 寒疝腹痛逆冷

（一）症状 寒疝腹中痛，逆冷，手足不仁。

腹中痛，为少阴与任脉之寒证，逆冷不仁者，肝肾之邪，合而贼土，土败而四肢失养也。

（二）治法 若身疼痛，灸刺诸药不能治，抵当乌头桂枝汤主之。

身疼痛，逆冷，手足不仁，营卫之气亦不调矣。灸刺诸药不效者，邪不在经，而在肾与任脉也。

1. 药味及用量：乌头三枚 桂枝三两 芍药三两 甘草三两（炙） 大枣十二枚 生姜三两

2. 蜜煎及服法：上乌头一味，以蜜二斤，煎减半，去滓，以桂枝汤五合解之，令得一升后（解之者，溶化也。令得一升，以乌头所煎之蜜五合，加桂枝汤五合），初服二合，不知，即服三合；又不知复加至五合。其知者，如醉状，得吐者，为中病。

3. 药解：用乌头蜜煎，以温少阴任脉之经，合桂枝以调营卫之气，方后有云：知者如醉状，营卫得温而气行。得吐者，为中病，阳气内复，阴邪无容息之地而上出矣。

第四项　寒疝宜温下

脉象如下：

(1) 其脉数而紧乃弦，状如弓弦，按之不移。脉数弦者，当下其寒。

(2) 脉紧大而迟者，必心下坚。脉大而紧者，阳中有阴，可下之。

喻嘉言曰：胁下偏痛发热为阳，其脉弦紧为阴。寒上逆者，已立温药下之一法矣，兹又别出一条云：脉数弦者，当下其寒。脉大而紧者，阳中有阴可下。读者罔识其指，讵知皆以温药下之之法耶，其曰：当下其寒，阳中有阴，试一提出，其金针不跃，然乎。

第五项　附《外台》治寒疝及心腹痛

(一) 症状　寒疝腹中绞痛，贼风入攻五脏，拘急不得转侧发作有时，令人阴缩，手足厥逆。

贼风入攻五脏，则知此为外邪内犯至急，然未是邪藏肾中，但刻欲犯肾，故肾不为其所犯则不发，稍一犯之即发，发则阴紧，寒气敛切故为。

(二) 治法　乌头汤（即大乌头煎）

(三) 症状　心腹卒中痛者

外邪入内，与里之虚寒不同。

(四) 治法　柴胡桂枝汤。

1. 药味及用量：柴胡四两　黄芩一两半　人参一两半

半夏二合半　大枣六枚　生姜一两半　甘草一两　桂枝一两半　芍药一两半

2. 煮服法：上九味，以水六升，煮取三升，温服一升，日三服。

3. 药解：桂枝柴胡汤治表邪之内入者，从内入者，从内而渐躯之为便，故曰：治腹卒中痛者，谓从表入者，从半表治也。

（五）症状　中恶，心痛腹胀，大便不通。

（六）治法　走马汤。

1. 药味及用量：巴豆二枚（去皮心，熬）　杏仁二枚

2. 槌碎及饮服法：上二味，以绵缠，捶令碎，热汤二合，捻取白汁，饮之，当下。老小量之。（通治飞尸鬼挚病）

3. 药解：沈目南云：用巴豆极热大毒峻猛之剂，急攻其邪，佐杏仁以利肺与大肠之气，使邪从便出，一扫尽除，则病得愈。若缓须臾，正气不通，营卫阴阳，机息则死，是取通则不痛之义也。亦主飞尸鬼挚者，总使阴邪不能留也。

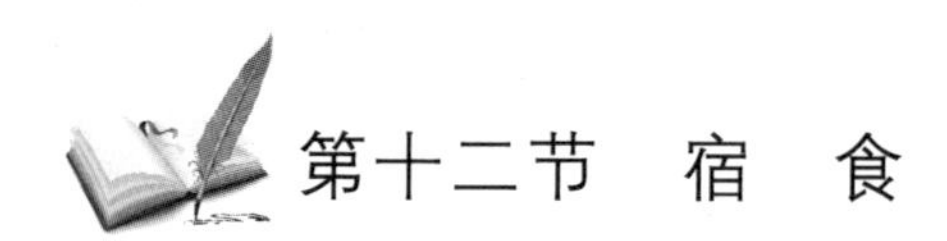

第十二节　宿　食

第一项　宿食之问答

问曰：人病有宿食，何以别之？

师答：

（一）脉象 寸口脉浮而大，按之反涩，尺中亦微而涩，故知有宿食。

寸口即气口，《灵枢·经脉》对人迎而言也。气口脉浮取之大，而按之反涩，尺寸亦微而涩，此以胃中营气受伤，所以气口脉虽大，而不能滑实，重按反涩也。

尺中亦微而涩，以其腐秽已归大肠，肺与大肠相表里，故其脉自应涩也。

（二）治法 大承气汤主之。

上之亦字，从上贯下，言浮大而按之略涩，方可用大承气汤下之。设纯见微涩，按之不实，乃属胃气虚寒，冷食停滞之候，又当从枳实理中，助味消导之药矣，岂复为大承气证乎。

（三）脉象 数而滑者，实也。此有宿食，下之愈。

数为在腑，滑则流利如珠，此为实也，盖宿食在腑。有诸中形诸外也。

（四）治法 宜大承气汤。

（五）症状 下利不欲食者，此有宿食，当下之。

不欲食，非不能食，乃伤食、恶食之明征也。

（六）治法 宜大承气汤。

上汤均见痉病。

第二项 上脘宿食

（一）症状 宿食在上脘，当吐之。

宿食本不当吐，以其人素多痰饮，载宿食于上脘，故宜用吐法。此其高者因而越之也。

（二）治法 宜瓜蒂散。

1. 药味及用量：瓜蒂一分（熬黄） 赤小豆三分（煮）

2. 杵煮法：上二味，杵为散，以香豉七合，煮取汁，合散一钱匕，温服之。不吐者，少加之，以快吐为度而止。

亡血及虚者，不可与之。

3. 药解：此酸苦涌泄之法也。赤小豆味酸，瓜蒂，香豉味苦，三味相合而为味剂。

第三项 宿食兼外感

1. 脉紧如转索无常者，宿食也。

此紧中兼有滑象，不似风寒外感之紧而带弦也，故寒气所束者，紧而不移。食气所发者，乍紧乍滑，如以指转索之状，故曰无常。

2. 脉紧头痛，有风寒，腹中有宿食不化也。

此宿食类伤寒也。头痛风寒，外有寒邪也。寒令脉紧，以脾胃喜温而恶寒，外既有寒邪，腹中有宿食，亦令不消也。

第十一章　五脏风寒积聚病脉证并治

第一节　五脏风寒

第一项　肺　部

一、肺中风

肺中风者，口燥而喘，身运而重，冒而肿胀。

二、肺中寒

吐浊涕。

李文曰：五液入肺为涕，肺合皮毛，开窍于鼻，寒邪从皮毛而入于肺，则肺窍不利而鼻塞。壅逼不通，吐出于口也。李云按浊涕与清涕，最易混淆。如系清涕，固宜疏散以祛其寒，若出浊涕，则宜辛凉，以清其热，临证者，会须识此，勿令误也。

附浊涕医案　民国十五年，小女永康，年三岁，患病喜人怀抱，手足冷，干咳嗽，鼻流清涕，寒也。舌心白滑者，湿也；舌尖红者，心热也；吮乳不休者，口渴也；热退无汗者，阴虚也；两颧红赤，揭衣去被，扬手扬足者，热也；脉数已极，手纹不现，吮乳口热，昏睡不安，唇红而吐，胃热也；大便溏酱而臭，此肠胃蓄积也；喜仰面睡者，心经实热也；喜仰面血虚，无因而泪，属心热；眼下胞青，胃有风也；此肺燥心热、胃热之病，兼心气实，上下不得流通故也，然此症初起疑点，在鼻流清涕，手纹不现，手足冷，不渴，故屡从风寒治之而未效，不知肺热甚则出涕。经云：鼻热者出浊涕，凡痰涎涕唾稠浊者，皆火热极甚，销燥致之然也。向言鼻流清涕为肺寒者，误也。易曰：燥万物者莫叹乎火。刘河间云：以火铄金，热极反化为水，及身热则反汗出，观此益信，彼见鼽嚏鼻窒，胃寒则甚，遂以为寒，岂知寒伤皮毛，则腠理闭密，热气怫郁，而病愈甚也。徐灵胎曰：口中出气，唇口干燥，鼻中涕出，此为内热，方用清燥救肺，凉胃养肝，一剂烧热大减，三剂痊愈。

花粉一钱　霜桑叶一钱半　枇杷叶一钱　杏仁三分（去皮尖）　生石膏八分　黄芩一钱　白芍一钱　鲜苇茎一钱　炒寸冬一钱　鲜生地一钱　灯心五分　生甘草五分　炒栀子三分　马兜铃三分　乌梅二枚　陈仓米二钱　淡竹叶五分

肺喜敛，喜食酸以敛之，故酸收收为补。

万密斋对于小儿咳嗽，多用紫苏、阿胶、乌梅一收一散，余师其意，借用乌梅以敛之，亦大效。

第二项　肝　部

（一）症状　肝着，其人常欲蹈其胸上，先未苦时，但欲饮热。

（二）治法　旋覆花汤主之。

1. 药味及用量：旋覆花三两　葱十四茎　新绛少许

2. 煮服法：上三味，以水三升，煮取一升，顿服。

3. 药解：用葱以通胸中之气，如胸痹而用胸痹之例，用旋覆花以降胸中之气，如胸满噫气，而用旋覆之例也。唯新绛乃茜草所染，用以破血，正是治肝经血着之要药，新绛，新缕也，有入心化赤之功，绵绵不绝之意，治左半身不遂，加少许尤宜。

第三项　心　部

一、心中风

心中风者，翕翕发热不能起，心中饥，食即呕吐。

翕翕发热者，心为阳脏，风入而益其热也。不能起者，君主病而百骸皆废也。心中饥，食则呕者，火乱于中，而热极于上也。

二、心中寒

心中寒者，其人若病，心如啖蒜状，剧者，心痛彻背，背痛彻心，譬如蛊注。其脉浮者，自吐乃愈。

寒为阴，阴邪外来，则火内有郁，故如啖蒜状，实似辣而非痛也。剧则邪盛，故外攻背痛，内攻心痛，微者相应也。譬如蛊注状，其绵绵不息。若脉浮者，是邪未结，故自吐而愈。

三、心伤者

其人劳倦，即头面赤而下重，心中痛，而自烦发热，当脐跳，其脉弦，此为心脏伤所致也。

心伤者，其人劳倦，心中痛而自烦发热者，心虚失养，而热动于中也。脐者，小肠之蒂也，心与小肠相表里，心伤则小肠之气亦伤，故发动气而当脐跳。

四、心死脏

浮之实如麻豆，按之益躁疾者死。

《难经》曰：心脉浮大而散，若浮之实如麻豆，按之益躁疾，则真脏脉见，胃气全无，故死。《内经》云：真心脉至，坚而搏，如循薏苡子累累然，即如麻豆意，可与此同参。

五、心气虚

邪哭使魂魄不安者，血气少也。血气少者，属于心，心气虚者，其人则畏，合目欲眠，梦远行而精神离散，魂魄妄行，阴气衰者为颠。阳气衰者为狂。

第四项　脾　部

一、脾中风

脾中风者，翕翕发热，形如醉人，腹中烦重，皮目瞤瞤而短气。

二、脾死脏

浮之大坚，按之如覆杯洁洁，状如摇者，死。

脉弱以滑，是有胃气，浮之大坚，则胃气绝，真脏见矣。

三、脾约

（一）脉象症状　趺阳脉浮而涩，浮则胃气强，涩则小便数。浮涩相搏，大便则坚，其脾为约。

脾主膏油，被熬灼而膏油枯缩，则肠枯涩，是为脾约，指脾之膏油收缩而言也。浮为阳盛，阳盛则胃能消谷。涩则阴虚，则胃无津液，而小便偏渗，故大便即坚也。

（二）主治　麻子仁丸主之。

1. 药味及用量：麻子仁二升　芍药半斤　枳实　大黄去皮各一觔　厚朴一尺去皮　杏仁一升（去皮尖熬别作脂）

2. 炼制及服法：上六味，炼蜜和丸，如梧子大，饮服十丸，日三服，渐加，以知为度。

3. 药解：《内经》曰：脾为孤脏，中央土以灌四旁，为胃而行津液，胃热则津液枯而小便又偏渗，大肠失传道之职矣。《内经》曰：燥者润之。润以麻子、芍药、杏仁；结者攻之，下以大黄、枳实、厚朴，共成润下之剂。

第五项　肾　部

一、肾着病

（一）症状　肾着之病，其人身体重，腰中冷，如坐水中，形如水状，反不渴，小便自利，饮食如故，病属下焦。身劳汗出，衣里冷湿，久久得之，腰以下冷痛，腹重如带五千钱。

此证乃湿邪中肾之外廓，与肾脏无予也，虽腰中冷如坐水中，实非肾脏之真气冷也，今邪著下焦，饮食如故，不渴，小便自利，且与肠胃之腑无予，况肾脏乎，此不过身劳出汗，衣里冷湿，久久得之耳。所谓清湿袭虚，病起于下者也。

（二）主治 甘姜苓术汤主之。

1. 药味及用量：甘草 白术各二两 干姜 茯苓各四两

2. 煮服法：上四味，以水四升，煮取三升，分温三服，腰中即温。

3. 药解：带虽出于腰肾，然其脉绕中焦膜纲一周，故又属脾土，但用甘草、干姜、茯苓、白术，甘温淡渗行湿足矣，又何取暖肾壮阳哉。

二、肾死脏

浮之坚，按下乱如转丸，益下入尺中者，死。

益下入尺，言按之至尺泽，而脉犹大动，尺下脉宜伏，今反动，真气不固而将外越，反其封蛰之常，故死。

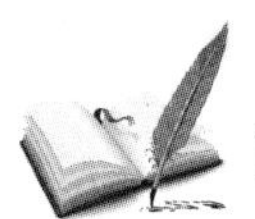

第二节 三焦竭部之问答

1. 问曰：三焦竭部。下焦竭，善噫，何谓也？

2. 师曰：上焦受中焦气未和，不能消谷，故能噫耳。下焦竭，即遗溺失便，其气不和，不能自禁制，不须治，久则愈。

竭，虚也。经曰：三焦不归其部，上焦不归者，噫而酢吞；中焦不归者，不能消谷引食；下焦不归者，则遗溲。上焦，胃上口也，中焦脾也，脾善噫。脾不和，则食息迫逆于胃口而为噫也。经云：膀胱不约，为遗溺，气不和，则溲便不约，故不能自禁制也。

不须治之，久则正气复而自愈。

3. 热在上焦者，因咳为肺痿。热在上焦者，肺受之。肺喜清肃而恶烦热，肺热则咳，咳久则肺伤而痿也。

4. 热在中焦者，则为坚。

5. 热在下焦者，则尿血，亦令淋闭不通。

第三节　大小肠病

1. 大肠：有寒者多鹜溏，有热者便肠垢。

2. 小肠：有寒者，其人下重便血，有热者必痔。

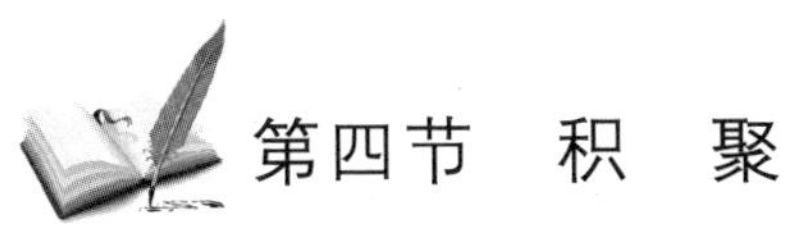

第四节　积　聚

第一项　积聚之问答

1. 问曰：病有积有聚，有槃气，何谓也？

2. 答曰：

(1) 积者，脏病也，终不移。聚者，腑病也。作发有时，展转痛移，为可治。

所谓有时者，既无定着，则痛无常处，故展转痛移，其根不深，故此积为可治。

（2）槃气者，胁下痛，按之则痛，复发为槃气。

槃气，食气也。槃饪之邪，从口而入为宿食也。复发者，饮食不节，则其气仍复聚也。

第二项　诸积之脉法

脉来细而附骨者，乃积也。

诸积者，该气血痰气而言。诸积为脏，深入在里，故脉细而附骨也。脉来细，营血结，结则为积。附骨者，状其沉之甚，非谓病在骨也。

（1）寸口积在胸中。见于寸口，则上而积在胸中。

（2）微出寸口，积在喉中。微出寸曰，则更上而积在喉中。

（3）关上积在脐旁。见于关上，则中而积在脐旁。

（4）上关上积在心下。上于关上，则上而积在心下。

（5）微下关，积在少腹。微下于关，则下而积在少腹。

（6）尺中积在气冲。见于尺中，则下而积在气冲，冲在少腹，近毛际，在两股之阴，其气与下焦通。

（7）脉出左，积在左。谓脉见左手，则积在内之左也。

（8）脉出右，积在右。谓脉见右手，则积在内之右也。

（9）脉两出，积在中央。以中央有积，其气不能分部左右，故脉之见于两手者，俱沉细而不起也。

（10）各以其部处之。谓各随其积之所在而分治之耳。

第十二章　痰饮咳嗽病脉证并治

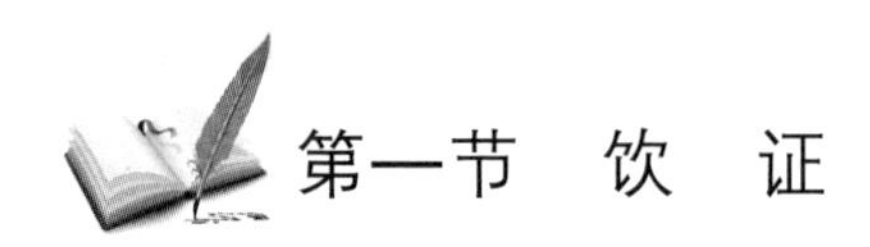

第一节　饮　证

夫饮有四，试分列如下：

第一项　痰　饮

症状　其人素盛，今瘦，水走肠间，沥沥有声，谓之痰饮。痰饮者何，以平人水谷之气，入于胃，变化精微，以充肌肉，则形配，今不能变化精微，但化而为痰饮，此其人所以素盛今瘦，故走肠间沥沥作声也。此由脾虚不能化谷，食宿水停，肌肉不生也。

第二项　悬　饮

（一）症状　饮后，水流在胁下，咳唾引痛，谓之悬饮。

悬饮者何，以饮水后，水偏流于胁下，悬于肝经部分，肝脉入肺中，故一咳一唾，必相引而痛也。

（二）脉象　脉沉而弦者，悬饮内痛。

脉沉，病在里也，凡弦者为痛为饮为癖，沉为水饮，弦为肝脉，此饮留于胁下，而成悬饮，悬饮结内作痛，故脉见沉弦。

（三）治法　病悬饮者十枣汤主之。

1. 药味及用量：芫花（熬，气味辛温）　甘遂　大戟（气味苦寒）各等分　大枣十枚

2. 煮服法：上三味，捣筛，以水一升五合，先煮肥大枣，取八合，去滓，内药末，强人服一钱匕，羸人服半钱，平旦温服之，不下者，明日更加半钱，得快后，糜粥自养。

3. 药解：《本草》云：通可以去滞。芫花、甘遂、大戟之类是也。以三味过于利水，佐大枣之甘之缓之，则土有堤防，而无暴溃暴决之祸。服法斟酌强羸人，快后养以糜粥，皆全胃气也。

第三项　溢　饮

（一）症状　饮水流行，归于四肢，当汗出而不汗出，身体疼重，谓之溢饮。

溢饮者何，以饮入于胃，当上输于脾，脾当散精上归于肺，则能通调水道，今脾失宣化之令，水竟流溢于四肢，在四肢可汗而泄，以其当汗不汗，则水饮留于肌肤脉络之中，故身体痛重也。

（二）治法　病溢饮者，当发其汗，大青龙汤主之，小青龙汤亦主之。

水饮溢出于表，营卫均为不利，犹伤寒之营卫两伤，

故必发汗以散水，而后营卫经脉始行，四肢之水，亦得消矣。

1. 药味及用量：麻黄六两（去节）　桂枝二两（去皮）　甘草二两（炙）　杏仁四十个（去皮尖）　生姜三两　大枣十二枚　石膏如鸡子大（碎）

2. 煮服法：上七味，以水九升，先煮麻黄减二升，去上沫，内诸药，煮取三升，去滓，温服一升，取微似汗，汗多者，温粉扑之。（上文曰，当汗而不汗微出，故为溢饮，大青龙辛甘之剂用以发散水饮，取其微似有汗，汗多则正气散，故以温粉扑之。）

3. 药解：其阳气郁阻而肺热，宜大青龙汤，石膏，麻桂，清金而泄营卫，杏仁、生姜利肺而泄逆气，甘草、大枣培土而补脾精者也。

第四项　支　饮

一、水饮上冲于肺之支饮

咳逆倚息，短气不得卧，其形如肿，谓之支饮。

支饮者何，支散于上焦心肺之间，寒饮之气，薄于肺，则咳逆倚息，薄于心则短气，不得卧，其形如肿，则水饮又支散于外，故谓之支饮也。

二、支饮未甚症

支饮亦喘，而不能卧，加短气，其脉平也。

寒饮射肺，则喘息短促，故人喘则不能卧也，水饮支散于膈上，必无沉弦之脉，故其脉平，平之为言浮也，是肺之本脉也。

三、支饮重症

膈间支饮，其人喘满，心下痞坚，面包黧黑，其脉沉紧，得之数十日，医吐下之不愈。

（一）释症　支饮在膈间，气血皆不流通，气不利，则与水同逆于肺，而发喘满。血不利，则与水杂糅结于心下，而为痞坚，肾气上应水饮，肾水之色黑，血凝之色亦黑，而见于面也。

（二）释脉　脉沉为水，紧为寒，非别有寒邪，即水气之寒也；医虽以吐下之法治，然药不切于病，故不愈。

（三）治法　木防已汤主之。虚者即愈，实者，三日复发，复不愈者，宜木防已汤去石膏加茯苓芒硝汤主之。

1. 木防已汤药味及用量：木防已二两　石膏如鸡子大二枚　桂枝二两　人参四两

2. 煮服法：上四味，以水六升，取二升，分温再服。

3. 木防已汤去石膏加茯苓芒硝汤方药味及用量：木防已　桂枝各二两　茯苓四两　人参四两　芒硝三合

4. 煮煎法：上五味，以水六升，煮取二升，去滓，内芒硝，再微煎，分温再服，微利则愈。

5. 前两汤药解：用木防已以散留饮结气，石膏主心肺逆气，人参以助胃祛水，桂枝以和营开结，且支饮得温则行，若邪客之浅，在气分多而虚者，服之即愈，若邪客之深，在血分多而实者，则愈后必再发，以石膏为气分药，故去之，芒硝为血分药，能治痰软坚，茯苓伐肾利水，而为芒硝之佐，故加之。

四、支饮停心下

（一）症状 心下有支饮，其人苦冒眩。

支饮阻其阳之升降，郁久化火，火动风生而冒眩也。

（二）治法 泽泻汤主之。

1. 药味及用量：泽泻五两 白术二两

2. 煮服法：上二味，以水二升，煮取二升，分温再服。

3. 药解：用泽泻，开关利水，以泄支饮，白术和中燥湿，则阳自升而火自息也。

五、支饮在胸

（一）症状 支饮胸满者。

支饮居胆肺之间，清气郁阻，胸膈壅满，此由胃土壅塞，绝其降路也。

（二）主治 厚朴大黄汤主之。

1. 药味及用量：厚朴一尺 大黄六两 枳实四枚

2. 煮服法：上三味，以水五升，煮取二升，分温再服。

3. 药解：大黄下痰逐饮为君，厚朴消痰除满为臣，枳实去胸胁痰痞为佐，正如大陷胸之水火交结，以下火者下其水，以见饮症不尽虚寒也。

六、支饮气闭

（一）症状 支饮不得息。

支饮留结，气塞胸中，故不得息。

（二）治法　葶苈大枣泻肺汤主之（方见肺痈）。

葶苈破结利水，大枣通肺和中，以其气壅则液聚，液聚则气热结，所以与肺痈同治也。

七、支饮作呕

（一）症状　呕家本渴，渴者为欲解，今反不渴，心中有支饮故也。

呕本有痰，呕尽痰去，而渴者为欲解，与伤寒服小青龙汤已渴者，寒去欲解同义，今反不渴，是积饮尚留，去之未尽也。

（二）治法　小半夏汤主之。

1. 药味及用量：半夏一升　生姜半斤

2. 煮服法：上二味，以水七升，煮取一升半，分温再服。

3. 药解：用半夏散结胜湿，生姜散气止呕，《千金方》更加茯苓佐之，即与治卒呕吐，心下痞，膈间有水眩悸者，同法也。

第二节　水饮所在

前言四饮，或膈间，或肠间，或胁下，或肢体，或胸中，皆不能尽饮之为病也，凡五脏有偏虚之处，则饮乘之，可以历指其所在，有如下列。

1. 水在心，心下坚筑短气。

唐容川曰：心中坚筑，即坚实凝结之谓，停饮水则不化气，阻其呼吸而短气，全书有饮而短气者甚多矣。

2. 水在肺，吐涎沫，欲饮水。

3. 水在脾，少气身重。

4. 水在肝，胁下支满，嚏而痛。

5. 水在肾，心下悸。

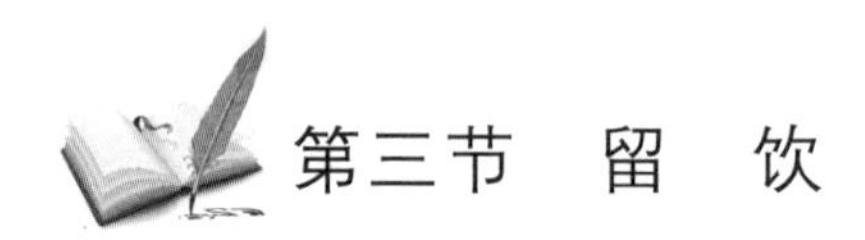

第三节 留 饮

凡水饮留而不散者，皆名留饮。

留饮者何，即痰饮之停留者也，试分列如下。

第一项 心下留饮

夫心中有留饮，其人背寒，冷如掌大。

唐容川曰：心中之系在背，心下者，胸膈也，膈有留饮，由膈而走向背后，着于心系之后，故冷只如掌大，正应心之部分也。与胸痹之心痛彻背者，义可参观。

第二项 胁下留饮

留饮者，胁下痛引缺盆，咳嗽则转甚。足少阳之经，自缺盆而入胁里，足厥阴之经，自小腹而布胁肋。胁下痛引缺盆者，缺盆穴考，饮阻少阳之经，经气不舒，故痛引缺盆，咳嗽则经脉振动，是以痛甚。

缺盆虽为十二经之道路，而肺为尤近，故肺病列痛，其穴在肩下横长缺中，属足阳明经。

第三项　胸中留饮

胸中有留饮，其人短气而渴，四肢历节痛。

饮者湿类也，流行关节，故四肢历节痛也。

第四项　留饮脉象

脉沉者有留饮。经曰脉得诸沉，当责有水，故脉沉者为水饮。

第五项　留饮欲去症

（一）脉象　病者脉伏。

留饮堵塞窍隧，胃气不得转输，故脉伏不显。

（二）症状　其人欲自利，利反快，虽利，心下续坚满，此为留饮欲去故也。

若留饮既下，胃气受伤，必欲自利，自利而反快者，中焦所塞兼通也。通而复积，故续坚满，必更用药尽逐之，欲去者，审其利后反见快。

（三）治法　甘遂半夏汤。

1. 药味及用量：甘遂大者三枚　半夏十二枚（以水一升，煮取半升，去滓）　芍药五枚　甘草如指大一枚（炙）

2. 煮服法：上四味，以水二升，煮取半升，去滓，以蜜半升，和药汁，煎取八合，顿服之。

3. 药解：欲直达其积饮，莫若甘遂快利，用之为君。

欲和脾胃，除心下坚，又必以半夏佐之，然芍药停湿，何留饮用之。甘草与甘遂相反，何一方并用？盖甘草缓甘遂之性，使不急速，徘徊逐其所留，芍药治木郁土中，而成坚满，反佐半夏以和胃消坚也。雷公炮炙法，有甘草汤浸甘遂者矣。

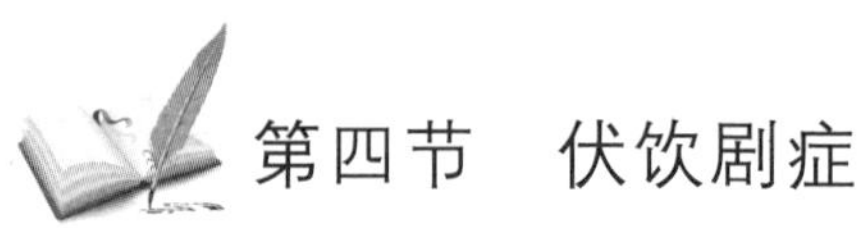

第四节　伏饮剧症

留饮去而不尽者，皆名伏饮，伏者，伏而不出也，随其痰饮之或留或伏，而用法以治之，始为精义，今试言之。

由胃而上胸胁心肺之分者，驱其还胃，或下从肠出，或上从呕出，而不至于伏匿。若由胸膈而外出肌肤，其前者或从汗出，其浊者无可出矣，必有休匿肌肤，而不胜驱者，并由胸膈或深藏于背，背为胸之腑，更无出路。岂但驱之不胜驱，且有挟背间之狂阳壮火，发为痈毒者，伏之艰于下出，易于酿祸如此。

膈上病痰，满喘咳吐，发则寒热，背痛腰疼，目泣自出，其人振振身瞤剧，必有伏饮。

唐容川曰：膈上痰满喘咳吐，此是有饮之常症，非久伏之饮，所独见之症也。但寻常新饮，虽病满喘咳吐，而不伤背痛腰疼，不必目泣自出，不必振振身瞤，唯有久伏之病饮者，则每一发作，不但满喘咳吐而已也，必兼见寒热背痛腰疼，为饮所伏之痰，目泣自出，为窍道久疏之验，振振身瞤，为膜内筋节，有伏邪牵引也，故断为伏饮，瞤者出动剧也。剧者，变症零杂也。

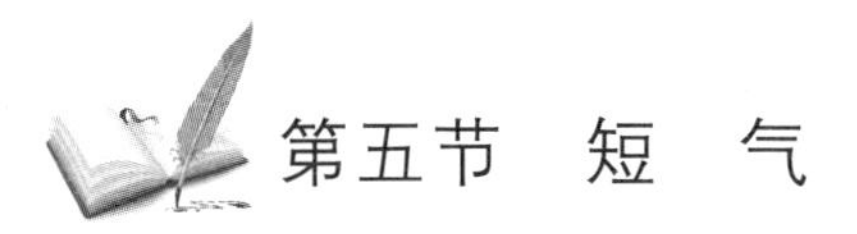

第五节　短　气

第一项　苦喘短气

肺饮不弦，但苦喘短气。

李云：弦为肝脉，故肺饮不弦，肺饮之在中者，苦喘短气，肺邪迫塞也。

第二项　微饮短气

（一）症状　夫短气有微饮，当从小便去之。

微饮而短气，由肾气水邪停蓄，致三焦之气，升降呼吸不前也。

（二）治法　苓桂术甘汤主之，肾气丸亦主之。

1. 苓桂术甘汤。（见前）

2. 肾气丸。（见前）

3. 前两汤药解：苓桂术甘汤，主饮在阳呼气之短，肾气丸主饮在阴吸气之短，盖呼者主心肺，吸者入肾肝，茯苓入手太阴，桂枝入手少阴，皆清新之剂，治其阳也，地黄入足少阴，山茱萸入足厥阴，皆重浊之剂，治其阴也。

第六节　瘦人病水饮

（一）症状　假令瘦人脐下有悸，吐涎沫而颠眩，此水也。

瘦人本无痰湿，今颠眩吐涎，明是水积膈下而致。

（二）治法　五苓散主之。

1. 药味及用量：泽泻一两一分　猪苓　茯苓　白术各三分　桂枝二分

2. 制法：上五味为末，白饮，服方寸匕，日三服，多服暖水，汗出愈。

3. 药解：盖欲使表里分消其水，非挟有表邪而两解之谓，经曰：诸有水者，腰以下宜利小便，腰以上，当发汗乃愈。脐下悸，下焦有水也，咸走肾，淡渗泄，泽泻之咸，二苓之淡，所以伐肾邪而泄伏水，吐涎沫而颠眩，上焦有水也。辛能散，甘能发，桂枝辛能解肌，白术味甘能发汗，是以多饮暖水取汗。多饮暖水取汗者，亦桂枝汤啜粥以助药力之法也。

第七节　膈间蓄水

（一）症状　卒呕吐，心下痞，膈间有水，眩悸者。

呕逆痰饮，为胸中阳气不得宣散，眩亦上焦阳气不得升发所致，悸为心受水凌也。

（二）治法　小半夏加茯苓汤主之。

1. 药味及用量：半夏一升　生姜半斤　茯苓四两

2. 煮服法：上三味，以水七升，煮取一升五合，分温再服。

3. 药解：于小半夏汤方加茯苓三两，半夏用以去水，生姜用以止呕，茯苓用以利水，三味相伍，止呕而治水饮，水去则神安，而悸愈矣。

第八节　肠间有水气

（一）症状　腹满，口舌干燥，此肠间有水气。

水积肠间，则肺气不宣，气郁成热而为腹满，津液遂不上行，而口舌为之干燥。

（二）治法　己椒苈黄丸主之。

1. 药味及用量：防己　椒目　葶苈　大黄各一两

2. 制法：上四味末之，蜜丸梧子大，先食，饮服一丸，日三服，稍增，口中有津液。

日三服者，小服而频示缓治之意，稍增者，大概可渐增至五丸至十丸。

3. 加法：渴者加芒硝半两。

4. 药解：用防己、椒目、葶苈，利水散结气，而葶苈尤能利肠，然肠胃受水谷之气者，邪实腹满，非轻剂所能治，必加大黄以泻之，若口中有津液而仍作渴者，此痰聚于血分，必加芒硝以驱除之，原渴则甚于口舌干燥，加芒硝，佐诸药，以下腹满而救脾土也。再药用防己，不言木汉防己也。汉防己泻血中湿热，而利大肠之气，椒目椒之核，尤能利水，古谓椒目治腹满十二种水气，观此益信。

第九节　附录《外台》治痰水方

（一）症状　心胸中有停痰宿水，自吐出水后，心胸间虚，气满，不能食，消痰气，令能食。

此由上中二焦气弱，水饮入胃，脾不能转归于肺，肺不能通调水道，以致停积为痰为水，吐之则下气因而上逆，积于心胸，是谓虚，气满不能食，先当补益中气。

（二）治法　茯苓饮。

1. 药味及用量：茯苓　人参　白术各三两　枳实二两　橘皮二两半　生姜四两

2. 煎煮法：上六味，以水六升，煮取一升八合，分温三服，如人行八九里进之。

3. 药解：陈元犀云：人参乃水饮症之大忌，此云反用之，盖因自吐出水后，虚气作满，脾弱不运而设也。

季按以人参、白术下逆气行停水，以茯苓逐积消气满，以枳实调气开脾胃，而宣扬推布，发散凝滞，赖陈皮、生姜为使也。

第十节　痰饮咳嗽

虚损咳嗽在肺痿门，与痰饮咳嗽不同，须知。

第一项　咳家有水之证

（一）脉症合参　咳家其脉弦，为有水。

脉弦为水，峻而脉弦，知为水饮浸于肺也。

（二）治法　十枣汤主之（见前）。

此汤逐水气，自大小便去，水去则肺宁而咳愈。

第二项　咳烦心痛

（一）症状　夫有支饮家，咳烦，胸中痛者，不猝死，至一百日，或一岁。

胸中支饮，扰乱清道，赵氏所谓动肺则咳，动心则烦，搏击阳气则痛者是也。

（二）治法　宜十枣汤（见前）。

以经久不去之病，而仍与十枣攻击之药者，岂非以支饮不去，则其咳烦胸痛，必无止期，与其事敌以苟安，不如悉力一决之，犹或可图也，然亦危矣。

第三项　数岁不已之咳

久咳数岁，其脉弱者可治，实大数者死。其脉虚者必苦冒，其人本有支饮在胸中故也，治属饮家。

第四项　咳不得卧

（一）症状　咳逆倚息不得卧。

按《金匮》治咳叙之痰饮之下，以咳必因于痰饮，而五饮之中独膈上支饮，最为咳嗽根底，外邪入而合之因嗽，即元外邪，而支饮渍于肺中，自足令人咳嗽不已。况支饮久蓄膈上，其下焦之气，逆冲而上，尤易上下合邪也，夫以支饮之故，而令外邪可上，不去支饮，则咳终无宁宇矣，故曰咳嗽不得卧。

（二）治法　小青龙汤主之（见上）。

此明外内合邪之症，为小青龙为的对耳，然用小青龙汤，其中颇有精义，须防冲气自下而上，重增浊乱，其咳不能堪矣。

第五项　误服小青龙汤之变症

（一）症状　青龙汤下已，多唾口燥，手足厥逆，气从小腹上冲胸咽，手足痹，其面翕热如醉状，因复下流阴股，小便难，时复冒者。

只缘真元素亏，纵有合剂，不能逞迅扫之力，所以余邪得以久持，致有如斯变症也。多唾，饮上溢也；口燥，津液份也；手足逆冷，卫中阳气耗也；气从少腹上冲胸咽，阴火逆也；手足痹，营血虚也；其面翕然如醉状，阳明胃热也；小便难，阴火下流膀胱也；时复冒，太阳余邪未散也。

（二）脉象　寸脉沉，尺脉微。

合言之脉沉微者，里气弱也，分言之寸脉沉，水未去也，尺脉微，下元骤虚也。

（三）治法　与茯苓桂枝五味甘草汤，治其气冲。

1. 药味及用量：桂枝　茯苓各四两　五味子半升　甘草三两（炙）

2. 煮服法：上四味，以水八升，煮取三升，去滓，分温再服。

3. 药解：陈元犀云：仲师五味必与干姜同用，独此方不用者，以误服青龙之后，冲气大动，取其静以制动，故暂停不用也。

第六项　冲止更增咳胸满

（一）症状　冲气即低，而反更咳胸满者。

今气冲虽下，而反更咳胸满者，则知下焦冲逆之气既伏，而肺中伏匿之寒饮续出也。

（二）治法　苓甘五味姜辛汤。

1. 药味及用量：茯苓四两　甘草　干姜　细辛各三两　五味子半升

2. 煮服法：上五味，以水八升，煮取三升，去滓，温服半升，日三服。

3. 药解：此因水在膈间不散，又嫌桂枝偏于走表，再变前方，去桂加干姜、细辛，以治其咳满，咳满即止。

第七项　咳满止更发渴冲

（一）症状　咳满即止，而更复渴，冲气复发者，以细辛、干姜为热药也，服之，当遂渴，而渴反止者，为支饮也。支饮者，法当冒，冒者必呕，呕者，复内半夏以去其水。

服之咳满即止，而更复渴，冲气复发，则知阴火上逆，为干姜、细辛热药所动故也。若服之时遂渴，移时而渴反止者，则为其人素有支饮也。支饮者，法当冒，冒者，是因饮逆胸中，作呕而冒，非阳虚为饮所阻不升之冒也，故仍以本方，复加半夏以去其水。

（二）治法　苓甘五味姜辛半夏汤。

1. 药味及用量：茯苓四两　甘草　细辛　干姜各二两　半夏　五味各半升

2. 煮服法：上六味，以水八升，煮取三升，去滓，温服半升，日三服。

3. 药解：尤在泾曰：冲气为麻黄所发者，治之如桂、苓、五味、甘草，从其气而道之矣。其为姜，辛所发者，则宜甘淡咸寒，益其阴以引之亦自然之道也。若更用桂枝，必捍格不下，即下亦必复冲所以然者，伤其阴故也。

第八项　咳家形肿

（一）症状　水去呕止，其人形肿者，加杏仁主之，其症应内麻黄，以其人遂痹，故不内之。若逆而内之者，必厥，所以然者，以其人血虚，麻黄发其阳故也。

徐忠可云：形肿，谓身肿也，肺气已虚，不能遍布，则滞而肿，故以杏仁利之，气不滞则肿自消也。其症应纳麻黄者，水肿篇云：无水虚肿者，谓之气水，发其汗则自已，发汗宜麻黄也。

以其人遂痹，即前手足痹也，咳不应痹而痹，故曰逆，逆而内之，谓误用麻黄，则阴阳俱虚而厥，然必之意，尚未明，故曰所以必厥者，以其人因而虚不能附气，故气行涩而痹，更以麻黄药发泄其阳气，则亡血复汗，温气去而寒气多，焉得不厥，正如新产亡血复汗，血虚而厥也。

（二）治法　苓甘五味加姜辛半夏杏仁汤。

1. 药味及用量：茯苓四两　甘草三两　五味子半升干姜三两　细辛三两　半夏半升　杏仁半升（去皮尖）

2. 煮服法：上七味，以水一斗，煮取三升，去滓，温服半升，日三服。

第九项　咳家面热如醉

（一）症状　若面热如醉，此为胃热上冲熏其面，加大黄以利之。

前四变随症加减施治，犹未离本来绳墨，至第五变，其症颇似戴阳，而能独断阳明胃热，乃加大黄以利之者，从脉不从证也。

（二）治法　苓甘五味加姜辛半夏大黄汤。

1. 药味及用量：茯苓四两　甘草三两　五味半升　干姜三两　细辛三两　半夏半升　杏仁半升　大黄三两

2. 煮服法：上八味，以水一斗，煮取三升，去滓，温服半升，日三服。

3. 药解：尤在泾曰：水饮有挟阴之寒者，若面热如醉，则为胃热随经上冲之症，以胃之脉上行于面故也。即于消饮药中，加大黄以下其热，与冲气上逆，其面翕热如醉者不同，冲气上行者，病属下焦阴中之阳，故以酸温止之。此属中焦阳明之阳，故以苦寒下之。

第十三章　消渴小便不利淋病脉证并治

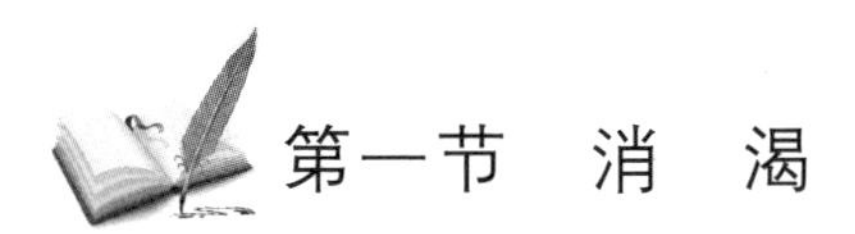

第一节　消　渴

厥阴之为病，消渴，气上冲心，心中疼热，饥而不能食，食则吐蚘，下之不肯止。

消渴者，饮水多而小便少也，厥阴邪胜，则肾水为之消，故消而且渴，其渴不为水止也。心中疼热者，肝火上乘，肝气通于心也，饥不欲食者，木邪横肆，胃土受制也，食则吐蚘者，胃中饥，蚘嗅食臭则出也。下之利不止者，邪在厥阴，下之徒伤阳明，木益乘其所胜，是以食则吐蚘，下之则不止耳。

第一项　消渴脉象

（一）寸口诊荣卫　脉浮而迟，浮即为虚，迟即为劳，虚则卫气不足，劳则荣气竭。

浮主表，浮则卫气虚，迟主里，迟则荣气竭。今寸口得浮而迟，则肺气不能宣化精微，治节百脉，致荣卫虚竭，此上消脉也。

（二）趺阳诊阳明　趺阳脉浮而数，浮即为气，数即为消谷而大坚，气盛则溲数，溲数即坚，坚数相搏，即为消渴。

趺阳胃脉，《内经》曰三阳结谓之消，胃与大肠，谓之三阳，以其热结于中，则脉浮而数，《内经》又曰中热则胃中消谷，是数即消谷也。气盛，热气盛也，谷消热盛，则水偏渗于膀胱，故小便数而大便硬，胃无津液，则成消谷矣，此中消脉也。

第二项　男子消渴

（一）症状　男子消渴，小便反多，以饮一斗，小便亦一斗。

肾主藏精以施化，若精泄无度，火泄不已，则肺气伤燥而思水，水入于胃，不得肺气之化，不复上归下输，肾病则气不约束调布，岂不饮一斗，而出一斗乎。此属下消。

（二）治法　肾气丸主之（见前）。

第三项　水气不化之渴

（一）脉象　浮。

唐容川曰：膀胱化水，下出为小便，化气外出于皮毛。主周身之表，故脉浮，应太阳膀胱经也。

（二）症状　小便不利，微热，消渴者，宜利小便，发汗。

（三）主治　五苓散主之（见前）。

痰饮，用桂枝者，以火交于水，而化膀胱之气，气化则水行汗解矣。

此方大要在输散，水散则津液灌溉，而渴自已耳。

第四项　消渴变症

渴欲饮水，水入则吐者，名曰水逆，五苓散主之。

热渴饮水，热已消而水不行，则逆而成呕，乃消渴之变症，曰水逆者，明非消渴而为水逆也，故亦宜五苓散去其停水。

第五项　热　渴

（一）症状　渴欲饮水不止者。

热渴饮水，水入不能消其热，而反为热所消，故渴不止。

（二）治法　文蛤散主之。

1. 药味及用量：文蛤五两

2. 杵服法：上一味，杵为散，以沸汤五合，和服方寸匕。

3. 药解：文蛤治伤寒以冷水噀灌，意欲饮水，反不渴者，是治表之水寒，今治里热，而渴饮水不止者，亦取其咸寒退火，有益水润燥之功，一味而两得之，若治火移热于肺，传为鬲消者尤宜。

第六项　肺热消渴

（一）脉象　浮。

唐容川曰：趺阳脉浮为胃热。

（二）症状　发热渴饮水，小便不利者。

渴欲饮水，热在里也。里有热则能消水，反停留而小便不利。

（三）治法　猪苓汤主之。

1. 药味及用量：猪苓（去皮）　茯苓　阿胶　滑石　泽泻各一两

2. 煮服法：上五味，以水四升，先煮四味，取二升，去滓，纳胶烊消，温服七合，日三服。

3. 药解：此节猪苓汤症，是症发于肺经，肺主皮毛，而先见发热，是肺有热也。肺热津不布，故渴欲饮也。外热上渴，肺既受伤，不能通调水道，因而水道不利，是先病肺之虚热也。但当滋肺经之虚热为主，故用胶与滑石。

第七项　肺胃热甚之消渴

（一）症状　渴欲饮水口干舌燥者。

此金被火刑，热伤肺气，不能化生津液，滋脏腑而润口舌也，易言之，即肺胃热感伤津也。

（二）治法　白虎加人参汤主之。（前汤见暍门）

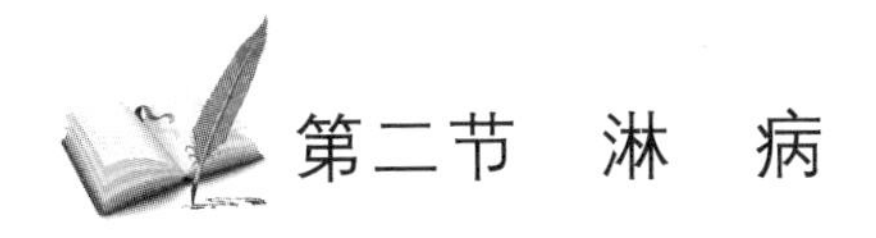

第二节　淋　病

第一项　肝移热于膀胱

淋之为病，溺孔艰涩如粟粒，阻梗而不利也，小腹弦急，痛引脐中。

《内经》曰：膀胱不利为癃，不利则热郁于膀胱，煎熬便溺，小便则如粟状，即今之石淋是也。夫肝主疏泄，癃闭则失其疏泄之性，故小腹弦急，而痛引脐中，易言之，即肝移热于膀胱，因肝热甚，失其疏泄之令而然也。

第二项　淋家忌汗

淋家不可发汗，发汗必便血。

膀胱蓄热则为淋，发汗以迫其血，血不循经，结于下焦，又为便血。

第三项　小便不利兼消渴

（一）症状　小便不利，有水气，其人苦渴者。

此下焦阳弱气冷不行之症也。其人苦渴，则是水偏结于下，而燥火独聚于上也。

（二）治法　栝蒌瞿麦丸主之。

1. 药味及用量：薯蓣　茯苓各三两　栝蒌根二两　附子一枚（炮）　瞿麦一两

2. 末炼及服法：上五味末之，炼蜜丸如梧子大，饮服二丸，日三服，不知，增至七八丸，以便小利，腹中温为知。

3. 药解：此肾气丸之变剂也，以附子益阳气，茯苓、瞿麦，行水气，观方后云，腹中温为知，可以类推矣。更以薯蓣，栝蒌根除热生津液也。夫上浮之焰，非滋不息，下积之阴，非暖不消，而寒润辛温，并行不悖，此方为良法矣，欲求变通者，须于此三复焉。

第四项　小便不利由血滞

小便不利，随症择用三方如下。

按小便不利与不通异，不利者虽少，少利亦不快之谓也。不通者，甚不通利之谓也，即小便闭是也，故仲景于后三证，谓之不利。而不谓之不通也。

（一）蒲灰散

1. 药味及用量：蒲灰七分　滑石三分

2. 杵别及饮服法：上二味，杵为散，饮服方寸匕，日三服。

3. 药解：蒲，香蒲也。宁原云：香蒲去湿热，合滑石为清利小便之正法也。又按满灰治瘀血，滑石利窍也。

查《药徵》载蒲灰诸家本草无所见焉，是盖香蒲草机上织成者，《别录》方家烧用是也，李时珍本草蒲席附方载此方。

（二）滑石白鱼散

1. 药味及用量：滑石　乱发（烧）　白鱼各三分

2. 杵制及饮服法：上三味，杵为散，饮服方寸匕。

3. 药解：《别录》云：白鱼升胃下气，去水气，血余疗转胞小便不通，合滑石为滋阴益气，以利其小便者也。

（三）茯苓戎盐汤

1. 药味及用量：茯苓半斤　白术二两　戎盐弹丸大一枚

2. 煎服法：上三味，先将茯苓、白术煎成，入戎盐再煎，分温三服。

3. 药解：纲目戎盐即青盐，从两域来，气味咸寒，入肾，治白浊遗精，劳淋，小便不禁，以润下之性而就利之职，为驱除阴分水湿之法也。

季云按：戎盐条治，须温水洗去尘净晒干入药。

第十四章　水气病脉证并治

师曰：病有风水，有皮水，有正水，有石水，有黄汗。试述如下。

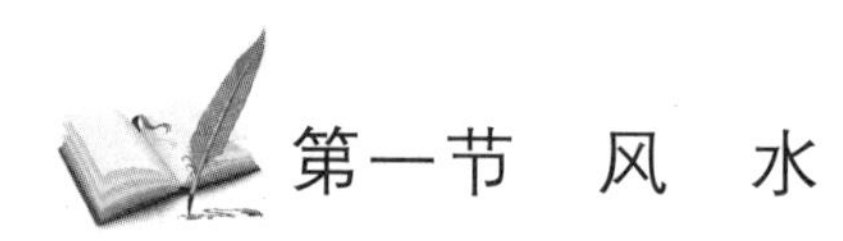

第一节　风　水

（一）定义　风水者谓水从外邪而成，邪在经络，当从风治之是也。

（二）脉象　其脉自浮。

浮为风。

（三）外证　骨节疼痛恶风。

骨节疼痛恶风等证，全是太阳中风之证，特有水邪在内，故名之曰风水。

第一项　风水与他症辨

唐容川曰，此节当分数小节读如下。

（一）脉象　脉浮而洪，浮则为风，洪则为气，风气相搏。

首言浮则为风，洪则为气，浮洪之脉，则风气常相搏而不解也。

（二）泄风 风强则为瘾疹，身体为痒，痒者为泄风，久为痂癞。

次言风若不同气相搏，则其风单发而为瘾疹，身体为痒，痒者为泄风，泄风之名，见《内经》，如今之风瘀等是，泄风久则变为痂癞，此风强者，终不与气搏，故为泄风痂癞而终不为风水也。

黄坤载云：红斑半出，出而不透，隐见于皮肤之内，是为瘾疹。

又泄风者，风之半泄而未透也，泄风不愈，营血郁热不宣，久而肌肉腐溃则为痂癞。

（三）内水 气强则为水，难以俛仰。

次言若气强而风不强者，亦不相搏，气即胃中所化之阳，而能复化为水，故气著漆石，仍化为水为搏也。是以气风强则单为水症，肿胀难以屈伸，此内水也，由积气而生，非风与水合之证也。

（四）风气 风气相击，身体洪肿，汗出乃愈。恶风则虚，此为风水。

此言唯风气相维系者，即谓风与气相搏也，气即为水，风与水水气相合而发于皮肤，则身体洪肿，必须汗出而风与水气俱得外泄乃愈。若恶风而汗不出，则卫阳虚而水气不得外泄，此所以成其风水之症也。此是正论风水。

（五）黄汗 不恶风者，小便通利，上焦有寒，其口多涎，此为黄汗。

不恶风而汗出者，又曰黄汗，与风水有别矣。

第二项　风水变症

（一）脉象　寸口脉沉滑者，中有水气。

沉者，就下之性，滑者，流衍之象，故沉滑者，中有水也。

（二）症状

1. 面目肿大有热名曰风水。

面肿曰风，风郁于经则热，故面目肿大有热，名曰风水。

2. 视人之目窠上微拥，如蚕新卧起状，其颈脉动，时时咳，按其手足上陷而不起者，风水。

水者，阴也，目下亦阴也，腹者，至阴之水居，故水在腹者，必使目下肿也。颈脉，人迎脉也，水邪干上则颈脉动，水之本在肾，水之标在肺，故时时咳也。亦主胃气上逆也。以手按其腹，随手而起，此属水胀，如按水囊者，必随手而起，今风水搏于手足跗属肌肉之间，按而散之，猝不能聚，故陷下而不起也。

第三项　风水似各症

一、脉象似太阳

太阳病脉浮而紧，法当骨节疼痛，反不疼，身体反重而酸，其人不渴，汗出即愈，此为风水。

其人本太阳病，其脉见浮而紧，浮则为外感，紧则为寒。法当骨节疼痛，乃身体不疼，反重而酸，则外感之邪虽在太阳，而水气内溷，故不疼而重，但前言外证骨节疼痛，此又言不疼反重，何也？要知前条所言外感风邪重，而内伤水气轻，故脉浮而身疼。

此条所言外感寒邪轻，而内伤水气重，故脉紧而身重。重而且酸者，湿中挟热也。不渴者，内湿甚也，名曰风水，夫复何疑，发汗去其寒邪，同于祛风治表，但同中不无少异也。

二、风水似皮水

恶寒者，此为极虚发汗得之。渴而不恶寒，此为皮水。

汗生于气，气生于精，精气若不足，辄发其汗，风水未散，而营卫之精，先从汗散遂致虚极不能温腠理，故恶寒。既汗似不宜恶寒，乃复恶寒，明是人为汗虚，故曰此为极虚发汗得之。若前症更有渴而不恶寒者，渴似风水，然不恶寒则非风水矣，故又别之曰，此为皮水。皮水者，不因于风，原腠理致密，故不恶寒，要之渴而不恶寒，为皮水，与不渴而恶寒，为风水者，异也，此其类似之点也。

三、风水似黄汗

身肿而冷，状如周痹，胸中窒不能食，反聚痛，暮躁不得眠，此为黄汗。

周痹为寒湿痹其阳，皮水为水气淫于肤，故痛而不肿者，曰周痹。肿而不痛者，曰皮水。黄汗之为证，亦有似风水者。

风水病之外感寒邪，或亦不能食，然胸中则不窒也，胸中窒而不能食，是上焦先有寒以塞碍之，与骤感之外寒不能食，不相似也。反聚痛于胸中者，风水病之痛，当在骨节，此痛在胸，是内因外因之分，又与外寒之痛，不相似也。暮躁不得眠者，乃内有阴寒，兼挟水湿也，暮夜阴盛，躁扰求阳，阳征求之不得，故愈躁扰而不得眠，与风水之挟热，但作瘾疹痂癞，不离表分者，又不相似也。此所以别之曰黄汗。黄汗者何？脾土之色发于外也。

四、风水似肺胀

痛在骨节，咳而喘，不渴者，此为肺胀，其状如肿，发汗即愈。

风水痛在骨节，肺胀亦痛在骨节。然风水，有风邪在表则恶风；肺胀，乃寒邪在里，则不恶风也。寒湿在里，故上冲而咳、而喘、而不渴。此三者似与水气病无异，但水气病有水邪，而肺胀病专为寒湿作胀，无水邪之停蓄，故曰如肿。如肿者何？似肿非肿之谓也。亦宜发汗者，湿邪内盛，唯汗可以外泄，非必风寒在表，方可发汗也。湿在内，汗出而不伤正，亦有故无殒之理也，此又与风水皮水病，治异而同也。

赵以德曰：言脾胀恐肺字之误，《灵枢》曰：肺主动，病则肺胀满，膨膨而喘咳是也。就此而论，仍主肺胀为近是。

五、总论

然诸病此者，渴而下利，小便数者，皆不可发汗。

凡诸水气病有渴而下利者，有小便数者，皆水病中必有，应推明者也。水邪在内，应不渴，渴者必邪热在内，随湿上冲也，兼下利者，必寒湿下泄，而上焦津液反枯，乃上热下寒之症也。

水邪在内，应小便不利，小便数者，阴寒下脱，元阳足以收摄其下流之势也。凡水病中见此，热乃假热，寒乃真阳，阳微阴盛，大热可知，况又重发其汗，立亡其阳乎，故曰皆不可发汗。

第四项　风水兼湿

（一）脉象　脉浮。

风性发扬，是以脉浮，故风水脉浮，此定法也。

（二）症状　身重，汗出，恶风。

水性沉著，是以身重，换言之，湿多则身必重，风重疏泄，是以汗出，病因风得，是以恶风。

（三）治法　防已黄芪汤主之（腹痛加芍药。见湿病中）。

1. 药味及用量：防已一两　黄芪一两一分　白术三两三分　甘草五分（炙）

2. 煮服法：上剉每服五钱，生姜四片，大枣三枚，水盏半，煎八分，去滓，温服，良久，再服。

2. 药解：术甘燥土补中，黄芪益卫发表，防已疗风肿水肿，通腠理，利水泄湿，土湿木郁，肝气贼脾，则病酸痛，芍药泄木清风，故主之。

第五项　风水兼热

（一）症状　风水恶风，一身悉肿，不渴，续自汗出，无大热。

前症身重则湿多，此独一身悉肿，则风多气强矣。

汗非骤出，续自出汗，若有气蒸之者然，又外无大热，则外表少而内热多，要言之，恶风汗出，风淫所胜也。

（二）脉象　脉浮。

风为阳邪，脉浮为热。

（三）治法　越婢汤主之。

1. 药味及用量：麻黄六两　石膏半斤　生姜三两　甘草二两　大枣十五两

2. 煮服法：上五味，以水六升，先煮麻黄，去上沫，内诸药，煮取三升，分温三服，恶风加附子一枚（炮），风水加术四两。

3. 药解：以麻黄发其阳，石膏清其热，甘草和其中，姜枣以通营卫而宣阳气也。

第六项　《外台》风水之补治

（一）脉象　风水脉浮为在表。

（二）症状　其人或头汗出，表无他病，病者但下重，从腰以上为和，以下当肿及阴，难以屈伸。

（三）治法　防己黄芪汤（方见风湿）。

案：仲景论风湿风水二者，但云身重汗出，脉浮恶风，防己黄芪汤主之。以明风湿相类也，今头汗而上和，下重而阴肿，明系风湿偏胜，则当从风湿缓治，故补《外台》方论，以详风水之变态。

防己黄芪汤症病本向外，则乘势壮营养之气，使水湿从表而解，是用以厚表气，故分用于一方。

防己茯苓汤症病不向外，则通其水道，从本而解，是用以利阴气，故分数退居茯苓下，与桂枝并。

防己黄芪汤，中焦之剂，防己茯苓汤，下焦之剂，从本从标，犹只在太阳膀胱，此异而同者也。

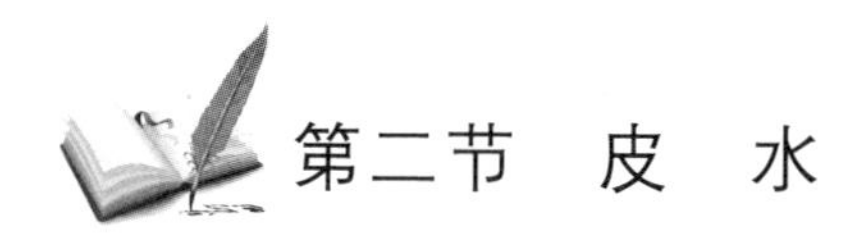

第二节　皮　水

（一）定义　皮水者，谓水气客于皮肤之间也。

（二）脉象　其脉亦浮。

皮肤属皮，故脉亦浮也。

（三）症状　胕肿，按之没指，不恶风，其腹如鼓。

皮肤胕肿者何？主谓肺气以行营卫，外合皮毛，皮毛病甚，则肺气膹郁也。胃脉在足，水气乘土，则为胕肿也，按其肿上则水散，故按之陷下没指也，不因于风，故不恶风也。

（四）治法　不渴，当发其汗。

外客于皮肤，内不干脾胃，故不渴也。其在皮者，汗而发之，故当发其汗，简言之，散皮毛之邪，外气通而郁解矣。

第一项　皮水郁营卫

（一）定义　皮水郁于营卫者，谓太阴不宣，金郁者当泄之是也。

（二）症状　皮水为病，四肢肿，水气在皮肤中，四肢聂聂动者。

（三）治法　防己茯苓汤主之。

1. 药味及用量：防己三两　黄芪三两　桂枝三两　茯苓六两　甘草二两

2. 煮服法：上五味，以水六升，煮取二升，分温三服。

3. 药解：徐忠可曰：药亦同防己黄芪汤，但去术加桂，苓者，风水之湿在经络近内，皮水之湿在皮肤近外，故但以苓协桂，渗周身之湿，而不以术燥其中气也，不用姜、枣者，湿不在上焦之营卫，无取乎宣之也。

第二项　皮水致溃之证

（一）症状　厥而皮水者。

水在皮肤，郁遏阳气不能四达，故手足厥冷，但此厥字，言症之逆，非四肢厥逆之谓也。

（二）治法　蒲灰散主之（见消渴）。

水在皮肤，浸淫日久，溃而出水者，当以蒲灰散敷之，以燥水也。按蒲灰者，蒲黄之质有似于灰也，赵以德

《金匮衍义》亦云，或以为香蒲，或以为蒲席烧灰。香蒲但能消上热，不云能利水。败蒲席，《别录》主筋溢恶疮，亦非利水之物。唯蒲黄《本经》主利小便，且本事云，芝隐云，皆述其治舌胀神验，不正有合于治水之肿于皮乎。

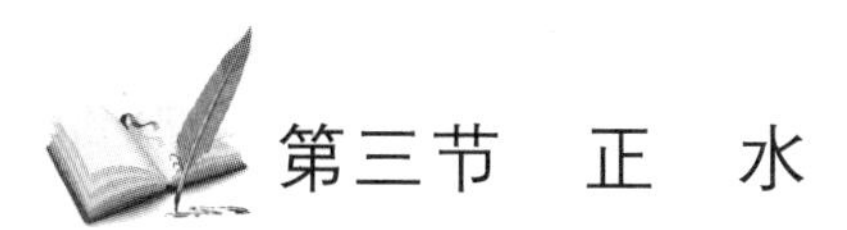

第三节　正　水

（一）定义　正水者，肾主水，肾经之水，自病也。《灵枢经》曰：胃足阳明之脉所生病者，大腹水肿。胃为五脏六腑之海，中央土以灌四旁，而肾为胃关，关门不利，故聚水成病，上下溢于皮肤。此正经病，故曰正水。

（二）脉象

1. 其脉沉迟。

正水乘阳之虚，而侵及上焦，故脉沉迟，易言之，水在内则脉沉迟也。

2. 脉得诸沉，当责有水，身体肿重。水病脉出者死。

沈明宗曰：肺得诸沉，沉为气郁不行于表，则脉络虚，虚即水泛皮肤肌肉，故身体肿重，当责有水，但沉为正水，乃阴盛阳郁，脉必沉极，若陡见浮虚是真气离根之象，故曰水病脉出者死。若风皮二水，脉浮洪，不在此例。

（三）外症　自喘。

水溢则为喘呼，故《内经》曰：水病下为胕肿腹大，上为喘呼不得卧，标本俱病也。是以外症自喘。

第一项　正水所成之由

1. 寸口脉浮而迟，浮脉则热，迟脉则潜，热潜相搏，名曰沉。

寸口者，肺脉所过也。

2. 趺阳脉浮而数，浮脉即热，数脉即止，热止相搏，名曰伏。沉伏相搏名曰水。

趺阳者，胃之所过也，候脾肺合病，必是二脉有变。热而潜，则热有内伏之势，而无外发之机矣，故曰沉。热而止，则有留滞之象，而无运行之道矣，故曰伏。热留于内而不行，则水气因之而蓄，故曰沉伏相搏，名曰水。

3. 沉则络脉虚，伏则小便难，虚难相搏，水走皮肤，即为水矣。

热留于内，则气不外行而络脉虚，热止于中，则阳不下化而小便难，以不化之水，而当不行之气，则唯浸淫躯壳而已。故曰虚搏相难，水走皮肤，即为水矣，此亦所谓阴气伤者，水为热蓄不下行者矣。

第二项　正水病之现状

1. 夫水病人，目下有卧蚕，面目鲜泽，脉伏，其人消渴。

徐忠可曰：此为正水言之，谓凡水病人，脾胃为水气所犯，故目之下包，曰窠，胃脉之所至，脾脉之所主，病水则有形如卧蚕，水气主润，故面目鲜华而润泽，不同于风躁也。脉伏，即沉也，其人消渴，水在皮肤，内之真气耗，耗则渴，然非骤至之热，故直消渴，不若偶渴病水也。又《金鉴》云目下窠，太阴也，目下微肿，水也。

2. 病水腹大，小便不利，其脉沉绝者，有水可下之。

陈修园云：此言正水病腹大，小便不利，脉道被遏而不出，其势已甚，子和舟车神祐等丸，虽为从权救急之法，然虚人不堪姑试，余借用真武汤温补肾中之阳，坐镇此方以制水，又加木通、防己、川椒目以导之，守服十余剂，气化水行，如江河之沛然莫御矣，此本论中方外之方也。

第三项　正水分诊法

（一）寸口　寸口脉沉而迟，沉则为水，迟则为寒，寒水相搏。

寸口属肺，肺脉沉迟，则为寒水，泛于上焦，遂发水肿矣。

（二）趺阳　趺阳脉伏，水谷不化，脾气衰则鹜溏，胃气衰则身肿。

趺阳是足上胃脉，诊脾胃者，脾主化谷，胃主化水，脾胃气虚，则水谷不化，而鹜溏身肿之病成矣。

（三）少阳　少阳脉卑。

少阳脉诊于足跻前，少阳三焦，起于脐下关元，即胞宫血海也，少阳脉卑陷，则知其病在血海，其血不行也。

关元在脐下三寸，此穴当人身上下四旁之中，故又名大中极，乃男子藏精，女子蓄血之处，小肠募也，足之阴阳明任脉之会。

（四）少阴 少阴脉细。

少阴脉诊于足之太溪，本诊肾与膀胱，今其脉细，亦是血少，脉为血管，血少故细，肾与膀胱血少，则水道不活动，胞室血濇则壅水，故男子小便不利，女子血经不通，观经属血分，血分滞则阻水，血从气化，亦为水病，虽在水而实发于血，知血分之能致水，则气血之理明矣。（上录唐容川）

太溪在足内踝后五分跟骨上动脉陷中男子妇人病有此脉，则生，无此脉则死。

第四项 正水误治之经过

（一）问 问曰：病者苦水，面目身体四肢皆肿，小便不利。脉之不言水，反言胸中痛，气上冲咽，状如炙肉，当微咳喘，审如师言，其脉何类。

水病至面目身体四肢皆肿，而小便不利，水势亦甚矣，乃病者似不苦水，反苦胸痛气冲，疑水病中所应有之变证，故问脉形何类。

（二）答 师答如下：

1. 寸口脉沉而紧，沉为水，紧为寒，沉紧相搏，结在关元。

寸口脉沉而紧，沉为水盛，紧为寒凝，沉紧相搏，水寒结在任脉之关元。

2. 始时尚微，年盛不觉，阳衰之后，荣卫相干，阳损阴盛，结寒微动，肾气上冲，喉咽塞噎，胁下急痛。

始时病气微，年方盛壮，虽有结寒，不知不觉也，及乎年迈阳衰之后，荣卫俱虚，两相干碍，其阳则损，其阴亦盛，关元结寒，乘其阳虚而动，肾中阳气不能以胜阴寒，随而上冲，是以咽喉阴塞，状如炙肉，水寒木郁，故胁下急痛。

3. 医以为留饮而大下之，气击不去，其病不除。

彼时温肾泻寒，病无不去，乃医者求其本因寒水，结在关元，见其标症，面目身体四肢皆肿，小便不利，以为水饮而大下之，不治其本，病气不除，皆相击不去。

4. 复重吐之，胃家虚烦，咽燥欲饮水，小便不利，水谷不化，面目手足浮肿。

重复吐之，是诛伐无过，伤其中气矣，胃家乃虚而烦，吐伤上焦之阳，而阴大乘之，故咽燥欲饮水因而脾胃气衰，邪留血分，致小便不利，水谷不化，胃气不强，水气乘肺，面目手足浮肿。

5. 又与葶苈丸下水，当时如小差。

又以葶苈丸下水，虽非治本之剂，然标病既盛，先治其标，故亦能小差，当时水从小便少为宣泌，实未差也，故亦能小差，当时水从小便少为宣泄，实未差也。

6. 食饮过度，肿复如前，胸胁苦痛，象如奔豚，其水扬溢，则浮咳喘逆。

饮食不节，伤其脾胃，水气泛滥，肿复如前，风木郁冲，胸胁苦痛，象如奔豚，升突，其邪上腾扬溢胸膈，壅其肺气，故咳嗽喘逆俱作。

7. 当先攻击冲气，令止，乃治咳。

咳非病之本也，病本在肾，故曰当攻击冲气令止，如痰饮门，苓桂术甘汤是也。

8. 咳止其喘自差。

咳止喘虽不治而自愈也。

9. 先治新病，病当在后。

谓先治其冲气，而后治其水气也。

原病根甚深，不能骤除，故须先去暴病，则原病可治，故曰先治新病，病当在后。

第五项　里水即正水

（一）定义　魏念庭曰：里水者即正水也。里水即一身面目黄肿脉沉小便不利之症也。

（二）症状

1. 里水者，一身面目黄肿，小便不利，故令病水。

腹里有水，一身面目尽黄，皮肿，其人小便应不利，盖利则不致病水，今既里有水，而漫无出路，所以为水病。

2. 假如小便自利，此亡津液，故令渴也。

（三）脉象　其脉沉。

里水，水从里积，与风水不同，故其脉不浮而沉，简言之，脉沉者，水积于中，而形著于外矣。

（四）治法　越婢加术汤主之（方见中风），甘草麻黄汤亦主之。

1. 药味及用量：甘草二两　麻黄四两

2. 煮服法：上二味，以水五升，先煮麻黄，去上沫，内甘草，煮取三升去滓，温服一升，重复汗出，不汗，再服，慎风寒。

3. 药解：甘草麻黄汤，即越婢汤之变法，病气本轻，但需开发肺气于上，则膀胱气化行矣，以麻黄发其阳，甘草以和之，则阳行而水去，即有里热，不治自清耳，且以防质弱者不堪石膏也，易言之，甘草、麻黄亦内助土气，外行水气之法也。

（五）本症里字补解　唐容川曰：上文里水，一身面目黄肿，下文黄汗，水从毛孔入得之，曰入曰里，皆指膜腠言，膜上之膏，是脾之物，故能发黄，此等字义，唐宋后多失解也。

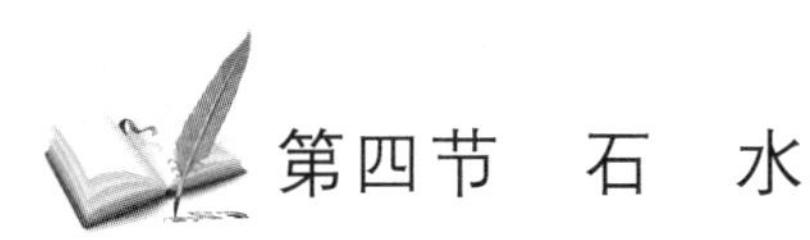

第四节　石　水

（一）定义　石水者，乃水积少腹胞内，坚满如石，经曰：阴阳结邪，多阴少阳，曰石水。大奇论曰：肾肝并沉为石水。

（二）脉象　其脉自沉。

此因阴之盛，而结于少腹，故脉沉。

（三）外症 腹满不喘。

此水非不散于皮肤，上不凌于心肺，但结于腹中而为腹满，故不喘也。

（四）症脉合参 水之为病，其脉沉小，属少阴，浮者为风，无水虚胀者，为气，发其汗即已。

喻嘉言曰：此论少阴正水之病，其脉自见沉小，殊无外出之意，若脉见浮者，风发于外也，无水虚胀者，手太阴郁不行而为虚胀也，风气之病，发其汗则已。

（五）治法 脉沉者宜麻黄附子汤，浮者宜杏子汤（方未见）。

谓脉沉无他症者，当效伤寒例治之也。

1. 药味及用量：麻黄二两 甘草二两 附子一枚

2. 煮服法：上三味，以水七升，先煮麻黄，去上沫，内诸药，煮取二升半，去滓，温服八合，日三服。

3. 前两汤药解：用麻黄、附子、甘草，荡动其水，以救肾邪。若见外症喘满，知水气在上而不在下，即于前方除去附子，而加杏仁以救肺邪，此治金水二脏之正法也。

林倍曰：杏子汤未见恐是麻黄杏仁甘草石膏汤。

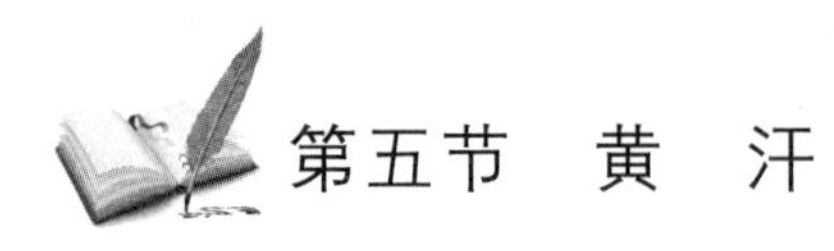

第五节 黄汗

（一）定义 黄汗者，病水身黄，其汗沾衣，色正黄如柏汁。此病得于汗出入水中浴，水从汗孔入所致，兼由阳明胃热，故见于外也。

（二）脉象　其脉沉迟。

黄汗脉亦沉迟，与正水石水水邪在内无异也。

（三）外症　身发热，胸满，四肢头面肿，久不愈，必致痈脓。

发热胸满，四肢头面肿者，正属足阳明经脉之症也，热久在肌肉，故化痈脓。

第一项　黄汗之的症

1. 黄汗之病，两胫自冷。

此言黄汗之症，阳气不得下通，身热而胫冷，为黄汗之的据。

2. 假令发热，此属历节。

假令字，反对上文，则发热字，正对胫冷，是言两胫发热也，两胫发热，则属历节，而非黄汗也，此为荣血阻滞其气也。

3. 食已，汗出，又身常暮卧盗汗出者，此劳气也。若汗出已，反发热者，久久其身必甲错，发热不止者，必生恶疮。

若盗汗既出后，热仍不息，反发热者，是郁气不能尽泄，荣滞不得暂安，久久荣血凝濇，冲气熏灼，而为干血，身必甲错，血为气蒸则化脓，故发热，若不止，而不盗汗者，则气更不得泄，必蒸为疮，恶此出汗是荣气，此发热为干血，或恶疮，皆非黄汗之发热出汗也。

4. 若身重，汗出已辄轻者，久久必身瞤，瞤即胸中痛。

此乃申明黄汗之症也，曰：若黄汗是湿病必身重，得汗出已，其湿略泄，则身辄轻，便知其病在湿郁。久久身瞤，瞤者，阳气欲通而不得通也，即胸中郁而不开则痛，与小柴胡之胸痛，皆是郁而不开之例。

5. 又从腰以上必汗出，下无汗，腰髋（髋音坤一曰髀两股间也）弛痛，如有物在皮中状，剧者不能食，身疼重，烦躁，小便不利，此为黄汗。

又从腰以上汗出，下无汗云者，即是郁而不通，身热而两胫自冷之例也，腰股骨弛痛，如有物在皮中状者，皆是阳不达于下也，下无汗，故如有物在皮中，即《伤寒论》如虫行皮中同例，剧则不能食，身疼痛，小便不利者，皆气不通达，为黄汗之症也。

治法 桂枝加黄芪汤主之。

1. 药味及用量：桂枝 芍药各三两 甘草 黄芪各二两 生姜三两 大枣十二枚

2. 煮服法：上六味，以水八升，煮取三升，温服一升，须臾啜稀粥一升余，以助药力，温覆，取微汗，若不汗，更服。

3. 药解：风能胜湿，桂枝、生姜，以散水邪，土能胜水，甘草、大枣以益脾土，酸以收之，甘以缓之，黄芪、芍药之甘酸，以收敛其营卫，温覆取微汗而解也，辅以热粥而发微汗，以泄经络中之郁热也。

第二项　黄汗之问答

（一）问　问曰：黄汗之为病，身体肿，发热，汗出而渴，状如风水，汗沾衣，色正黄如柏汁，脉自沉，何从得之？

黄汗属湿，故身体肿；属风，故发热，汗出而渴。状如风水者，谓面目浮肿也，汗沾衣，色正黄如柏汁。谓汗出粘黄也，脉自沉者，谓从水得之也。

（二）答　师曰：以汗出入水中浴，水从汗孔入得之。

李氏曰：按汗出浴水，亦是偶举一端言之，大约黄汗由脾胃湿久生热，积热成黄，湿热交蒸而汗出矣，汗出之色黄，而身不黄，与发黄之症不同。

（三）治法　宜芪芍桂枝苦酒汤主之。

1. 药味及用量：黄芪五两　芍药　桂枝各三两

2. 煮服法：上三味，以苦酒一升，水七升合和，煎取三升，去滓，温服一升，当心烦不止者，以苦酒阻故也，云苦酒阻者，欲行而不遽行，久积药力乃自行耳，故曰服至六七日乃解。

3. 药解：用芪、桂助三焦之卫气，以达于腠理，用芍酒和脾土之营气，以达于膏油，则膜油间之郁湿解而黄汗已。

第六节　水病兼宿症

1. 阳脉当伏，今反紧，本自有寒，疝瘕，腹中痛，医反下之，下之即胸满短气。

水邪乘土，则土败，故水症者趺阳脉当伏，今反紧者，紧为寒，脾喜温而恶寒，寒聚于中，则结成疝瘕，而腹中作痛，天寒疝当温之，医反下之，则虚其胃，寒气乘虚上乘，则胸满而短气也。

2. 趺阳脉当伏，今反数，本自有热，消谷，小便数，今反不利，此欲作水。

趺阳脉当伏，今反数，数为热，经曰：热则消谷，而大便必坚，小便即数。今小便反不利，则水无从出，故欲作水也。

第七节　水病初成责在卫

寸口脉弦而紧，弦则卫气不行，即恶寒，水不沾流，走于肠间。

寸口，肺脉也，弦而紧，形寒饮冷伤肺也。恶寒者，阳气颓败，阴水泛滥，停瘀而不沾流，故走于肠间，沥沥有声也。

陈修园云：此言水病之初成，责在卫气，以寸口主乎卫气也。弦而紧者寒气外乘，阳气被抑，水之所由成也。

第八节　客水成肿之问答

（一）问　问曰：病下利后，渴饮水，小便不利，腹满阴肿者，何也？

病下利，则脾衰而津液竭，故渴而引饮，而水又不能制水，故小便不利，脾恶土湿，故腹满，肾主水，故阴肿。

（二）答　答曰：此法当病水，若小便自利及汗出者，自当愈。

此为病水无疑，若小便利则水行，汗出则水散，虽不药而只自愈矣。

第九节　五脏之水

1. 心水者，其身重而少气，不得卧，烦而躁，其人阴肿。

心水不应阴肿，以肾脉出肺络心，主五液而司闭藏，水之不行，皆本之于肾，是以其阴亦肿也。

2. 肝水者，其腹大不能自转侧，胁下腹痛，时时津液微生，小便续通。

足厥阴之脉，过阴器，抵少腹，挟胃属肝，络胆，布胁肋，今水客于经，伤其生发之气，肝脏之阳，故病如此，然肝在下主疏泄，虽受水郁，终有时而津可微生，则小便得以暂通也。

3. 肺水者，其身肿小便难，时时鸭溏。

肺水者，肺主皮毛，行营卫与大肠合，今有水病，则水充满皮肤，肺本通调水道，下输膀胱为尿溺，今水不得自小便出，反从其合，与糟粕混成鸭溏也。

4. 脾水者，其腹大，四肢苦重，津液不生，但若少气，小便难。

脾主腹，而气行四肢，脾受水气则腹大，四肢重，津液生于谷，谷气运于脾，脾湿不运，则津液不生而少气，小便难者，湿不行也。

5. 肾水者，其腹大，脐肿，腰痛不得溺。阴下湿，如牛鼻上汗，其足逆冷，面反瘦。

肾者胃之关，关门不利，令聚水而生病，故腹大脐肿也。腰为肾之外候，故腰痛；膀胱为肾之府，故令不得溺也。浸渍于睾囊而为阴汗，流注于下焦而为足冷，夫肾为水脏，又被水邪，则上焦之气血，随水性而下趋，故其人面反瘦。

第十节　水病治疗大法

师曰：诸有水者，腰以下肿，当利小便，腰以上肿，当发汗乃愈。

沈目南云：此以腰之上下分阴阳，即风皮正水之两法门也。

腰以下主阴，水亦属阴，以阴从阴，故正水势必从于下部先肿，即腰以下肿。然阳盛气郁，决渎无权，水逆横流，疏凿难缓，利小便则愈，经所谓洁净府是也。腰以上主阳，而风寒袭于皮毛，阳气被郁，风寒皮二水，势必起于上部先肿，即腰以上肿，当开其腠理，取汗通阳则愈，经所谓开鬼门是也。

第十一节 血分古诊法

（一）寸口 寸口脉沉而数，数则为出，沉则为入，出则为阳实，入则为阴结。

寸是言手之三部，沉为阴结，谓血结于内，则阳欲出而不得出矣。

（二）趺阳 趺阳脉微而弦，微则无胃气，弦则不得息。

趺阳是言足上胃脉，弦则不得息，谓肝脉应弦，必肝血凝结，气不得阳，故不得息。

（三）少阴 少阴脉沉而滑，沉则为里，滑则为实，沉滑相搏，血结胞门，其瘕不泻，经络不通，名曰血分。

少阴是诊足之太溪脉，沉应里而滑应实，实结在里，则为血结胞门，其瘕结不得泄利，则经络不通而水肿，肿由于血滞，故曰血分也。

第十二节　血分水分之区别

（一）问　问曰：病有血分水分者，何也?

（二）答　师答如下：

1. 经水前断，后病水，名曰血分，此病难治。

2. 先病水，后经水断，名曰水分，此病易治，何以故，去水，其经自下。

水分者，因水而病及血分也病，水病浅而易行，故曰易治。

第十三节　气分专证

（一）寸口诊断　师曰：寸口脉迟而涩，迟则为寒，涩则为血不足。

寸口脉主荣卫，迟而涩，迟为阳亏，寒也，涩为阴亏，血不足也。

（二）趺阳诊断　趺阳脉微而迟，微则为气，迟则为寒也。

（三）症状：

1. 寒气不足，则手足逆冷。

2. 手足逆冷，则荣卫不利。

3. 荣卫不利，则腹满肠鸣，相逐气转，膀胱荣卫俱劳。

手足为诸阳之本，真气不到，则逆冷，阳气起于四肢，以贯周身，而调荣卫，逆冷则荣卫不利，不利则真气乏而虚气横溢，反似有余，乃腹满肠鸣，相逐气转，而膀胱荣卫，无真气以统之，皆疲劳困乏，故曰俱劳。

4. 阳气不通即身冷。

膀胱之太阳无主，则阳气不通而身冷。

5. 阴气不通即骨痛。

荣卫之阴气太虚，则阴气不通而骨疼，不通者虚极而不能行，与有余而壅者不同，而须知。

6. 阳气前通则恶寒。

阳先行而阴不与俱行，则阴失阳而恶寒。

7. 阴气前通则痹不仁。

阴先行而阳不与俱行，则阳独滞而痹不仁也。

8. 阴阳相得，其气乃行，大气一转，其气乃散。

盖阴与阳常相须也，不可失也，失则气机不续，而邪仍著，不失则上下交通，而邪不容故，曰阴阳相得，其气乃行，大气一转，其气乃散。

9. 实则失气，虚则遗溺，名曰气分。

气既痞塞，则实者失气，邪从大便而泄。虚者遗溺，邪从小便而泄。

第一项　气分结病

（一）症状　气分心下坚，大如盘，边如旋杯。

气分清阳之位，而独邪痞塞，心中坚大如盘，边如旋杯，此下焦阴邪，逆填阳位，必缘土败而水侮也，简言之，日积月累，如铁石之难破也。

（二）治法 桂甘姜枣麻附细辛汤主之。

1. 药味及用量：桂枝 生姜各三两 甘草二两 大枣十二枚 麻黄二两 细辛二两 附子一枚（炮）

2. 煮服法：上七味，以水七升，先煮麻黄，去上沫，纳诸药，煮取二升，分温三服，当汗出，如虫行皮中即愈。

既结之阳，复敢于周身，乃有是象。

3. 药解：方中麻黄、桂枝、生姜以攻其上，附子、细辛以攻其下，甘草、大枣补中焦以运其气，庶上下之气交通而病可愈。所谓大气一转，其结乃散也。

第二项 气分积水

（一）症状 心下坚大如盘，边如旋盘，水饮所作。

作字即起字之义。肺主一身之气，而治节行焉，今气分心下坚大如盘，边如旋杯，水饮所作，形容水饮入积胸中不散，伤其氤氲之气，乃至心下坚大如盘，遮蔽大气，不得透达，只得旁边辘转，为旋杯之状，正举室洞之位，水饮占据为言也。

（二）治法 枳实白术汤主之。

1. 药味及用量：枳实七枚 白术二两

2. 煮服法：上二味以水五升，煮取三升，分温三服，腹中软，既当散也。

3. 药解：上节用桂枝去芍药加麻黄附辛以通胸中阳气，阳主开，阳盛则有开无塞，而水饮之阴，可见消耳。若胸中之阳不亏，当损其有余，则用枳、术二味，开其痰结，健其脾胃，阳分之邪辞矣。

人但知枳实太过，而用白术和之，不知痰饮所积，皆由脾不运化之故，苟非豁痰利水，则徒用枳实无益耳。

第十五章　黄疸病脉证并治

第一节　黄疸初时之病因

（一）脉象　寸口脉浮而缓，浮则为风，缓则为痹。

其脉因风生热，故浮，因湿成痹，故缓。此而行《内经》开鬼门洁净府之法。俾风挟之热，从肌表出。湿蒸之黄，从小便出，而里分消为有据也。开鬼门者何，谓发其汗也，洁净府者何，谓利小便也。

（二）症状　痹非中风，四肢苦烦，脾色必黄，瘀热以行。

此系风热内陷，入于脾经，必见脾湿合热之色，而发黄也。瘀热以行一瘀字，便见黄皆发于血分。

第二节　谷　疸

（一）趺阳　趺阳脉紧而数，数则为热，热则消谷，紧则为寒，食即为满。

趺阳胃脉也，徐洄溪曰：脉紧而数，则有热兼有寒，故用药亦当寒热兼顾。

（二）尺脉　尺脉浮为伤肾，趺阳脉紧为伤脾。

尺脉以候肾，浮为风，则伤肾。

（三）症状　风寒相搏，食谷即眩，谷气不消，胃中苦浊，浊气下流，小便不通，阴被其寒，热流膀胱，身体尽黄，名曰谷疸。

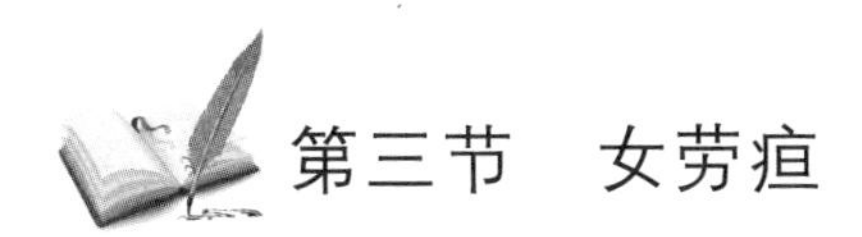

第三节　女劳疸

额上黑，微汗出，手足中热，薄暮即发。膀胱急，小便自利，名曰女劳疸；腹如水状，不治。

女劳之疸，唯言额上黑，不言身黄，简文也，肾色黑，与膀胱为表里，膀胱之脉上额，肾虚则黑色见于额也。然黑为北方阴晦之色。乃加于南方离明之位。以女劳无度，而脾中之浊阴，下趋入肾，水土互显之色，乃至微汗，亦随火而出于额。心之液皆外亡矣。手足心热，内伤皆然。日暮，阳明用事，阳明主阖，收敛一身之湿热，疾趋而下膀胱，其小便自利，大便黑，时溏，又是膀胱蓄血之验，腹如水状。实非水也。正指蓄血而言。故为不治。

（一）症状　黄家日晡所发热，而反恶寒，此为女劳得之。膀胱急，少腹满，身尽黄，额上黑，足下热，因作黑疸，其腹胀如水状。大便必黑，时溏，此女劳之病，非水病也。腹满者难治。

程林曰：腹满者，正以申腹胀如水。肾反乘脾之义。

女劳疸额上黑。谓身黄加以额黑也。此必先有胃热脾寒之浊气，下流入肾，盖以女劳无度而后成之。其由来自非一日。

《肘后》谓因交接入水所致，或有所验。

然火炎薪烬，额色转黑，虽不入水，其能免乎。故脾中之浊气，下趋入肾，水土互显之色。但于黄中见黑滞耳。

徐忠可曰：额者，心之部也。肾邪重则水胜火。黑为水色，而见于火部也。手劳宫属心，足涌泉属肾，肾虚而水火不相济，则热中者，概言手足也。

日晡即申时，此时气血注膀胱，然前曰薄暮，此曰日晡，乃统申酉时言之。酉时气血注肾也，以发热知阴虚生热，以恶寒知肾中虚极，不任客寒，以日晡所发，知卫气并肾与膀胱，而肾虚又不任热，故曰此为女劳得之。

（二）治法 硝石矾石散主之。

1. 药味及用量：硝石（熬黄） 矾石（烧）等分

细研入罐，火煅半日，色如轻粉者为枯矾，硝石治五脏积热。但必炼之如膏，方能治病。

2. 服法：上二味为散，大麦粥汁和服方寸匕。日三服。病随大小便去，小便正黄，大便正黑，是其候也。

张路玉用硝石和矾朱神曲和丸。大麦粥汁。服十丸至二十丸。在虚不胜攻，势不获已之时用之。亦死中求活之一法门也。

3. 药解：此治女劳疸之急方也。夫男子精动，则一身之血俱动，以女劳而倾其精，血必继之，故因女劳而尿血者，其血尚行，犹易治也。因女劳而成疸者，血瘀不行，非急去膀胱少腹之瘀血，万无生理，故曰难治，乃取皂矾以涤除瘀垢。硝石以被积散坚，二味相胥，锐而不猛，此方之妙用也。

女劳疸治以硝石白矾者，一取出地之初阳，升散肾中之郁阴。一取归地之元阴，专补肾中之虚阳也。

尤在泾曰：硝石咸寒除热，矾石除痼热在骨髓，骨与肾合，用以清肾热也。大麦粥和服，恐伤胃也。

《本草述》载：白矾化痰，主用齿痛喉痹，棉裹生含咽之。但白矾只疗风热之痰，不疗寒湿之痰。

邹润安云：浣猪肠者，以矾揉之，取其杀涎滑也。腌蒿苣者，以矾拌之，取其劫粘汁也。搅浊水者，矾屑掺之。则滓自澄而下坠。制采笺者，矾汁刷之。则水不渗而之也，凡一切花瓣，渍之以矾，则花中苦水尽出。花之色香不损。凡欲木石相连者，熬矾锝之，则摇曳不动，盖缘矾之物，得火则烊，遇水则化。得火则烊，故能使火不入水中为患；遇水即化，故能护水，使不受火之患，是其质郤。双绾于阴阳，其功实侧重于治水，此其于淖泽，则澄而清之，于沉浊则劫而去之，因善于阴中固气，水中御火矣。仲景之用矾，于矾石汤，比之焊木石，于矾石丸，比之杀涎滑，于侯氏黑散，比之澄浊淖，于硝石矾石散，比之刷采笺。是知神圣用意，亦只在人情物理间，非必别求奥妙也。

今制煅干汁者，谓之枯矾，不煅者为生矾。

《本草述》云：交接劳复，卵肿，或改缩入，腹痛欲绝，矾石一分，硝三分，大麦粥清服方寸匕。日三，热毒从二便出，此与女劳黄疸治同。但分两及制法有异，盖知白矾之奏功于肾如是。犹可以酸涩固脱尽之邪。

（三）女劳疸与阴疸之区别 喻嘉言云：阴疸一症，唯罗谦甫茵陈附子干姜甘草汤一方。

附子　半夏　草蔻　白术　陈皮　生姜　泽泻　枳实　茵陈

治用寒凉药过当，阳疸交阴之症，今人但云阳疸色明，阴疸色晦，此不过气血之分，辨之不清，转足误人。如酒疸变黑，女劳疸，额上黑，岂以其黑，遂谓阴疸可用附子、干姜乎。

夫女劳疸者，真阳为血所壅闭，尚未大损。瘀血一行，阳气即通也。

阴疸则其阳衰微不振，一任湿热与浊气败血，团结不散，必复其阳，锢结始闭。偿非离照当空，幽隐胡由毕达矣，学者试以全卷方编中究心焉。思过半矣。

（四）医案 长洲张氏曰：黄疸症中唯黑疸最剧，良由酒后不禁。酒湿流入髓脏所致。土败水崩之兆，始病形神未槁者，尚有湿热可攻，为去疸之向导，若病久肌肉消烁，此真元告匮不能回荣于竭泽也。

有伶人病黑疸，投以硝石矾石散作丸，晨夕各进五丸，服至四日少腹攻绞，小便先下瘀水，大便继下溏黑，至十一日瘀尽，次与桂、苓、归、芍之类，调理半月而安。

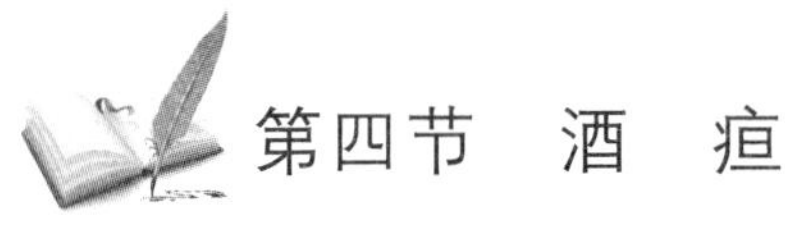

第四节　酒　疸

症状　心中懊侬而热，不能食，时欲吐，名曰酒疸。

黄坤载云：酒之为性，最动下湿，而生上热。醉醒之后，往往烦渴饮冷，伤其脾阳，久之而脾阳颓败，下湿愈滋，上热弥盛，遂生懊侬烦热呕吐不食之症。将来必病酒疸。医者去其上焦之湿热，而昧其下焦之湿寒，凉泻不已，热未去，而寒愈增。土崩阳绝，则人亡矣。酒家之病，成于饮食之生冷，酒家之命，殒于药饵之寒凉，此千古之冤枉，而人无知者，良可衰已。

第一项　酒黄疸

夫病酒黄疸必小便不利，其候心中热，足下热，是其症也。

唐容川曰，酒味厚入血分，一入于胃，则上熏心包，故必心中热。心中懊侬，心中如啖大蒜状，皆是酒熏心包之故。

包络与三焦相为表里，包络移热于三焦，则决渎不清，而小便不利。足下热，亦是血分之热，与女劳疸之手足心热同义也。

第二项　酒疸先后吐下法

酒黄疸者，或无热，静言了了，腹满欲吐，鼻燥，其脉浮者，先吐之，沉弦者，先下之。

《金匮》治酒疸，用或吐或下之法，言虽错出，义实一贯。盖酒之积，热入膀胱，则气体不行，必不便小利，积于上焦，则心中热，积于小焦，则足下热。其无心中足下热者，则静言了了而不神昏，但见腹满，欲吐，鼻燥，三症。可知膈上与腹中阴阳交病，须分光后治之。故当辨症之浮沉，以定吐下之先后。

接酒入胃而不伤心，则无心热，故神不昏而其言清朗也。

第三项　酒疸吐法

酒疸，心中热，欲吐者，吐之愈。

但心中热，欲呕吐，则病全左上焦，吐之即愈，何取下为哉。

第四项　酒疸治法

（一）症状　酒黄疸，心中懊侬，或热痛。

酒热内结，心神昏乱，而作懊侬，及痛楚者，则不可不下。

（二）治法　栀子大黄汤主之。

1. 药味及用量：栀子十四枚　大黄一两　枳实五枚

香豉一升

2. 煮服法：上四味，以水六升，煮取二升，分温三服。

3. 药解：以栀子、香豉，治其心中懊侬，大黄荡涤实热，枳实破结，除停，去宿垢也。但此乃劫病之法，不可久用，久久下之，必脾肺之阳气尽伤不能统领其阴血，其血有日趋于败而变黑耳。

4. 汤名变治：此即枳实栀子豉汤之变名也。大病后，劳复发热，服枳实栀子豉三味，覆令微汗，使余热从外而解。若有宿食，则加大黄，从内而解。此治酒疸之脉沉弦者。用此方以下之，其脉浮，当先吐者，则用栀于豉汤，可不言而喻也。

盖酒疸伤胃发黄，为无形之湿热，故宜栀子豉涌之。与谷疸之当用茵陈蒿者，泾渭自殊，即此汤亦自治酒食并伤之豉热，故可用下。观枳实栀子豉汤之加大黄，亦是因宿食而用也。

更有栀子柏皮汤，治身黄发热一症，又以苦燥利其渗道也。合此比例，而推治黄之法，无余蕴也。

第五项　酒疸久为黑疸

酒疸下之，久久为黑疸。目青，面黑，心中如啖蒜韭状。大便正黑，皮肤爪之不仁。其脉浮弱，虽黑微黄，故知之。

酒疸之黑，非女劳疸之黑，女劳疸之黑，为肾气所发，酒疸之黑，为败血之色。因溷之湿热伤脾胃，脾胃不和，阳气不化，阴血不运，若更下之，久久则运化之用愈耗矣，气耗血积，败腐瘀浊，气越肌面为黑，味变于心，咽作嘈杂，心辣如啖蒜韭状。营血衰而不行，痹于皮肤，爪之不仁，输于大肠，便如漆黑，其目黄脉浮，皆血病也。虽黑微黄者，谓虽黑当微黄，必不如女劳疸之色，纯黑也。

第五节　黄疸病因湿热

师曰：病黄疸，发热，烦喘，胸满口燥者，以病发时，火劫其汗，两热相得，然黄家所得，从湿得之，一身尽发热而黄。肚热，热在里，当下之。

程氏云：湿淫于内，则喘烦胸满，热淫于内，则发热口燥。以火劫汗，反致两热相搏，不知黄家之病，必得之湿热瘀于脾上，故一身尽发热而黄，正以明火劫之误也。若肚有热，则热在里，即当下之以去其湿热。

两热相得者，谓以火劫之，以热遇热，相得不解，则发黄矣。

第六节　黄病收成之现象

1. 脉沉，渴欲饮水，小便不利者，皆发黄。

黄疸由于水土之热湿，若合于手阳明之燥金，则热湿燥三气，相搏成黄，其人必渴而饮水。有此则去湿药中，必加润燥，乃得三焦气化行，津液通，渴解而黄退，渴不解者，燥有未除耳，然非死候也，何又云疸而渴者难治。则更虑其下泉之渴，不独云在中之津液矣。

徐洄溪云：利小便，为治黄总决，须知。

2. 腹满，舌痿黄，躁不得睡，属黄家（痿当作萎，舌苔色正黄无间色，热盛也）。

腹满里证也，乃有腹满而加身萎黄，躁不得眠，瘀热外行，此发黄之渐也。故曰属黄家。

尤在泾曰：脾之脉连舌本。散舌下，腹满舌痿，脾不行矣。脾不行者有湿。躁不得卧者有热，热湿相搏，则黄疸之候也。

第七节　黄疸愈有定期

黄疸之病，当以十八日为期。治之十日以上瘥，反剧为难治。

沈明宗氏曰：此取阳病阴和，阴病阳和为大纲也。十八乃三六阴数之期也。十日，二五，阳土之数也。黄疸乃湿热郁蒸，阳邪亢极，脾阴大衰。故治之须候一六二六三六阴气来复制火之期。而为定期，若至十日以上，土阴气复则当瘥，而反剧者，乃脾阳亢极，阴气化减，故为难治，此虽非正解，亦可互相发明。

俞震车云：震按《金匮要略》云，病疸当以十八日为期，治之十日以上瘥，反剧者，为难治，然余生平所验，分毫不差，有先因他病而后黄者，有先发黄而后现他病者。必于半月一月之内，退尽其黄，则他病亦可治，设或他病先瘥，而黄不能退，至一年半载仍黄者，必复现他病以致死。大抵酒伤乃有郁结，与胃脘痛，皆发黄之根基。而泄泻、肿胀、不食，乃发黄之末路，若时行病发黄，亦多死。

谚所谓瘟黄也，唯元气实者，审其为瘀血，为湿热，逐之清之，得黄退，热亦退，乃可无虞。

古人医案，俱未有说及久黄者，可为余言之一症（见古今医案按）。

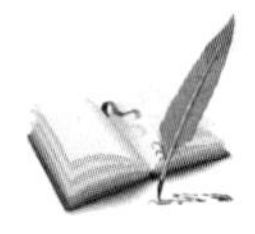

第八节　黄疸难治与可治

疸而渴者，其疸难治，疸而不渴者，其疸可治，发于阴部。其人必呕，阳部，其人振寒而发热也。

疸为湿热固结，阻其津液往来之道。故以渴与不渴，证津液之通与不通也。

呕为肠胃受病，振寒发热，经络受伤，于此可证其表里阴阳而治也。发于阴部，其病在里，湿盛土郁，胃气上逆，必作呕吐，发于阳部，其病在表，湿旺经郁风寒外袭，必发热而恶寒也。

（一）症状　谷疸之为病，寒热不食，食即头眩，心胸不安，久久发黄为谷疸。

谷疸之病，湿盛而感风寒，郁其荣卫，则病寒热。湿土郁满，不甘饮食，食下不消，浊气上逆，即头目眩晕，而心胸不安，久而谷气瘀浊，化而为热，热流膀胱，发为谷疸。

（二）治法　茵陈蒿汤主之。

1. 药味及用量：茵陈蒿六两　栀子十四枚　大黄二两

2. 煮服法：上三味以水一斗，先煮茵陈，减六升，纳二味，煮取三升，去滓。分温三服，小便当利，尿如皂角汁状，色正赤，一宿腹减，黄从小便去也。

3. 药解：主以茵陈蒿汤者，茵陈，禀冬令寒水之气，寒能胜热，佐以栀子苦味泻火，色黄入。胃挟大黄以涤胃肠之郁热，使之屈曲下行，则谷疸之邪，悉从二便而解矣。

谷疸三症，止出一方，盖阳明病一至，发黄则久暂皆宜开郁余烦。故此方实为主方，若阴黄则后人以附子合茵陈，乃此方之变也。

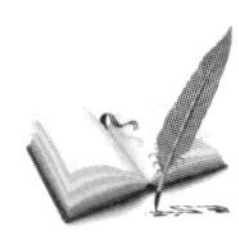

第九节　黄家表里治法

（一）脉象症状　诸病黄家，但利其小便，假令脉浮者。

知湿不在里而在表，又当以汗解之。设表湿乘虚入里，而作癃闭，又当利其小便也，故下条云，黄疸病，茵陈五苓散主之。法在心，可拘泥乎。

（二）治法　宜桂枝加黄芪汤主之（方见水气病中）。

宜桂枝、生姜以发表除风，甘草、大枣以益脾胜湿。芍药以收其荣，黄芪以敛其卫。则在表之邪，自不能容，当从微汗而解也。

第十节　瘀血发黄治法

（一）症状　诸黄。

诸黄虽多湿热，然经脉久病，不无瘀血阻滞也。疸病皆由湿热郁蒸，日久阴血必耗，不论气分血分，皆宜兼滋其阴。

（二）治法　猪膏发煎主之（并治妇人阴吹）。

1. 药味及用量：猪膏半两（通二便除五疸）　乱发（如鸡子大三枚洗净，各四两消瘀血，利小便）

2. 煮服法：上二味，和膏中煎之，发消药成，分再服。病从小便出，久煎发消，阴从阳用，且导阳入阴，俾小便得利，而湿热得消。

3. 药解：此治瘀血发黄之缓剂也。《肘后云》以此治女劳疸。身目尽黄，发热恶寒，少腹满，小便难，以大热大寒女劳，交接入水所致。用发灰专散瘀血。和猪膏煎之，以润经络肠胃之燥，较硝石矾石散，虽缓急轻重悬殊，而消瘀之旨则一也。

第十一节　黄疸实证通治法

（一）症状　黄疸。

（二）治法　茵陈五苓散主之。

1. 药味之用量：茵陈末十分　五苓散五分

2. 煮服法：上二味和，先食饮方寸匕，日三服。

3. 药解：沈氏曰：此黄疸小便闭塞气分，实证通治之方也。盖胃为水谷之海，营卫之源。风入胃家气分，风湿相蒸，是为阳黄，湿热流于膀胱，气郁不化，则小便不利，当用五苓散宣通表里之邪。茵陈开郁而清湿热，则黄自退矣。古人论黄疸，有湿黄，有热黄。湿黄者，色如熏黄，热黄者，色如橘色。更有阴黄有阳黄，阳黄者，大黄佐茵陈，阴黄者，附子佐茵陈，此用五苓散佐者，因湿热郁成燥也，明矣。

第十二节　黄疸有里无表治法

（一）症状　黄疸腹满，小便不利而赤，自汗出，此为表和里实，当下之。

疸色黄见于表矣。乃腹满，小便不利，且赤，里热可知，黄疸最难得汗，乃自汗，且表从汗解，故曰此为表和里实。实者，邪也，有邪则宜去。

（二）治法　宜大黄硝石汤（徐洄溪曰黄疸变腹满者

最多，此方乃下法也。有囊在腹中包裹黄水，药不能入，非决破其囊或提其黄水出净，必不除根）。

1. 药味及用量：大黄四两　黄柏四两　硝石四两　栀子十五枚

2. 煮服法：上四味，以水六升，煮取二升，去滓。内硝更煮取一升，顿服。

3. 药解：用大黄、硝石，解散在里血结，黄柏专去下焦湿热，栀子轻浮，能使里热从渗道而泄也。

第十三节　黄疸假热治法

（一）症状　黄疸病，小便色不变，欲自利，腹满而喘，不可除热，热除必哕。

便清自利，内无热征，则腹满非里实，喘非气盛矣。虽有疸热，亦不可以寒热攻之。热气虽除，阳气则伤必发为哕。哕，呃也，魏念庭谓：胃阳为苦寒之药所坠，欲升而不能者是也。

（二）治法　哕者小半夏汤主之（见痰饮）。

小半夏汤温胃止哕，哕止，然后得理中脏，使气盛而行健则喘满除，黄病去，非小半夏能治疸也。

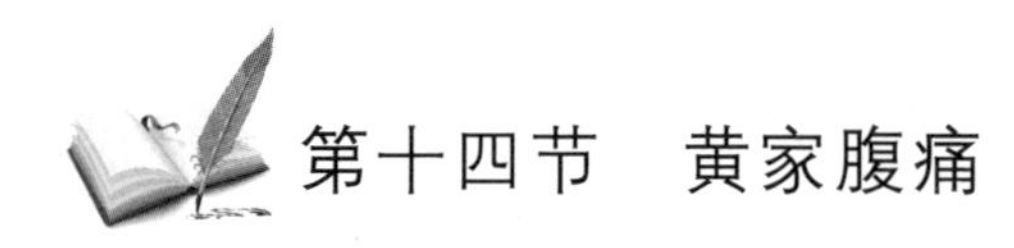

第十四节　黄家腹痛

（一）症状　诸黄腹痛而呕者。

邪正相击在里，则腹满气逆。在上则呕，上犹表也，故属半表半里。

（二）治法　宜柴胡汤（即小柴胡汤，见呕吐）。

尤在泾曰：以小柴胡散邪气，止痛呕，亦非小柴胡能治诸黄矣。

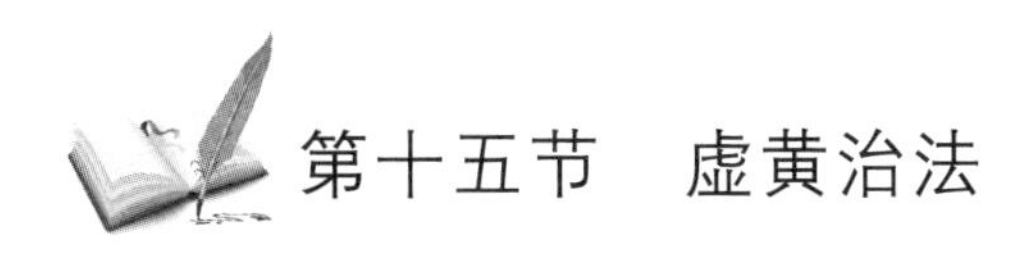

第十五节　虚黄治法

（一）症状　男子黄，小便自利。

男子黄，阳气虚也。黄者，土之色。阳气虚而土色外呈，中无湿热，故小便自利。此为虚也。因无膀胱急症故也。

（二）治法　当与虚劳小建中汤（见虚劳中）。

小建中者，建其脾也。《内经》曰，劳者温之，损者益之。故温以桂枝、生姜，益以胶饴大枣，使芍药以收阴血而益脾阴。佐甘草，以和诸药而暖肌肉，此建中之大略也。然单言男子，谓妇人血瘀发黄，尚有桃仁承气汤法也，苟属虚黄，亦宜以此汤加当归、益母草之类也。

第十六节　附录诸黄治法

（一）瓜蒂汤　治诸黄（方见渴症中）。

瓜蒂能解上焦郁热。故黄疸之由上焦郁者宜之。

且瓜蒂主吐，吐亦有发散之义，附此以见治黄疸亦有用吐法耳。

周扬俊曰：古方多用此治黄，或作散，或吹鼻，皆取黄水为效，此治水饮郁热在膈上者，何也？盖瓜蒂，吐剂也。《内经》曰：在上者因而越之。仲景云：湿家身上疼而黄，内药鼻中，是亦邪浅之故也。

（二）《千金》麻黄醇酒汤（治黄疸）。

1. 药味及用量：麻黄三两

2. 煮服法：上一味，以美酒五升，煮取二升半，顿服尽，冬月用酒，春月用水煮之。

3. 药解：此为黄疸之因寒而郁热在营血者言。谓麻黄能发营中之阳，加之以醇酒，则彻上彻下之阴邪，等于见晛，故附此以补营热之治。

《药微》载醇酒乃美酒，故云以美清酒煮，《汉书》师古注：醉酒不浇，谓厚酒也。按厚酒者，酒之美者也，故曰美清酒。

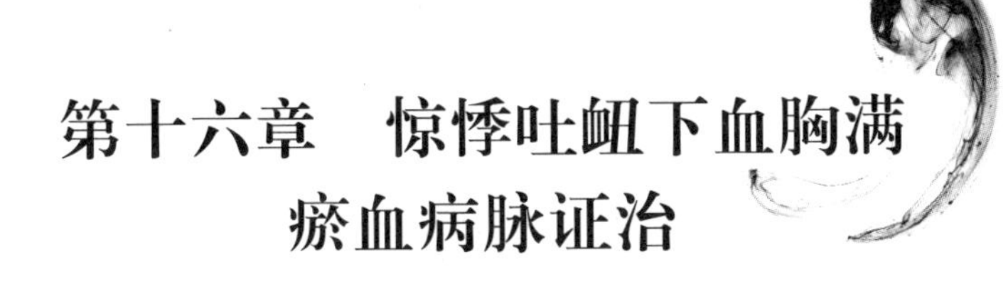

第十六章　惊悸吐衄下血胸满瘀血病脉证治

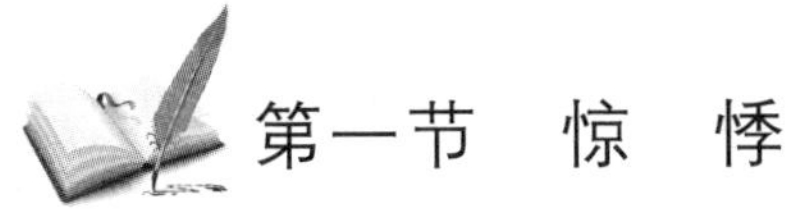

第一节　惊　悸

寸口脉动而弱，动即为惊，弱则为悸。

惊自外物触入而动属阳，阳变则脉动，悸自内恐而生属阴，阴耗则脉弱，是病宜和平之剂。补其精气，镇其神灵，尤当处之以静也。

第二节　衄　血

第一项　衄由火升

师曰：尺脉浮，目睛晕黄，衄未止。晕黄去，目睛慧了，知衄今止。

尺以候肾，肾虚则相火扰其阴血，从膀胱而生，故脉浮也。肾之精上营瞳子。膀胱之脉下额中，二经有不归经之血，故晕黄，黄退则血亦散，所以知衄止也。

慧了者，清爽也，须知。

第二项　四时衄血

1. 从春至夏衄者太阳。

2. 从秋至冬衄者阳明。

血从阴经并冲任而出者，则为吐，从阳经并督脉而出者则为衄。故衄病皆在阳经。但春夏阳气浮，则属太阳，秋冬阳气伏，则属阳明为异耳。

所以然者，就阴阳言，则阳主外，阴主内，就三阳言，则太阳为开，阳明为阖。少阳之脉，不入鼻頞，故不主衄也。

第三项　衄家忌汗

衄家不可汗，汗出，必额上陷。脉紧急，直视不能睛，不得眠。

足太阳经主表，上巅入额，贯目睛，衄在上，络脉之血已脱，若更发汗，是重竭津液，津液竭则脉枯，故额上陷，脉紧急。牵引其目，视不能合也。无血阴虚，故不得眠，又按目与额，皆阳明部分也。

第四项　吐　衄

（一）症状　病人面无血色，无寒热。

面者，血之华也，血充则华鲜。若有寒热，为伤其血而致。今无寒热，无外感也，则是因血脱而然矣。

（二）脉症合参

1. 脉沉弦者衄。

衄因外感，脉必浮大，阳气重也，衄因内伤，脉当沉弦，阴气厉也，虽与前尺脉浮不同，其为阴之不靖一也。

2. 脉浮弱，手按之绝者，下血。

脉止见浮弱，按之绝无者，是无阴也，无阴，知血下过多，而阴脉不充也。

烦咳者，血从上溢。而心肺焦燥也。然此条不言脉者，浮弱二字揭之也。

3. 烦咳者，必吐血。

总之以上三项，皆起于真阳不足，血无所统。故血证人大概苦寒不如甘温，而补肺不如补肾，何也？肾得补而真阳自生。此肾气凡为虚损之实也。又补肾不如补脾，脾得补而中气健运。此建中汤为《金匮》所重也。

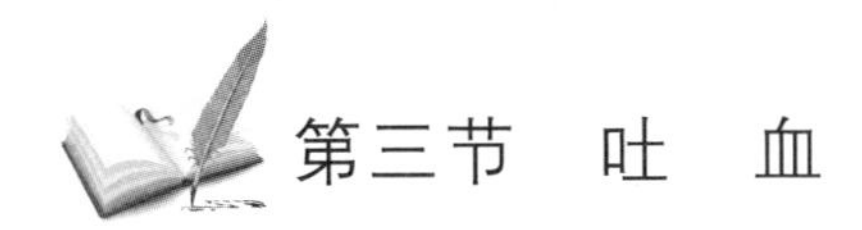

第三节　吐　血

第一项　吐血死证

夫吐血，咳逆上气，其脉数而有热，不得卧者，死。

此金水之脏不足故也。水不足，则火独光而金伤矣。夫阴血之安养于外者，皆肾水主之也。肾水虚，则不能安静。而血被火逼，遂溢出血，出则五脏内外之阳，皆失其配，失配之阳，无根之狂阳也。有升无降，炎烁肺金，而为咳逆上气，肺肾之阴，有绝无复耳。脉数身热，阳独胜也，不能卧，阴已绝也。阴绝则阳不能独生，故曰死。

季云按：徐洄溪谓吐血不死，咳嗽必死，殆本于此。

第二项　酒客吐血

夫酒客咳者，必致吐血。此因极饮过度所致也，酒性大热，伤胃，胃气不守，乱于胸中。中焦之血，不布于经络，因热射肺为咳，随气溢出也。此即《千金》所谓由伤胃吐血也。

第三项　亡血因虚寒而得

寸口脉弦而大，弦则为减，大则为芤，减则为寒，芤则为虚，寒虚相搏，此名曰革。妇人则半产漏下，男子则亡血。

此条已见虚劳病中，仲景复举之者，盖谓亡血之证，有从虚寒得之者耳。

此节文同虚劳，未言失精二字者，专为亡血发论也。

第四项　亡血禁发汗

亡血不可发其表。汗出即寒栗而振。

血亡则阳气孤而无偶，汗之则阳从汗越，所以不发热而反寒栗也。营行脉中，卫行脉外，营虚则筋空而为之振，卫虚则不温腠理而寒栗。

第五项　瘀　血

1. 病人胸满唇痿，舌青，口燥，但欲漱水，不欲咽，无寒热，脉微大，来迟，腹不满，其人言我满，为有瘀血。

凡内外诸邪，有血相搏，积而不行者，即为瘀血。血积则津液不布。是以唇痿，舌青，口燥，但欲漱水，以润其燥。血为阴邪，且内无热，故不欲咽也。

脉大为热，迟为寒，今无寒热之病，而微大者，乃气并于上，故胸满也。迟者，血积膈下也，积在阴经之隧道，不似气积于阳之肓膜，然阳道显，阴道隐。气在肓膜者，则壅胀显于外，血积隧道，唯闭塞而已，故腹不满，因闭塞自觉其满，所以知瘀血使然也。

徐忠可曰：今腹外皮肤不满，自觉气胀不快，而曰我满有滞也，非瘀血而何？又黄坤载曰：心开窍于舌，青为肝色。舌青者，木枯而火败也。

2. 病者如有热状，烦满，口干燥而渴，其脉反无热，此为阴伏，是瘀血也，当下之。

血阴也，配于阳，气得之以和，神得之以安，咽得之以润。经脉得之以行，身形之中，不可斯须离也。今因血积，神无以养则烦，气无以和则满，口无以润则燥，肠胃无以泽则渴。是皆阳失所配，营卫不行，津液不化，而为是证也，非阳之自强而生热比。故曰如有热状，脉反无热，阴邪不能鼓击其脉，故为阴伏。当下之者，谓热入于此。必胶滞血瘀，非下之不为功也。

第六项　惊悸下血

（一）症状　火邪者。

此但举火邪二字。而不详其证。据《伤寒论》云：伤寒脉浮，医以火迫劫之。亡阳必惊狂起卧不安。又曰：太阳病以火熏之不得汗，其人必燥，到经不解，必圊血，名曰火邪。仲景此条，殆为惊悸下血，备其证款。

（二）治法　桂枝去芍药加蜀漆牡蛎龙骨救逆汤。

1. 药味及用量：桂枝三两（去皮）　甘草二两（炙）龙骨四两　牡蛎五两　生姜三两　大枣十二枚　蜀漆三两（洗去腥）

2. 煮服法：上为末，以水一斗二升，先煮蜀漆，减二升，内诸药，煮取三升，去滓，温服一升。

3. 药解：桂枝汤，去芍药之酸。加蜀漆之辛，盖欲使火气与风邪，一时并散，而无少有留滞。所谓从外来者，驱而出之于外也。龙骨、牡蛎则收敛其浮越之神与气尔。

第七项　心下悸

（一）症状　心下悸

此形寒饮冷，经脉不利，水停心下而致动悸也。但悸与惊不可不辨。惊有结邪，神明不能堪，故脉动悸为阴邪所困，而心气不足，故脉但弱。

（二）治法　半夏麻黄丸主之。

1. 药味及用量：半夏　麻黄各等分

2. 末炼法；上二味末之，炼蜜和丸，小豆大，饮服三丸，日三服。每服三丸，日三服，以渐去之。静伏之邪，非可骤却耳。

3. 药解：用麻黄以散营中血，半夏以散心下水，与伤寒水停心下，用小青龙汤无异。

用丸不用汤者，取缓散水，不取急汗也。

第八项　吐血不止

（一）症状　吐血不止者。

夫水者，遇寒则坚冰潜于地中，遇风则汹涌起伏于平陆。人之吐血，皆风火使然。兹云不止者，大约是诸凉止血药皆不应矣。以见气寒血脱，当用温药。

（二）治法　柏叶汤主之。

1. 药味及用量：柏叶　干姜各三两　艾三把（气味苦辛温三把，六两为正）

2. 煮服法：上三味，以水五升，取马通汁一升，合煮取一升，分温再服。《千金》加阿胶三两，亦佳。马通者，白马尿也。

3. 药解：柏叶性轻质清，气香味甘，禀西方金气，可制肝木之逆。则血有所藏。姜、艾、叶之温，可火反归阴，而宿藏于下。用马通汁破宿血，养新血，用以降血逆，尤属相宜，使无马通，童便亦得。

4. 柏叶汤与泻心汤治血辨：二汤为治吐血两大法门。亦仲景示人。一寒一热之治法也。故气寒血脱当温，柏叶汤主之。气热血迫当清其血，泻心汤主之。

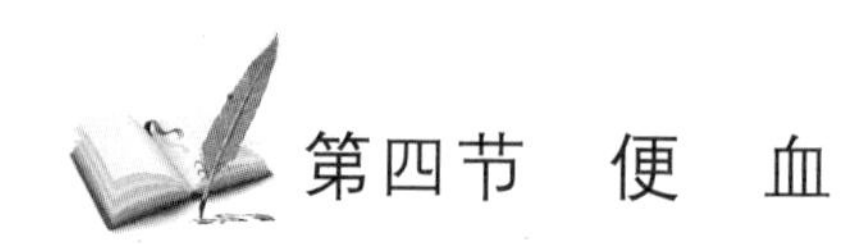

第四节　便　血

第一项　远　血

（一）症状　下血，先便后血，此远血也。

经言大肠小肠，皆属于胃，又云阴络伤则血内溢。今因胃中寒邪，并伤阴络，致清阳失守，迫血下溢，遂成本寒标热之患。唐容川曰：先便后血为远血，谓其血在胃中。去肛门远，故便后始下，因名远血，即古谓阴结下血也。

（二）治法　黄土汤主之（亦止吐血衄血）。

1. 药味及用量：甘草三两　干地黄三两　白术三两　附子（炮）三两　阿胶三两　黄芩三两　灶中黄土半斤（气味辛温一名伏龙肝）

2. 煮服法：上七味，以水八升，煮取三升，去滓，分温二服。

3. 药解：取白术附子汤之温胃助阳。去散阴络之寒。其间但去姜、枣之辛散。而加阿胶、地黄以固护阴血。其妙尤其黄芩佐地黄，分解血室之标热，灶土领附子直温中土之本寒，使无格拒之虞。

黄土名汤，明示此症系中宫不守，血无所摄而下也。佐以附子者，以阳气下陷，非此不能举也。使黄芩者，以血虚则生火，故用黄芩以清之。仲景此方，原主温暖中宫，所用黄芩，乃以济附子之性，使不燥烈，免伤阴血。

普通子谓：此症必细数无力，唇淡口和，四肢清冷，用理中汤加归、芍，或归脾汤，十全大补汤。

时医多用补中益气汤以升提之。皆黄土汤之意。

第二项　近　血

（一）症状　下血，先血后便此近血也。

此方在狐惑例中。治脉数，无热，微烦，默默但欲卧，汗出，初得之三四日，目赤如鸠状。七八日，目四眥黑，全是湿热伤血，菀化为脓之候。此先血后便，乃小肠热毒流于大肠，为火克金之象也。

（二）治法　赤小豆当归散主之（见狐惑篇）。

以赤小豆之清热利水为君，且浸令芽出，以发越蕴积之毒，使丙丁之火，疾趋水道而降。佐以当归，司统握之权，使血有所归，而不至于散漫也。

便血症，六淫皆能致病。非黄土汤、当归散所能统治，试详列如下：

1. 若纯下清血者，风。

2. 暗晦色紫者，寒。

3. 色如烟尘者，湿。

4. 鲜红光泽者，热。

5. 糟粕相杂者，夹食积。

6. 遇劳即发者，属内伤。

7. 后重便减，为湿毒。

8. 便黑光亮，为瘀血。

9. 便紫带青，乃积寒内蓄伤脏。

10. 清血四射如溅，为肠风。

11. 时下晦暗瘀浊，为脏毒。

12. 肛门肿坠，滴血淋漓，为血痔。

13. 下血加鸡肝，如烂肉，属中蛊。

症状繁多，而治之之法，不外清解湿热，调和血气，热则清之，寒则温之，温则化之，痞则行之，妄则摄之，下陷举之。故便血一症，凡属六淫皆能致病，非上二方所能概括也（上录曹炳章）。

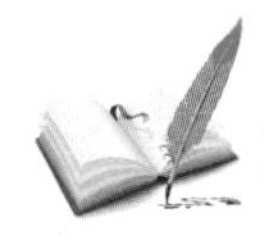

第五节　吐血衄血

（一）症状　心气不足，吐血衄血。

心气不足，言阴津不足，非心血不足也。心主血，心气不足，而邪乘之，则迫血妄行，故有吐衄之患。

（二）治法　泻心汤主之。

1. 药味及用量：大黄一两　黄连二两　黄芩一两

2. 煮服法：上三味，以水三升，煮取一升，顿服之。

3. 药解：以大黄导蕴结之火，芩连泻心下之热，夫炙上作苦，故《内经》曰：苦先入心。三黄之苦，以泄心之邪热也。

（三）医案　民国十四年，季云治财政部戴亮集侄患衄血，一衄则盈盆盈碗，面无人色。余诊之，脉数而芤。曰此阳明燥气所致也。盖阳明主阖，秋冬阴气，本应收敛，若有燥火伤其脉络，热气浮越，失其主阖之令，逼血上行，循经脉，而出于口，其澄口渴气喘，鼻塞孔张，目眩发热，或由酒火，或由六气之感，总是阳明燥气，合邪而致衄血。盖阳明本气原燥病入此经，无不化而为燥。

治法总以平燥气为主，逐法泻心汤加鲜生地一两，花粉，枳实，白芍、甘草等药两剂而愈。

第十七章　呕吐哕下利病脉证治

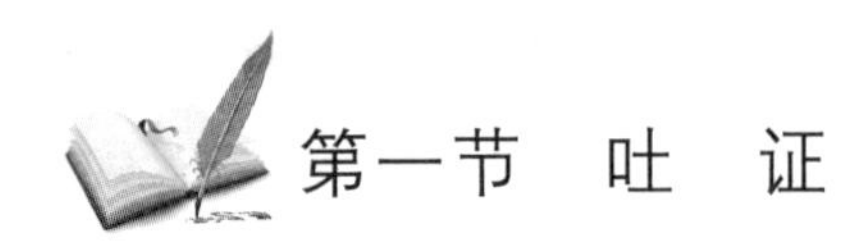

第一节　吐　证

第一项　胃反之问答

（一）问　问曰：病人脉数，数为热，当消谷引食，而反吐者，何也？

凡脉阳盛则数，阴盛则迟，其人阳气既微，何得脉反数，脉既数，何得胃反冷，此不可不求其故也。

（二）师答如下：

1. 以发其汗，令阳气微，膈气虚，脉乃数，数为客热。不能消谷，胃中虚冷故也。

2. 脉弦者，虚也。胃气无余，朝食暮吐，变为胃反。寒在于上。医反下之，令脉反弦，故名曰虚。

盖脉之数，由于误用辛温发散。而遗客热，胃之冷，由于阳气不足，而生内寒，医不达常通变，见其脉数，反予寒剂，泻其无辜。致上下之阳俱损，其脉遂从阴而变为弦。

第二项　胃反兼脾伤

趺阳脉浮而涩，浮则为虚，涩则伤脾。脾伤则不磨，朝食暮吐，暮食朝吐，宿谷不化，名曰胃反。脉紧而涩，其病难治。

脾气运动，则脉不涩，胃气坚固，则脉不浮。今脉浮，是胃气虚，不能腐熟水谷。脉涩，是脾血伤，不能消磨水谷，所以阳时食入，阴时反出，阴时食入，阳时反出，盖两虚不能参合，故莫由精输，下入大小肠也。

第三项　反胃因于营卫虚

寸口脉微而数，微则无气，无气则营虚，营虚则血不足，血不足，则胸中冷。

唐容川曰：胸中冷，指心包络血不温通而言。

第四项　呕属饮证

1. 先呕却渴者，此为欲解。

呕则饮去，饮去则阳气回，津液犹未布，故渴耳。虽渴，终以邪去正回而必解也。

2. 先渴却呕者，为水停心下，此属饮家。

先渴却呕者，即前痰饮条中，小半夏茯苓汤之证也。

3. 呕家本渴，今反不渴者，心下有支饮故也。此属支饮。

支饮者，水饮循经，屈曲支行，其形如肿是也。支饮而渴，故曰此属支饮。饮咳篇云：呕家本渴，渴为欲解，今反不渴，心下有支饮故也。小半夏汤主之。

第五项　欲吐禁下

病人欲吐者，不可下之。

欲吐者，阴邪在上也。若下之，不唯逆其阳气，反伤无故之阴，变化莫测，岂独反胃而已（欲字作吐而未吐之义）。

第六项　呕因胃热

（一）病因　食已即吐者。

胃素有热，食复入之，两热相冲，下得停留，故食已即吐也。

（二）治法　大黄甘草汤主之。

1. 前药味及用量：大黄四两　甘草一两

2. 煮服法：上二味，以水三升，煮取一升，分温再服。

3. 药解：用大黄下热，甘草和胃，逆而抑之。引令下行，无速于大黄。

第七项　呕出痈脓

夫呕家有痈脓，不可治呕，脓尽自愈。

经云：热聚于胃口而不行。胃脘为壅，胃脘属阳明经，阳明气逆则呕。故脓不自咳出，而从呕出，此痈之在胃脘上口者也。若过半中，在肺之下者，脓则不从呕出，而从大便出矣。

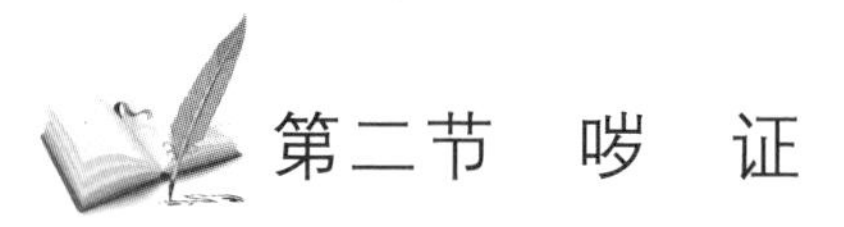

第二节　哕　证

哕而腹满，视其前后，知何部不利，利之即愈。

哕者，无物有声之谓也。腹满为实，实则气上逆而作哕。故必审其症，视其前后何部不利而利之，则满去而哕止。

第一项　哕逆因胃虚热

（一）症状　哕逆者。

中焦气虚，则下焦之风水，得以上乘。谷气因之不宣，变为哕逆。《金鉴》曰：哕，即干呕也，因其有哕哕之声，而无他物，故不曰干呕，而曰哕逆，属气上逆为病也。

（二）治法　橘皮竹茹汤主之。

1. 药味及用量：橘皮二斤　竹茹二升　大枣三十枚生姜半斤　甘草五两　人参一两

2. 煮服法：上六味，以水一斗，煮取三升，温服一升，日三服。

3. 药解：用橘皮升降中气，人参、甘草补益中焦，生姜、大枣宣散逆气。竹茹以降肝胆之风热，且疏逆气而清胃热故用以为君。

此伊圣经方。扁鹊丁香柿蒂散，即从此方套用也。

第二项　似喘似呕似哕证

（一）症状　病人胸中似喘不喘，似呕不呕，似哕不哕，彻心中愦愦然无奈者。

此即胸痹门之症，编者误也。盖阳受气于胸中，以布气息，今阴乘阳位，阻其阳气布息。呼吸往来之道，若喘，若呕，若哕，心舍神者也。聚饮停痰，则炎炽不宁，彻心愦乱，无可奈何也。彻者，通也，谓胸中之邪既重，因而下及于心，使其不安。

（二）治法　生姜半夏汤主之。

1. 药味及用量：半夏半升　生姜汁一升

2. 煮服法：上二味，以水三升，煮半夏，取二升，内生姜汁，煮取一升半，小冷，分四服，日三夜一，呕止，停后服。

3. 药解：用半夏、生姜之辛温，以燥饮散寒，则阳得以布，气得以调，而胸始旷也。其用橘皮、吴萸，及加竹茹、人参，皆此例也。

第三项　胃反呕吐

（一）症状　胃反呕吐。

朝食暮吐，宿谷不化，名曰胃反。胃反但吐不呕，无吐不离乎呕，故曰胃反呕吐。

（二）治法　大半夏汤主之。

1. 药味及用量：半夏二升（洗）　人参三两　白蜜一升

2. 煮服法：上三味，以水一斗二升，和蜜，扬之二百四十遍，煮药。取二升半，去滓，温服一升，余分再服。

扬之水者，佐蜜以润上脘之燥也，扬水二百四十遍者，使速下矣。

3. 药解：用半夏之燥热，即入人参以补胃气也。蜜者，性滞滋湿，用之何哉。以之上脘燥，故食难入，虽食亦不得下中脘。用之以润胃燥耳。故服法多煮白蜜，再呕家不宜甘味，此用白蜜者，以胃反自属脾虚，经所谓甘入脾，归其所喜也。

第四项　胃反因水饮

（一）症状　胃反，吐而渴饮水者。

津液竭而渴也，故欲饮水以润之。

（二）治法　茯苓泽泻汤主之。

1. 药味及用量：茯苓半斤　泽泻四两　甘草二两　桂枝二两　白术三两　生姜四两

2. 煮服法：上六味，以水一斗，煮取三升，内泽泻，再煮去滓，取二升半，温服八合，日三服。

3. 药解：方即五苓散去甘草、生姜也，泽泻者，不唯利膀胱之溺，亦能引桂姜之幸，入膀胱，用布水精于诸经，故凡渴欲饮水者，多用行水之剂，岂独防其水停而已哉，正欲行水布散经脉，滋润表里，解其郁热耳。茯苓之淡行其上，泽泻之咸行其下，白术、甘草之甘布其中，桂、姜之辛升其道，通其气，导其水，以令四布而和营卫也。桂枝是火炎于水以化气，气化则水行矣。

第五项　吐后热渴

（一）症状　吐后，渴欲饮水而贪饮者。

此症贪饮，与上症欲饮水，猪苓散之思水不同。夫贪饮者，饮水必多，多则淫溢上焦，必有溢饮之患，贪者，恣意饮之之谓也。

（二）治法　文蛤汤主之

1. 药味及用量：文蛤五两　麻黄三两　甘草三两　生姜三两　石膏三两　杏仁五十个　大枣十二枚

2. 煮服法：上七味，以水六升，煮取二升，温服一升，汗出即愈。

3. 药解：是方即大青龙汤，去桂加文蛤也。大青龙主发散风寒而感，今是证初不言外邪，而用取汗，何哉？盖因阳明经中有实热，所以贪饮，故用麻黄、杏仁，开发腠理，甘草、姜、枣调和营卫，石膏解利郁热，文蛤直入少阴，散水止渴，为太阳少阴二经，散邪涤饮之圣药，故又主风寒脉紧，头痛之疾，日兼主微风脉紧头痛者，以麻、杏、甘、石，本擅祛风发表之长耳。经云，开鬼门，洁净府，此一方两得之。

第六项　呕而思水

（一）症状　呕吐而病在膈上，后思水者，解，急与之。

呕而思水者，水饮达干胸中也，病在膈上，呕吐之后，而思水饮，是病去而津亡也，其病当解，宜急与之水，水入而津液可复也。但痰饮虽去，而上湿犹存，渴欲饮水者，恐其复致停瘀也，急当用饮以散水饮。

（二）治法　猪苓散主之。

1. 药味及用量：猪苓　茯苓　白术等分

2. 煮服法：上三味，杵为散，饮服方寸匕，日三服。

3. 药解：用猪苓之味淡，从膈上散其所积之饮，更以白术利水生津，位水精四布，而呕自除矣，易言之，即崇土而逐水也。

第七项　呕因虚寒

（一）脉象　呕而脉弱。

谷入于胃，长气于阳，脉道乃行。今胃不安于谷而成呕，呕则阴气不资于脉，故脉弱。

（二）症状　小便复利，身有微热，见厥者，难治。

脉弱则阳气虚，不能充于内外。下焦虚，则小便自利。上焦虚，则浊气上升。逼迫其浮阳于外，外虽假热，内实真寒，证成厥逆，顷刻决离而不返矣。治之诚难。唐容川曰：呕者小便不利，身热者，不见厥，今两者俱见，则是上下俱脱之形，故难治。

（三）治法 四逆汤主之。此为虚寒而呕者，出其方治，非四逆汤不能挽回也。

1. 药味及用量：附子一枚　干姜一两半　甘草二两（炙）

2. 煮服法：上三味，以水三升，煮取一升二合，去滓，分温再服，强人可大附子一枚，干姜二两。

3. 药解：《神农经》曰：疗寒者以热药。《内经》曰：寒淫于内，治以甘热。四逆汤者，辛甘大热之剂也。故用附子以回阳散厥，干姜以止寒去呕，甘草以调和血脉。

第八项　呕而发热

（一）症状 呕而发热者。

呕而发热，邪在半表半里，逆攻而上也，虽非伤寒之邪，而病势则一，故欲止其呕，必解其邪。

（二）治法 小柴胡汤主之。此汤为和解少阳之法也。

1. 药味及用量：柴胡半斤　半夏半斤　黄芩三两　人参三两　甘草三两　大枣十二枚　生姜半斤

2. 煮服法：上七味，以水一斗二升，煮取六升，去滓，再煎，取三升，温服一升，日三服。

3. 药解：此邪气逆于表而作呕，亦如桂枝汤，鼻鸣干呕相类，故以小柴胡汤解表，邪热去而呕亦去。

4. 本汤与大柴胡汤止呕辨：呕而腹满，是有里也，主之大柴胡汤，攻里以止呕也。

今呕而发热，是有表也，主之小柴胡汤，和表以止呕也。

第九项　呕而肠鸣

（一）症状　呕而肠鸣，心下痞者。

是证由阴阳不分，水火纠结，塞而不通，留结心下为痞，于是胃中空虚，客气上逆为呕，下走为肠鸣也。

（二）治法　半夏泻心汤主之。用是汤分解阴阳，水升火降，则留着散，虚者实也。

1. 药味及用量：半夏半升（洗）　黄芩三两　干姜三两　人参三两　黄连一两　大枣十二枚　甘草三两（炙）

2. 煮服法：上七味，以水一斗，煮取六升，去滓，再煎，取三升，温服一升，日三服。

3. 药解：用黄芩、黄连以泻心热除痞，半夏、干姜以散逆止呕，《内经》曰：脾胃虚则肠鸣，又曰中气不足，肠为之苦鸣。人参、甘草用以补中而和肠胃。《金鉴》曰：呕而肠鸣，肠虚而寒也；呕而心下痞，胃实而热也。兹证并见之。乃下寒上热，肠虚胃实之病也，故主以半夏泻心汤。

第十项　呕而胸满

（一）症状　呕而胸满者。

胸中，阳也，呕而胸满，阳不治而阴乘之也。

（二）治法 吴茱萸汤主之。

1. 药味及用量：吴茱萸一升 人参三两 生姜六两大枣十二枚

2. 煮服法：上四味，以水五升，煮取三升，温服七合，日三服。

3. 药解：《伤寒论》用是方治食谷欲呕之阳明证，以中焦有寒也，茱萸能治内寒，降逆气，人参补中益阳，大枣缓脾，生姜发胃气，且散逆止呕。逆气降，胃之阳行，则胸满消矣，此脾脏阴盛逆胃，与夫肝肾下焦之寒，上逆于中焦而致者，即用以治之，故干呕，吐涎沫，头痛，亦不出是方也。

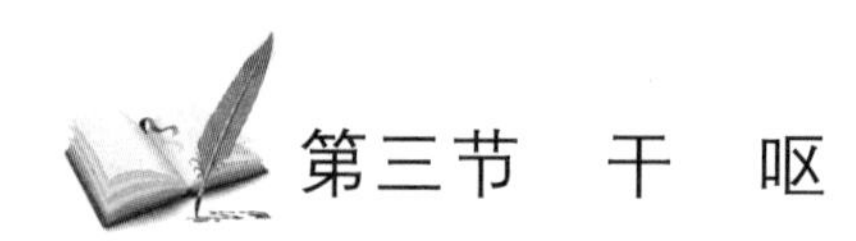

第三节 干 呕

第一项 干呕吐涎沫

（一）症状 干呕吐涎沫，头痛者。

上焦有寒，其口多涎，上焦即有寒邪，格阳在上，故主头痛。头者诸阳之会，为阴寒之邪，上逆而痛。

（二）治法 吴茱萸汤主之。（方见前）

用是温里散寒，与上条呕而胸满者，病异药同，以同是厥阴乘于土故也。

第二项 干呕吐逆

（一）症状 干呕吐逆，吐涎沫。

干呕吐逆吐涎沫者，由客邪逆于肺，肺主收引，津液不布，遂聚而为涎沫也，易言之，干呕无物，只有涎沫，虚邪非实邪可知矣。

（二）治法　半夏干姜散主之。

1. 药味及用量：半夏　干姜各等分

2. 杵服法：上二味，杵为散，取方寸匕，浆水一升半，煮取七合，顿服之。

3. 药解：半夏之辛以散逆，干姜之热以温脾，煎以浆水者，借其酸温，以通关利膈也。

《金鉴》曰：干呕吐酸苦，胃中热也，干呕吐涎沫，胃中寒也。主之半夏干姜散，温中止呕也。

第三项　呕哕厥冷

（一）症状　干呕哕手足厥者。

此乃胃中为痰饮阻塞，遏抑清阳，不得流布四末，故手足厥逆也。

《金鉴》曰：干呕哕，犹言干呕即哕也，东垣以干呕为轻，哕为重，诚仲景措辞之意也。

（二）治法　橘皮汤主之。

此为哕之不虚者，而出其方治也，与之元气败而哕，为肾虚欲绝者异也。

1. 药味及用量：橘皮四两　生姜半斤

2. 煮服法：上二味，以水七升，煮取三升，下咽，即愈。

3. 药解：橘皮能降逆气，生姜为呕家之圣药，故用此开痰利气，且用小剂以和之也。

第四项　干呕而利

（一）症状　干呕而利者。

干呕者，无物呕出也，中焦不和，则气逆于上而作呕，迫于下而为利。

《金鉴》曰：干呕者，胃气逆也，若下利清谷，乃肠中寒也，今下利浊粘，是肠中热也。

（二）治法　黄芩加半夏汤主之。

1. 药味及用量：黄芩三两　甘草一两（炙）　芍药二两　半夏半斤　生姜二两　大枣十二枚

2. 煮服法：上六味，以水一斗，煮取三升，温服一升，日再，夜一服。

3. 药解：用半夏、生姜，入上焦以止呕，甘草、大枣，入中焦以和解，黄芩为药，入下焦以止利，如是，则正气安而邪气去，三焦和而呕利止。易言之，即用黄芩汤以治其利，合半夏生姜汤，以治干呕也。

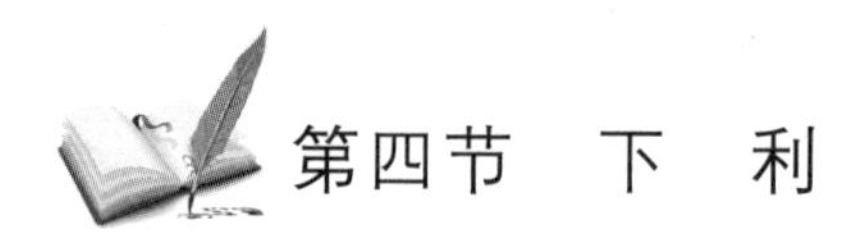

第四节　下　利

夫六府气绝于外者，手足寒，上气，脚缩，五脏气绝于内者，利不禁，下甚者，手足不仁（此条解释可参考金匮真解）。

第一项　下利清谷

下利清谷，不可攻其表，汗出必胀满（见太阴篇）。

此是先温其里，乃攻其表之义，见误表其汗，则阳出而阴气弥满，胸腹必致胀满耳。

第二项　下利失气

下利失气者，当利其小便。

下利失气者，谓气陷于大肠，郁滞窘迫，久利则有之。但利小便以导气前行，则肠自宽而利自止。

第三项　下利脉绝

下利后，脉绝，手足厥冷，晬时脉还，手足温者生，脉不还者死。

脉绝不唯无阳，而阴亦亡矣，晬时脉还，乃脉之伏者复出耳。故仲景用灸法，其方即通脉四逆汤。

服后，利止脉出，则加人参以补其亡血，若服药晬时，脉仍不出，其为脉绝可知。晬时者，周十二时，子午阴阳相生也，若脉还，手足温，其阳复而生，如不还，则阳绝必死矣。

第四项　下利之顺脉

少阴负趺阳者，为顺也。

负，败也，少阴肾脉，趺阳胃脉，胃者本克肾水，而水盛反得侮土，以土生于火而克于水，火盛则土能克水，而少阴负，火败则水反侮土，而趺阳负。

尤在泾曰：下利为土负水胜之病，少阴负趺阳者，水负而土胜也，故曰顺。

第五项 脉定下利轻重

下利凭脉如下：

1. 脉沉弦者下重。

沉弱者阴脉，阴盛则寒，寒则令人下重。

2. 脉大者为未止。

《内经》曰，脉大则病进。故为未止。

3. 脉微弱数者，为欲自止，虽发热，不死。

微弱者，寒邪去，数者阳气复，是为欲止也。

《内经》曰：肠澼便血，脉悬绝，身热者死，今脉微弱而不悬绝，虽发热亦不死也。

盖言痢证忌脉大，以微弱为邪轻，痢证忌发热，而脉微弱，故不死。

第六项 下利厥喘

下利手足厥冷无脉者，灸之不温，若脉不还，反微喘者，死。

下利厥冷无脉，阴亡而阳亦绝矣。灸之所以引既绝之阳，乃厥不回，脉不还而反微喘，残阳上奔，大气下脱，故死。

第七项　下利清谷

（一）脉象　下利脉沉而迟。

沉者，候尺中也。迟者，命门火冷也。

（二）症状　其人面少赤，身有微热，下利清谷者，必郁冒汗出而解，病人必微厥，所以然者，其面戴阳，下虚故也。

面少赤，身微热者，阴盛，而格阳在上在外也。

若其人阳尚有限，其格出者，终必复返，阳返而阴未肯降，必郁冒少顷，然阳盛而阴出为汗。阴出为汗，阴邪从外解，自不下利矣。

阳入阴出，俨然有龙战于野，其血玄黄之象，病人能无微厥乎。季云授下利清谷者，其所下之谷食，气不臭，色不变，即完谷不化也，此为里寒，宜四逆汤，若下利气臭色变，则又多属于热，须知。

第八项　下利微热而渴

下利有微热而渴，脉弱者，今自愈。

微热而渴者，胃阳复也。脉弱者，邪气衰也，正复邪衰，故今自愈，此亦言痢证之脉。

第九项　下利汗出

下利脉数，有微热汗出，今自愈，设脉紧为未解。

寒则下利，脉数有微热，则里寒去，汗出则表气和，表里俱和，故今自愈，设复紧者，知寒邪尚在，是为未解也。

此亦申明痢证之脉。

第十项　下利脓血

下利脉数而渴者，今自愈，设不差，必圊脓血，以有热故也。

此又申明痢证之脉也，脉数而渴，则寒邪去，而利当止。经曰，若脉不解，而不止，必挟热而便脓血，此有热陷于下焦，使血流腐而为脓也。

第十一项　下利脉弦

下利，脉反弦发热，身汗者，自愈。

脉弦为寒，发热则阳气复，汗出则寒邪去，故知自愈。

第十二项　下利候尺寸

下利寸脉反浮数，尺中自涩者，必圊脓血。

寸脉浮数，为热有余，尺脉自涩，为血不足，以热有余则挟热而便脓血。

第十三项　下利属虚寒

（一）症状　下利后，腹胀满，身体疼痛者，先温其里，乃攻其表。

下利腹胀满，里有寒也，身体疼痛，表有邪也，然应先温其里，而后攻其表。

（二）治法　温里宜四逆汤，攻表宜桂枝汤。

1. 四逆汤。（见前）

2. 桂枝汤药味及用量：桂枝三两　芍药三两　生姜三两　甘草二两　大枣十二枚

3. 桂枝汤煮服法：上五味，㕮咀，以水七升，微火煮取三升去滓，适寒温服一升，服已。须臾服热稀饭一升，以助药力，温复令一时许，遍身漐漐微似有汗者益佳，不可令如水流漓，病必不除，若一服汗出病差，停后服。

4. 四逆、桂枝两汤合解：四逆用生附，则寓发散于温补之中，桂枝有甘芍，则兼固里于散邪之内，仲景用法之精如此。

第十四项　下利便脓血

（一）症状　下利便脓血。

下利而便脓血，下焦滑脱矣。无后重之意，乃为虚利。

（二）治法　桃花汤主之。

1. 药味及用量：赤石脂一升（一半全用，一半筛末）干姜一两　粳米一升

2. 煮服法：上三味，以水七升，煮米令熟，去滓，温服七合，内赤石脂末方寸匕，日三服，若一服愈，勿

再服。

3. 药解：滑脱即不可用寒药，故取干姜、石脂之辛涩，以散邪固脱，而佐粳米之甘，以益中虚，盖治下必先因中，中气不下坠，则滑脱自止，此从治法也。

季云按：太阴下痢纯血，身必发热。太阴为至阴湿土，非温燥不宜，兼之以淡渗为是。胃苓汤加楂炭炒黑，干姜为宜。

又阳证下血，溢出鲜血，火性急速而鲜明。

阴证下血，则下紫黑如豚肝。其色黯黑，色黯而不鲜，腹喜就湿，手按腹痛乃止。

第十五项　热　利

（一）症状　热利下重者。

程云：热利下重，则热客于肠胃，非寒不足以坚下焦，故加一热字，别以上之寒利。

（二）治法　白头翁汤主之。

此为热利之后，重出其方法也，辨证全在后重，而里急亦在其中。

1. 药味及用量：白头翁二两　黄连三两　黄柏三两　秦皮三两

2. 煮服法：上四味，以水七升，煮取三升，去滓，温服一升，不愈，更服。

3. 药解：下利脓血，里急后重，积热已深，故主以白头翁汤，大苦大寒，寒能胜热，苦能燥湿，湿热去下重自除矣。

（三）附录朱丹溪邪压下之后重，与虚滑不收之后重辨。

1. 后重本因邪压大肠，不能升上而重坠。用大黄槟榔者，乃泻其所坠之邪也。

2. 久利与通荡之后，而后重仍在者，知太阳虚滑，不能自收而重。是以用御米谷、诃子、五倍子，收其血而固其滑也。

3. 合辨如下：

（1）大肠为邪压下之重，其重至圊后不减。

（2）虚滑不收之重，其重至圊后随减。以此辨之百发百中也。

季云按：后重者，谓肛门下坠，里急谓腹内急迫，唯其里急后重，故数至圊而不能便。

第十六项　里热下利

（一）症状　下利后，更烦，按之心下者濡，为虚烦也。

更烦者，是阳复而有内热也，心下濡而不满，则为虚烦，与阳明误下胃虚膈热之证颇同，故俱用吐法也。简言之，按之心下濡，则中无阻滞，故曰虚烦。

此节亦是痢证。

（二）治法　栀子豉汤主之。

1. 药味及用量：栀子十四枚　香豉四合（裹绵）

2. 煮服法：上二味，以水四升，先煮栀子，得二升半，纳豉，煮取一升半，去滓，分二服，温进一服，得吐则愈。

3. 药解：香豉、栀子，能撤热而除烦，得吐则热从上出而愈，即高而越之之意也。

4. 本证烦与承气证烦辨：承气证之烦，心中硬满，是谓实烦，若按之心下濡者，是谓虚烦。

第十七项　里寒下利

（一）症状　下利清谷，里寒外热，汗出而厥者。

下利清谷，必寒胜于内，而格阳于外，故为里寒外热，汗出则外热去，而亡阳，亡阳则厥也。

（二）治法　通脉四逆汤。

1. 药味及用量：附子大者一枚（生用）　干姜三两（强人可四两）　甘草二两（炙）

2. 煮服法：上三味，以水三升，煮取一升二合，去滓，分温再服。

3. 药解：厥甚者，脉必绝，附子辛热，用以复脉回阳，下利清谷者，胃必寒，用以温胃止利。甘草甘平，以用佐姜、附之热而回厥逆。

通脉四逆，即四逆加干姜一倍，所谓进而求阳，以收散亡之气也。

第十八项　下利肺痛

（一）症状　下利肺痛者。

赵氏曰：大肠与肺合，大抵胸中积聚，则肺气不利，肺有所积，大肠亦不固，二害互为病，大肠病，而气塞于肺者痛，肺有所积，亦痛，痛必通用。

（二）治法　紫参汤主之。

1. 药味及用量：紫参半斤　甘草三两

2. 煮服法：上二味以水五升，先煮紫参取二升，内甘草，煮取一升半，分温三服。

3. 药解：喻氏曰：后人有疑此非仲景之云者，夫讵知肠胃有病，其所关全在肺气，即程氏疑是腹痛，本草紫参唯苦寒，能通血气治心腹积聚，寒热邪气，疗肠胃中积热，九窍可通，佐以甘草，解百毒，奠中土，使中土有权，而肺金受益，肠胃通畅，而肺气自安，肺气安则清肃之令行矣，何有肺痛下利之病哉。

第十九项　气　利

（一）症状　气利。

李氏曰：气利者，下利气虚下陷而滑脱也。

（二）治法　诃黎勒散主之。

1. 药味及用量：诃黎勒十枚（煨）

2. 煮服法：上一味为散，粥饮和，顿服。

3. 药解：诃黎勒性涩敛，能温胃固肠，粥饮和者，假谷气以助胃，顿服者，药味并下，更有力也。

《金鉴》曰：气利所下之气秽臭，所利之物稠粘，则为气滞不宣，或下利，或利之皆可也。

若所利之气不臭，所下之物不粘，所谓气陷肠滑，故用诃黎勒散以固肠，或用补中益气以举陷亦可。

第二十项　下利之补治

（一）《千金翼》　小承气汤：治大便不通，哕，数谵语。（方见上）

此即前下利谵语，有燥屎之法。

（二）外台　黄芩汤：治干呕下利。

黄芩三两　人参三两　干姜三两　桂枝一两　大枣十二枚　半夏半升

上六味以水七升，煮取三升，分温三服。

尤在泾曰：此与黄芩加半夏生姜治同，而无甘草、芍药、生姜，则温里益气之意居多，凡中寒气少者，可于此取法焉。

第十八章　疮痈肠痈浸淫病脉证并治

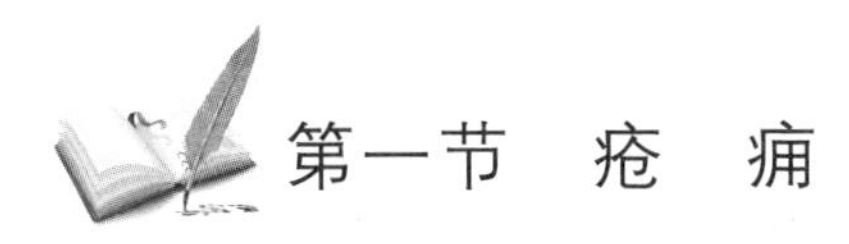

第一节　疮　痈

1. 诸浮数脉，应当发热，而反洒淅恶寒，若有痛处，当发其痈。

发热而脉见浮数，症脉相应也，脉见浮数，而反洒淅恶寒，是火郁不得发越，若有痛处，而饮食如常，必发痈脓之候。

2. 师曰：诸痈肿，欲知有脓无脓，以手掩肿上，热者为有脓，不热者为无脓。

痈肿之候，脓不成则毒不化，而毒不聚则脓不成，故以手掩其肿上，热者，毒已聚，则有脓，不热者，毒不聚则无脓也。

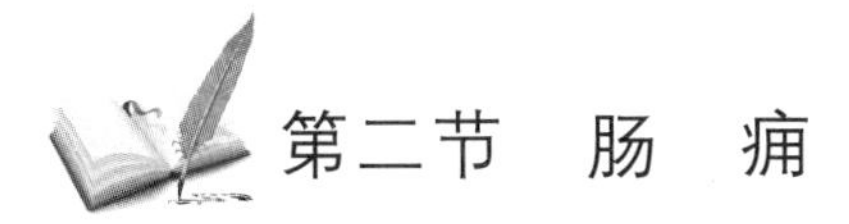

第二节　肠　痈

第一项　小肠痈之始发

（一）症状脉象　肠痈之为病，其身甲错，腹皮急，按之濡，如肿状，腹无积聚，身无热，脉数，此为肠内有痈脓。

详肠痈始发，症未昭著，但以腹之皮急，按之如肿，或身有块垒，便为真候，盖腹无积聚，身无热句，为沉寒固结。

（二）治法 薏苡附子败酱散主之。

1. 药味及用量：薏苡仁十分 附子二分 败酱五分

2. 杵煎及服法：上三味，杵为散，取方寸匕，以水二升，煎减半，顿服，小便当下。

3. 药解：此散主治，专以破散沉寒为务也。周禹载曰：附子辛散以破结，败酱苦寒而排脓，务令脓化为水。仍从水道而出，将血病解而气以开矣。败酱一名苦菜，治暴热大疮，多生土墙及屋瓦上，闽人误为蒲公英。

第二项 大肠痈

（一）症状 肠痈者，少腹肿痞，按之即痛如淋，小便自调，时时发热，自汗出，复恶寒。

肿则形于外，痞则着于内，少腹即已痞肿，则肠痈已成，故按之即痛也，如淋者，以小腹为厥阴经脉所过，厥阴脉循阴器，故少腹按而痛引阴茎，有如淋状，而小便则自调也。

（二）脉象

1. 脉迟紧者，脓未成，可下之，当有血。

脉迟紧者，则热聚而肉未腐，故宜下之，以清其肿疡，脉得沉紧，必指尺脉言为热伏血凝之象，与迟紧为寒者异。

2. 脉洪数者，脓已成，不可下也。

毒已聚而荣气腐，云不可下者，谓虽下之，而亦不能消之也。

尺脉见洪数，血变之热，已灼熏下焦而成脓矣。

（三）治法　大黄牡丹汤主之。

1. 药味及用量：大黄四两　牡丹一两　桃仁五十个冬瓜仁半升　芒硝三合

2. 煮服法：上五味以水六升，煮取一升，去滓，再煎沸，顿服之。有脓当下，如无脓，当下血。

3. 药解：王晋三曰：肺与大肠相表里，大肠痈者，肺气下结于大肠之头。其道远于上，其位近于下，治在下者，因而夺之也，故重用大黄、芒硝，开大肠之结，桃仁、丹皮，下将败之血，至于清肺润肠，不过瓜子一味而已。服之当下血，下未化脓之血也。如冬瓜仁《别录》治腹内结聚，溃脓血，专于开痰利气，为内痈脉迟紧，脓未成之专药。

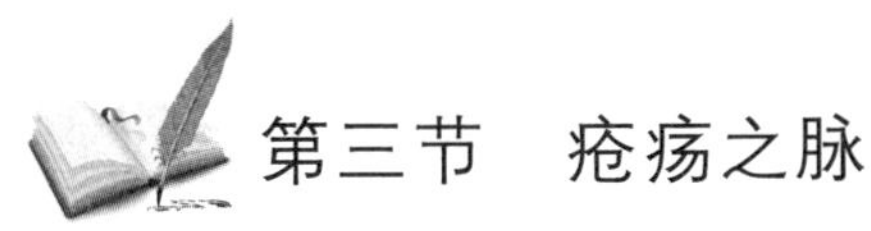

第三节　疮疡之脉

问曰：寸口脉微而涩，法当亡血，若汗出，设不出汗者云何？答曰：若身有疮，被刀斧所伤，亡血故也。

微涩之脉，为血不足，得之者，非亡血则汗出，以血汗异名同类故也，若不汗出，则被刀斧而成金疮，亡其营血，脉亦微涩。

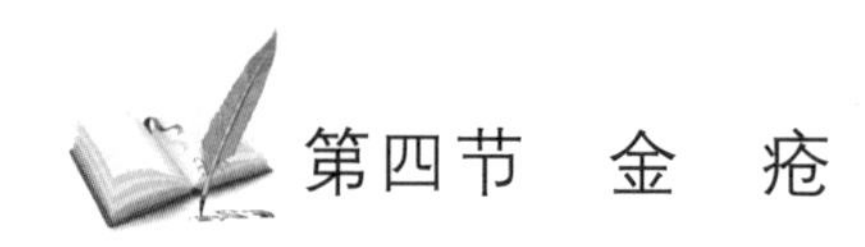

第四节　金　疮

（一）症状　病金疮者。

金疮者，金刃所伤而成疮者，经脉斩绝，荣卫沮弛，治之者，必使经脉复行，荣卫相贯而后已。

（二）治法　王不留行散主之。

1. 药味及用量：王不留行十分　蒴藋细叶十分　甘草十八分　桑东南根白皮十分　黄芩二分　川椒三分　厚朴二分　干姜二分　芍药二分

2. 烧杵及服法：上九味王不留行、蒴藋、桑皮三味，烧灰存性，勿令灰过，各别杵筛，合治之为散，服方寸匕，火疮即粉之，大疮但服之，产后亦可服。如风寒桑东根勿取之，前三物，皆阴干百日。

3. 药解：王晋三曰：金刃伤处，封固不密，中于风则仓卒无汗，中于水则出青黄汁。风则发痉，水则湿烂，王不留行疾行脉络之血，灌溉周身，不使其湍激于伤处。桑根皮泄肌肉之风水，蒴藋叶释名接骨草，渗筋骨之风水，三者皆烧灰。欲其入血去邪止血也，川椒祛疮口之风，厚朴燥刀痕之湿，黄芩退肌热，赤芍散恶血。干姜和阳，甘草和阴，用以为君者，欲其入血退肿，生肌也。风湿去阴阳和，肌肉生，疮口收，此治金疮之大要。小疮粉大疮治内以安外也。产后亦可服者，行瘀血也，若有风寒，此属经络客邪，桑皮止利肺气，不能逐外邪，故勿取，前三物皆阴干百日，存其阴性，不可日曝及火炎也。

第五节　排脓散方

（一）排脓散方　枳实十六枚　芍药六分　桔梗二分

上三味，杵为散，取鸡子黄一枚，以药散与鸡黄相等，糅和令相得，饮和服之，日一服。

血从气化而为水，即成脓矣，气即是水，气行即血行，水行则脓行，故用枳实开利其气，即是排脓，脓由血化，故兼利血而用芍药。其用鸡子黄，则以血即腐而去者，必多排去其脓，是去其气分之实，即当补其血分之虚，故用鸡子黄。

（二）排脓汤方　甘草二两　桔梗三两　生姜一两　大枣十枚

上四味以水三升，煮取一升，温服五合，日再服。

此亦行气血和荣卫之剂，方中取桔梗、生姜之辛，又取大枣、甘草之甘，辛甘发散为阳，令毒从阳化，而出排方之妙也。

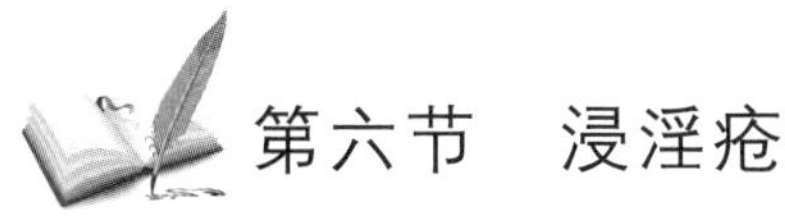

第六节　浸淫疮

1. 浸淫疮从口起流向四肢者可治。

浸淫疮者，热邪而兼湿邪，客于皮肤，浸淫传染也。《灵枢》痈疽发于足上下，名曰四淫。四淫者，疮之淫泆于四肢，即浸淫之谓也。

热毒从口流向四肢者，毒散于外故可治，易言之，以外走为轻可治。

2. 从四肢流来入口者，不可治。

从四肢流来入口者，毒结于内，故不可治。易言之，从外走内为重，不可治。

3. 浸淫疮黄连粉主之。

浸淫疮义，如脏腑经络篇中，黄连粉末见，大意以此为湿热浸淫之病，故取黄连一味为粉，粉之。苦以燥湿，寒以除热也。

第十九章　趺蹶手指臂肿转筋阴狐疝蚘虫病脉证治

第一节　趺蹶刺法

师曰：病趺蹶，其人但能前，不能却，刺腨入二寸，此太阳经伤也。

病趺蹶，但能前，不能却，足趺硬直，足前走，而不能后移也，缘筋脉受寒湿，缩急不柔。是以不能后却，阳明行身之前，筋脉松和，则能前步，太阳行身之背，筋脉柔濡，则能后移。

今能前，不能却，是病不在前，而在后，太阳经伤也。腨各承筋，即小腿肚，本属阳明。太阳脉过此，故刺之。

第二节　手指臂肿

（一）症状　病人常以手指臂肿动，此人身体瞤瞤者。

手指臂者，手三阳三阴经之所循，手之三阴，自胸入手，手之三阳，自手走头。

经气通畅则不肿，经络壅阻不能流行，则气血蓄积，结而为肿，气壅而莫泄，故鼓舞而为动也，动则瞤瞤振摇而不宁。此其胸中有瘀浊阻隔，经脉气道不通，故至于此。

魏念庭曰：病人常以手指臂肿动者，非暂时浮肿，或出于一时风热外袭也。若此人身体瞤瞤者，风热不止外袭，乃内蓄风热之证也。风蓄于经络之间，热滞于营卫之分，不治，必为风痹矣。

（二）治法 藜芦甘草汤主之（方未见）。

藜芦性毒，以毒攻毒。吐久积风痰，杀虫，通肢节，除痫痹也。助用甘草者，取甘润之意，以其能解百毒也。方虽未见，其意不过如是耳。

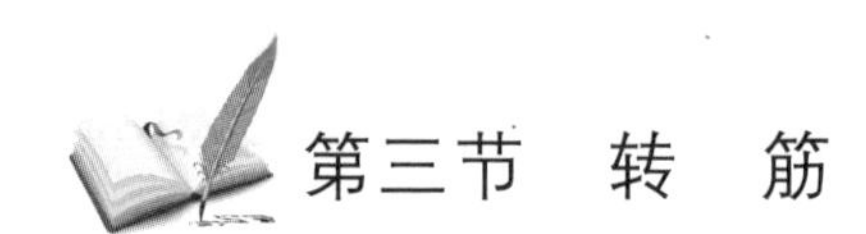

第三节 转 筋

（一）症状 转筋之为病，其人臂脚直，脉上下行，微弦，转筋入腹者。

其人臂脚硬直，不能屈伸，其脉上下直行，微带弦象者，此厥阴肝经之病也。肝主筋，筋脉得湿，则挛缩而不翻转也。

（二）治法 鸡矢白散主之。

1. 药味：鸡矢白

2. 服法：鸡矢白为末，取方寸匕，以水六合，和，温服。

3. 药解：鸡矢白者，气味微寒，雄鸡所便也，鸡为木畜，其屎反利脾气，故取治是病，且以类相求，则尤易入也。

4. 附论：徐灵胎曰：膨者有物积中，其证属实，缘膨之为病，因肠胃衰弱，不能运化，或痰或血，或气或食，凝结于中，以致脏腑胀满，治之当先下其结聚。

然后补养其中气，则肠胃渐能克伐矣。《内经》有鸡矢醴方，即治法也，后世治膨之方，亦多见效。唯脏气已绝，臂细脐凸，手心及背平满，青筋绕腹，种种恶候齐现，则不治。

（三）医案　程观泉治菜傭某，初患腹胀，二便不利，余用胃苓之属稍效，渠欲求速功，更医。目为脏寒生满病，猛进桂、附、姜、萸，胀甚，腹如抱瓮，脐突口干，溲滴如墨。揣无生理，其兄同来，仍为恳治，余谓某曰，尔病因湿热内蕴，致成单腹胀，被热药吃坏，似非草木可疗，吾有好药丸，汝勿嫌秽可乎。某泣曰，我只令图愈疾，焉敢嫌秽。令取干鸡矢一升，炒研末，分作数次，每次加大黄一两，五更清酒煎服，有效再商，某归依法制就，初服肠鸣，便泻数行，腹胀稍舒，再服腹软，胀宽，又服数日，十愈六七，更用理脾末药，而瘳。众以为奇，不知此本《内经》方法，何奇有之，余治此症，每用此法，效者颇多，视禹功神佑诸方，其功相去远矣。

第四节　阴狐疝

（一）症状　阴狐疝气者。偏有大小，时时上下。

睾丸上下，有若狐之出入无时也，故曰狐疝。虽或坠下则囊大，收上则囊缩，实则收上为疝退，坠下为疝发也。但当令其收上，勿使坠下，则愈。常见有手揉始收者，有卧后得温暖始收者，可知是寒也。

（二）治法　蜘蛛散主之。

1. 药味及用量：蜘蛛十四枚（熬焦）　桂枝半两

2. 服法：上二味为散，取八分，一匕，饮和服，日再服。蜜丸亦可。

3. 药解：蜘蛛有毒，服之能令人利，合桂枝辛温入阴，而逐其寒湿之气也。

（三）附录证同药异之狐案　吴渭泉治达架部。久患疝气，其状如丸，卧则入小腹，行立则出小腹，入囊中，每发必躺数日才安。余按方书云，狐昼出穴而溺，夜则入穴而不溺，此疝出入上下往来，正与狐相类。经云，肝所生病为狐疝也，当用逐气流经疏导之药，外打一针，环以布绵包裹为带钩，时铃之。免其出入不常，亦妙法也。

荔枝核三两　山楂　川楝子各二钱　木香　枳壳　小茴香　吴萸各一钱

长流水煎，空腹服。

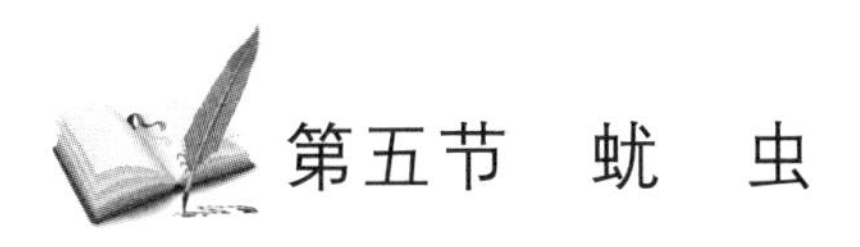

第五节　蛔　虫

第一项　蛔虫之问答

（一）问　问曰：病腹痛有虫，其脉何以别之？

（二）答　师曰：腹中痛，其脉当沉若弦，反洪大，故有蛔虫。

腹痛，脉多浮，阳气内闭也；或弦者，邪气入中也；若反洪大，则非正气与外邪为病，乃蛔动而气厥也，然必兼有吐涎心痛诸证。如下节所云，乃无疑耳。

痛在于腹，则脉沉弦。今虫动于膈（膈，膜 也，膈上为宗气之所聚，是为膻中），则脉洪大，以此别之。

第二项　脏躁蛔痛

（一）症状　蛔虫之为病，令人吐涎、心痛，发作有时，毒药不止者。

徐忠可曰：此论蛔痛之不因寒者也，故其证独心痛吐涎，而不吐蛔，然其痛发作有时，谓不恒痛也，则与虚寒之绵绵而痛者，远矣。毒药不止，则必治气治血，攻寒逐积之药俱不应。

（二）治法　甘草粉蜜汤主之。

1. 药味及用量：甘草二两　粉一两（气味辛寒）　白蜜四两

2. 煮服法：上三味，以水三升，先煮甘草，取二升，去滓，内粉蜜，搅令和，煎如薄粥，温服一升，差，即止。

3. 药解：凡虫在腹中，初旬头向上、中旬向中、下旬向下，服药当于四五日时，则易效也。蚘得甘则头向上，若毒药不能止，则从其性而引之，伏其毒以杀之，故引以白蜜甘草之甘，杀以铅粉之辛，亦始同而终异也。

白粉即白铅粉能杀三虫

（三）附录下虫简便方 凡小儿甘肥过度，或糖食甜物太多，乃至湿热久停而成积，积久生虫，时发腹痛，以手摸之，腹内有块，或有一条梗起，外证，面白唇红，六脉浮洪，其病时作时止，痛止即能饮食者，虫痛无疑。又有腹痛，一痛即死者，亦是虫证，欲去此虫，无如苦楝根皮，诚天下打虫第一神方。其法于月初旬，虫头向上之时行之。先夜掘苦楝根，须取每年结子者，方是母树，其根浮于上面者有毒，不可用，专取土中者，净洗泥土，以刀刮其红皮，止取白皮四五钱，儿大者六七钱，切碎听用，次早以油煎鸡蛋，令儿嗅之，以行其头向上而求食。另于别室，以水一盏，浓煎苦楝皮汤一小杯，不可使儿闻其药味，一闻其气，虫即潜伏矣。俟药熟，以鸡蛋与儿食，即服药，半日不可饮食，俟虫下后，方饮食之。服药后，儿似困顿，万万放心，虫下后，精神如旧，仍当急为健脾，庶虫不复生，永无患矣。

第三项　脏寒蚘厥

（一）症状　蚘厥者，其人当吐蚘，今病者静而复时烦，此为脏寒。蚘上入膈，故烦。须臾复止，得食而呕，又烦者，蚘闻食臭出，其人当自吐蚘。

蚘厥，蚘动而厥，心痛吐涎，手足冷也。蚘动而上逆，则当吐蚘，蚘暂安而复动，则病亦静而复时烦也。然蚘之所以时安而止者，何也，虫性喜温，脏寒则虫不安而上膈，虫喜得食，脏虚则蚘复上而求食。

（二）治法　蚘厥者，乌梅丸主之。

1. 药味及用量：乌梅三百个（气味酸温平涩）　细辛六两　干姜十两　黄连一斤　附子六两（炮）　川椒四两（去汗）　桂枝六两　当归四两　人参　黄柏各六两

2. 捣制及服法：上十味，异捣筛，合治之，以苦酒渍乌梅一宿，去核，蒸之五升，米下饭熟，捣成泥，和药，令相得，内臼中，与蜜杵二千下，丸如梧子大，先食饮，服十丸，日三服，稍加至二十丸。禁生冷滑臭等食。

3. 药解：蚘得酸则止，得苦则安，得甘则动于上，得辛则伏于下。禀至酸之味者，乌梅，故用之以安胃。凡药之辛者，能杀虫，蜀椒干姜细辛是也。药之苦者，能安胃，黄连黄柏是也。当归入营，桂枝走卫，附子出入营卫而温脏寒。

第二十章　妇人妊娠病脉证并治

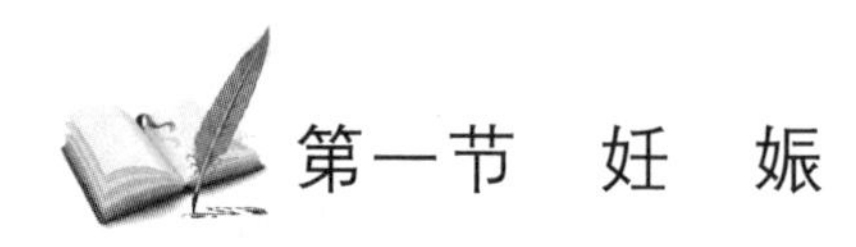

第一节　妊　娠

第一项　妇人得平脉

（一）脉象　师曰：妇人得平脉，阴脉小弱，其人渴不能食，无寒热，名妊娠。

平脉者，言其无病之脉也，唯阴脉小弱，以其营气不足耳。凡感邪而阴气不足者，则必恶寒发热。今无寒热妨于食，且知妊娠矣。阴脉小弱者，初时胎气未盛，而阴方受蚀，故阴脉比阳脉小弱。以渴不能食无寒热七字，为妊娠之确切。

（二）症状　于法六十日当有此证，设有医治逆者，却一月，加吐下者，则绝之。

妊娠血聚气搏，经水不行，至六十日始凝成胎。斯时营气并于胎元，而胃气不足，津液少布，故其人渴。

设有医以他治，反加吐下者，此为恶阻，则绝之，谓绝止医治，候其自安，不可用药，更伤其胃气也。

（三）治法　桂枝汤主之。

1. 药味及用量：桂枝三两（去皮）　白芍三两　炙甘草三两　生姜三两　大枣十二枚（擘）

2. 煮服法：上五味㕮咀以水七升，微火煮取三升，去滓，适寒温，服一升，服已，须臾，啜热稀粥一升余，以助药力，温覆令一时许，遍身漐漐微似有汗者，益佳，不可令如水流漓，病不必除，若一服汗出病瘥，停后服，不必尽剂。若不汗，更服依前法，又不汗，后服小促其间，半日许，令三服尽，若病重者，一日一夜服，周时观之，服一剂尽，病证犹在者，更作服，若汗不出者，乃服至二三剂，禁生冷、黏滑、肉麦、五辛、酒酪、臭恶等物。

3. 药解：徐氏云：桂枝汤外证得之，为解肌和荣卫，内证得之，为化气调阴阳也。今妊娠初得，上下本无病，因子室有碍，气溢上下，故但以芍药一味，固其阴气，使不得上溢，以桂甘姜枣，扶下焦之阳，而和其胃气，但令上焦之阳气充，能禁相侵之阴气足矣，未尝治病，正所以治病也。否则，以渴为热邪而解之，以不能食，为脾不健而燥之，岂不谬哉。

第二项　癥病怀胎

（一）症状

1. 妇人宿有癥病，经断未及三月，而得漏下不止，胎动在脐上者，为癥痼害。

宿有癥痼，谓妇人行经时，遇冷则馀血留而为癥，然癥病妇人恒有之，或不碍子宫，则仍行经而受孕，虽得血聚成胎，胎成三月而经始断，断未三月而癥病复动，遂漏下不止，癥在下，迫其胎，故曰癥痼害。

2. 妊娠六月动者，前三月经水利时胎也。

所以脐上升动不安，洵为真胎无疑，若是鬼胎，即属阴气结聚，断非动于阳位之理，今动在脐上，是胎已六月也。

3. 下血者，后断三月衃（衃者谓，每日凑集之血始凝而来痼也）也，所以血不止者，其癥不去故也，当下其癥。

知前三月经水虽利，而胎已成，后三月经断，而血积成衃，是以血下不止。

（二）主治 桂枝茯苓丸主之。

1. 药味及用量：桂心 茯苓 丹皮 桃仁（去皮尖熬）芍药等分

2. 炼制及服法：上五味末之，炼蜜和丸，如兔屎大，每日食前服一丸，不知，加至三丸。

3. 药解：用桂心、茯苓、丹皮、桃仁，以散其衃，芍药以获其营，则血方止而胎得安。

按桂枝气味俱薄，仅堪走表，必取肉桂之心，方有去癥之功，安常所谓桂不伤胎，勿疑有碍于妊，观下节子脏闭，用附子汤，转胞用肾气丸，俱用桂、附，《内经》所谓有故无殒是也。

第三项　胎胀少腹如扇

（一）症状　妇人怀妊六七月，脉弦发热，其胎愈胀，腹痛恶寒者，少腹如扇。

妊娠脉弦为虚寒，虚阳散外故发热。阴寒内逆，故胎胀腹痛。恶寒其内无阳，子脏不能司闭藏之令，故阴中觉寒气习习如扇也，痛而恶寒不在阳部之背与头项，而在阴部之腹。

附录大腹、少腹之部位。

1. 大腹在脐之上脘。

2. 下腹乃太阴坤土，阳明中土之所属。

3. 小腹在于脐下，乃少阴水脏，膀胱水府之所属也。

4. 小腹两旁曰少腹，乃厥阴肝脏，膀胱血海之所居也。

5. 子脏即子宫也。

（二）治法　当以附子汤温其脏。

1. 药味及用量：附子三枚（去皮）　茯苓三两　人参二两　白术四两　芍药三两

2. 煮服法：上五味，以水八升，煮取三升，去滓，温服一升，日三服。

3. 药解：用附子以温其脏，则胎自安，世人皆以附子为堕胎百药长，仲景独用以为安胎圣药，非神而明之，莫敢轻视也。

第四项　胞阻

胞阻是指胞中之血与恶阻，与阻胃中之水有别。

（一）症状

1. 师曰：妇人有漏下者，有半产后因续下血者，有妊娠下血者。

行经与结胎，皆坤土所资。盖阴阳抱负则不泄，坤土堤防则不漏。若宿有瘀浊容于冲任，则阴自结不得与阳交合，故有时漏下半产不绝也。所谓漏下者，非经期而下血，如器漏水滴是也。

2. 假令妊娠腹中痛，为胞阻。

凡妊娠胎气，阳精内成，阴血外养，今阴血自结，与胎阻隔，不得相合，独阴在内，作腹中痛，下血，皆阴阳失于抱负，坤土失于堤防也。

假令二字，承上文而言，假令妊娠而下血腹中痛者，此为胞阻也。

（二）治法　胶艾汤主之。

此为调经止漏，实为养血之良方。

1. 药味及用量：干地黄六两　川芎二两　当归三两阿胶　甘草各二两　芍药四两　艾叶三两

2. 煮服法：上七味，以水五升，清酒三升，合煮取三升，去滓，纳胶，温服一升，日三服，不差，更服。和以甘草，行以酒势，使血能循经养胎，则无漏下之患矣。

3. 药解：芎、归宣通其阳血，芍、地宣通其阴血，阿胶血肉之质，同类以养之，甘草缓中解急，此方调经止血，安胎养血，然加减又必从宜。

按胶艾汤治血气之乱，为崩中漏下，胎动滑胎，经多经少，千古妇人女子之圣药。

（三）医案　季云治童太太胎动不安，势甚危急，余法胶艾汤加味治之，一服而妥，方用：

熟地五钱　川芎四分　当归三钱　阿胶三钱　炙甘草二钱　芍药一钱　艾叶五钱　缩砂仁一钱　香附一钱　淡黄芩一钱　老苏梗七分　菟丝子一钱　白术三钱

第五项　怀妊疞痛

（一）症状　妇人怀妊娠腹中疞痛。

此与胞阻痛者不同，因脾土为木邪所克，谷气不举，湿淫下流，以滞阴血而痛也。

陈修园云：疞痛者，微苦而绵绵也，乃脾虚反受水凌，欲求伸而不得，救绵绵作痛。

（二）治法　当归芍药散主之。

1. 药味及用量：当归　川芎各二两　芍药一斤　茯苓　白术各四两　泽泻半斤

2. 杵制及服法：上六味，杵为散，取方寸匕，酒和，日三服。

3. 药解：君以芍药，泻肝利滞，佐以芎、归，补血止痛，苓、泽渗湿、益脾，则知内外六淫，皆能伤胎成痛，不独湿也。酒和者藉其势以行药也。

第六项　妊娠呕吐

（一）症状　妊娠呕吐不止。

此即后世所谓恶阻病也，先因脾胃虚弱，津液留停，蓄为痰饮也，至二月之后，浊阴上冲，中焦不胜其逆，痰饮逐涌，中寒乃起也。

（二）治法　干姜人参半夏丸主之。

1. 药味及用量：干姜　人参各一两　半夏一两

2. 末糊及服法：上三味末之，以生姜汁糊为丸，梧子大，饮服十丸，日三服。

3. 药解：此治胃有寒饮。取半夏味辛降逆，辛则性烈，以直通其阻隔，娄全善、薛立斋谓：为治恶阻之良方。高鼓峰谓：与参、术同用，不独于胎无碍，且大有健脾安胎之功，陈修园每用六君子汤辄效。日三服者，药力相续，而腹痛自止也。

若胃热上冲而呕吐，《千金》于此方以生姜易干姜，加茯苓、麦冬，重加鲜竹茹作汤，甚效。

第七项　妊娠小便难

（一）症状　妊娠小便难，饮食如故。

此小便难者，膀胱热郁，气结成燥，病在下焦，所以饮食如故也。

（二）治法　当归贝母苦参丸主之。

1. 药味及用量：当归　贝母　苦参各四两

男子加滑石半两

2. 炼制及服法：上三味末之，炼蜜丸如小豆大，饮服三丸，加至十丸。

3. 药解：用当归以和血润燥，贝母以清肺开郁，苦参以利窍逐水，入膀胱以除热结也。

贝母主淋漓邪气，《神农本草》有明文。苦参苦寒无毒主溺有余沥。

仲景书湿热生虫者，苦参汤洗之，系摄水之效，本丸主之者，乃利水效矣。

苦参能止溺有余沥，又能止泪，则是收摄水气之物。何以又曰逐水，究竟为利水乎，为摄水乎，夫苦参非利水，亦非摄水，而正与利水摄水同，使水不为患他处，是功同摄，使水为脾统领，复其输泻之道，是功同利。

第八项　妊娠有水气

（一）症状　妊娠有水气，身重小便不利，洒淅恶寒，起即头眩。

膀胱者，内为胞室，主藏津液，气化出溺，外利经脉，上行至头，为诸阳之表，今膀胱气不化水，溺不得出，外不利经脉，所以身重洒淅，恶寒头眩，但利小便，则水去而经气行，表病自愈也。

（二）治法　葵子茯苓散主之。

1. 药味及用量：葵子一升　茯苓五两

2. 杵制及服法：上二味杵为散，饮服方寸匕，日三服，小便利则愈。

3. 药解：用葵子直入膀胱，以利癃闭，佐茯苓以渗水道也。

凡物之生，各有至理，葵多子性滑，多子者归肾，性滑者利窍，又其花向日而倾，反顾其本，故仲景于妊娠有水气小便不利头眩，用葵子茯苓散，夫他物利水，径情直行，岂复反顾，则当防其导胎下坠，且小便不利，在极下，头眩在极上，焉能联络为一，一味之用，具此两义，其精善有如此者。

冬葵子甘寒无毒，主利小便，疗妇人乳难内闭。

第九项　妊娠常服之剂

妇人妊娠，宜常服当归散主之。

1. 药味及用量：当归　黄芩　芍药　川芎各一斤　白术半斤

2. 杵制及服法：上五味，杵为散，酒饮服方寸匕，日再服，妊娠常服，即易产，胎无疾苦，产后百病悉主之。

3. 药解：君黄芩自无燥热之患，故丹溪称芍苓、白术为安胎之圣药，以安胎之法，唯以凉血利气为主也。

此以凉补为安胎法也。且瘦人多火，火盛则耗血伤筋，宜用当归散。赵以德云：《内经》曰：阴搏阳搏谓之有子，尺脉击者，由子宫之气血，相搏而形于脉也，故妊娠之脉。不可以静，静则凝涩，涩则亏少而虚，皆不能与化胎之火相合，要其胎孕生化，必先和其阴阳，利其气血，常服养胎之药，非唯安胎易产，且免贻后诸患。

芎、归、芍药之安胎补血，白术之补胃养胎，其胎外之血，因寒湿滞者，皆解之。黄芩化壮火而生气，故为常服之剂，然常以脉象虚实加减，有病则服，否则不必也。

第十项　养　胎

（一）症状　妊娠养胎。

妊娠伤胎，有因湿热者，亦有因湿寒着，随入脏气之阴阳而各异也。

（二）治法　白术散主之。

1. 药味及用量：白术四分　川芎四分　蜀椒三分（去汗）　牡蛎二分

2. 杵制及服法：上四味，杵为散，酒服一匕，日三服，夜一服。

3. 加法如下：

（1）但苦痛者加芍药。

（2）心下毒痛，倍加川芎。

（3）心烦吐痛，不能饮食，加细辛一两、半夏大者二十枚。服后，更以醋浆水服之。

（4）若呕，以醋浆水服之。陈嘉谟曰：浆，酢也，炊粟米，乘热投合水中，五六日，味酢生白花，色类浆，故名浆水。浸俗乎酸浆。程云来云：以大麦粥能调中补脾，故服之勿置，非指上药可常服也，此解亦超，浆水甘酸，通关开胃，止渴，煎令酸，止呕哕，调理脏腑。

复不解者，小麦汁服之。呕不止者，由肝木妄动，用小麦养其本气以安之。

（5）已后，渴者，大麦汤服之。大麦主消渴，益气调中，故中气不足而渴者用之。

（6）病虽愈，服之勿置。

4. 药解：用白术调胃，秦椒开痹，痹开则阳精至。牡蛎治崩，崩止则阴精固，川芎下入血海，运动胎血，破旧生新。

妊娠者，钟阴于下，吸阳于上，故每经信乍阻，胎元尚稚，吸取不多，则阴阳交阻于上，如脑痛呕渴，夯者见此，未免用清，殊不知削其阳正以伤其胎耳。岂若芎䓖于血中出其不合盛之阳，白术于中宫扶其不合衰之土，蜀椒以降气下归，牡蛎以召入阴中之为愈乎，椒之治必痛呕相兼，始得用矣。本散痛呕皆无，何以用之，又不知妊娠于呕为常候，以冲脉下降，致胃气逆上也，屡逆讵有不痛者耶，是在明者以意消息之耳。

肥白人外盛内虚，虚则生寒而胎不安。白术散温补安，胎故宜之。

第十一项　心实胎伤

妇人伤胎怀身，腹满不得小便，从腰以下重，如有水气状，怀身七月，太阴当养不养，此心气实，当刺泻劳宫及关元，小便微利则愈。

唐容川曰：仲景言先有腹满等证，然后伤胎，特其文法倒装，故致错注，盖其文法。言妇人所以伤胎者，多由怀身腹满，小便不利，腰以下重，如有水气，即致胎伤之证也，而所以致此证者，又由于怀身七月，太阴当养不养，肺不行水之过，夫肺又何故不行水哉，此必心气实，致胎之伤也，能将文法分段读，则义自明矣。故注仲景书，并当知汉人文法。且节有奥义，余再详之曰：胎外有水衣裹之，故将产先破水衣，护胎亦全赖水衣，盖水衣色血衣者，气统血故也。

凡人之水化而下行，则为溺，水中之阳，化而上升则为气，气为水所化，故仍复化而为津。津者，非水而实水也，故气出口鼻，养物复化为水，气聚于胎，亦结为水衣，实积气以举胎也。若有形之水质不下行，则逼其胎之下坠，气陷而不上升，则胎不举，此胎所以致伤也。

推原水之不化，由于肺不通调，而肺不通调。又由于心火克金，世传胎前不宜热者，其说实出于此，然其奥义，则知者少矣。

第二十一章　妇人产后病脉证治

第一节　产妇三病之问答

（一）问曰　新产妇人有三病。一者病痉，二者病郁冒，三者大便难，何谓也？

（二）师答

1. 新产血虚，多汗出，喜中风，故令病痉。

痉，筋病也，血虚汗出，筋脉失养，风入而益其劲也。

2. 亡血复汗，寒多，故令郁冒。

郁冒，神病也，亡阴血虚，阳气遂厥，而寒复郁之，则头眩而目瞀也。

3. 亡津液胃燥，故大便难。

大便难者，液病也，胃藏津液，而渗灌诸阳之津液。胃燥则大肠失其润而便难也。

此为产后提出三病以为纲，非谓止此三病也。

第二节　郁冒兼大便难

（一）脉象　产妇郁冒，其脉微弱。

郁冒虽有客邪，而其本则为里虚，故其脉微弱也。

（二）症状　呕不能食，大便反坚，但头汗出，所以然，血虚而厥，厥而必冒，冒家欲解，必大汗出，以血虚下厥，孤阳上出，故头汗出，所以产妇喜汗出者，亡阴血虚，阳气独盛，故当汗出阴阳乃复，大便坚，呕不能食。

（三）治法　小柴胡汤主之。（见呕吐）

主此汤者，以邪气不可不散，正气不可不顾，唯此法为能解散客邪，而和利阴阳耳。

柴胡为枢机之剂，凡风寒不全在表，未全入里者，皆可用。

此为郁冒与大便难之相间者，详其病因而出其方治也。

凡元气下脱，虚火上炎，及阴虚发烧，不因血凝气阻为寒热者，进此正如砒鸩矣。

第三节　产后虚中实证

（一）症状　病解能食，七八日更发热者，此为胃实。

病解之后，尚有余热在胃，所以能食，食入既多。至七八日更加发热者，此必复伤饮食之故，故知胃有实结。

（二）治法 大承气汤主之。

产后气血俱虚，汗下皆禁，独此一证。用大承气者，乃证治之变，不当以寻常例测也，又恐其煎迫津液，故以急下救阴为务。

第四节 腹中疠痛

（一）症状 产后腹中疠痛（气因血滞为胞阻，为疠痛）。

此乃寒积厥阴冲脉所致。但产后腹中疠痛，与妊娠腹中疠痛不同，彼为血虚而湿扰于内，此为血虚而寒动于中也。

（二）治法 当归生姜羊肉汤主之（见寒疝）。兼主腹中寒疝虚劳不足。

药解：用辛温以散血中之寒，助以血肉之性，大补经血，较诸补剂，功效悬殊。

羊肉主缓中，缓者急之对。急即仲景所谓：寒疝胁痛里急。产后腹中疠痛者，藉其阳足以扶阴，而阴乃比阳，不受阳之伤也。西北弥寒，生羊丰肥。南方所生，则瘠而味劣，又能于虚劳寒冷中，补中益气，藉其气之生长宜于寒也。

第五节　产后腹痛

（一）症状　产后腹痛烦满不得卧。

烦满腹痛，虽是气滞，然见于产后，则其滞不在气，而在血分之中也。

（二）治法　枳实芍药散主之。

1. 药味及用量：枳实（烧令黑勿太过）　芍药各等分

2. 杵服法：上二味杵为散，服方寸匕，日三服。

3. 兼主痈脓。大麦粥下之。脓乃血所化，此能行血中之滞故也，知主痈脓，即知主产后腹满矣。

4. 药解：用芍药以利血，用枳实而必炒黑，使入血分，以行血中之气。仲景凡治腹痛多用芍药，以其能收阴气之散也，以其能除血痹之痛也，以其能缓中而止急痛也。《本草》谓主邪气腹痛多用之。腹痛，烦满不得卧，是小承气汤证。若在产后，则非特为气分壅结，血分且必有留滞。破阴结，布阳气，芍药能利血中之气，破热结，坠坚气，枳实能利气中之气，气利而满减，血利而痛已。此枳实芍药散服制剂，更狭于小承气，其效反有过于小承气者，以是知为气阻血中，乃气之虚，非血之虚也。

总之此汤之治男子寒疝，腹中痛，胁痛，里急，妇人腹中疠痛全是阴寒，结于血分。

第六节　痛着脐下

（一）症状　师曰：产妇腹痛，法当以枳实芍药散，假令不愈者，此为腹有干血着脐下。

产妇腹痛，用上药而不愈者，则痛非烦满，此有干血着于脐下，故令腹痛也。

（二）治法　宜下瘀血汤。

1. 药味及用量：大黄三两　桃仁二十枚　䗪虫二十枚（熬去足）

2. 炼制及服法：上三味末之，炼蜜和为四丸，以酒一升，煎一丸，取八合，顿服之，新血下如豚肝。

3. 药解：血之燥干凝著者，非芍药枳实可能治，须用大黄，䗪虫下其血闭，更加蜜以缓大黄之急也。

仲景治蓄血则用水蛭虫也。治干血则复加䗪虫、蛴螬，为其能化血导血，助水蛭、虻虫以成功，而不济其悍，试观鳖甲煎丸只用䗪虫、蜣螂而置虻虫，水蛭，则知破血之功，不在䗪虫、蛴螬矣。

产后瘀血腹痛，仍用抵当汤内之大黄、桃仁，欲以䗪虫代虻虫，水蛭，其义亦可思矣。

䗪虫生下湿土壤中，得幽暗之气，故其味咸气寒，以刀断之，有白汁如浆，湊接即速复能行走，令人用之治跌打损伤，续筋骨，有奇效。

第七节　产后恶露不尽

（一）症状　产后七八日，无太阳证，少腹坚痛，此恶露不尽，不大便，烦躁发热，切脉微实，再倍，发热，日晡时烦躁者，不食，食则谵语，至夜即愈。

（二）治法　宜大承气汤主之。

言此以明热不在血室，而在膀胱与胃也。

徐玉台曰：仲景云病解能食，七八日更发热者，此为胃实，大承气汤主之。

夫阳明经中，仲景尚再三戒人，不可轻下，而产后亡血即多，仍云承气主之，益既为胃实，自有不得不用之理，举一症而产后之挟食者，可类推矣。

第八节　产后中风

（一）症状　产后风继续，数十日不解，头微痛，恶寒，时时有热，心下闷，干呕汗出虽久，阳旦证续在者。

产后中风，至数十日之久，而头疼寒热等证不解，是未可卜度其虚，而不与解之散之也。

（二）治法　可与阳旦汤（即桂枝汤加黄芩）。

阳旦汤治伤寒太阳中风挟热者，此风久而热续在者，亦宜以此治之。

季云按：黄芩治肺经气分之药，必昼甚于夜也。

黄芩为治气分之热为专功，大肠次之。

李东垣治肺热如火燎，烦躁引饮，昼甚者，宜一味黄芩，以泻脉经气分之火。

第九节　产后面赤与喘

（一）症状　产后中风发热，面正赤，喘而头痛。

上两节是教人勿拘产后，此下共三条，又是仲景教人要照顾产后。盖谓中风虽同，而面赤与喘，乃产后独有也。故散风而尤要补正，幸勿忘却产后，而以寻常中风治之也。

1. 表证者，二阳并病也，证必微汗出，不恶寒，此为阳气怫郁在表。

2. 里证者，戴阳证也，证必下利清谷，手足厥逆，脉微欲绝，身反不恶寒，此为里寒外热。

（二）治法　竹叶汤主之。

1. 药味及用量：竹叶一把　葛根三两　防风　桔梗桂枝　人参　甘草各一两　附子一枚（炮）　生姜五两　大枣十五枚

2. 煮服法：上十味以水一斗，煮取二升半，分温三服。温覆使汗出。颈项强，用大附子一枚破之，如豆大（一本作入），上药扬去沫，呕者加半夏半升洗。

3. 药解：此证太阳上行至头表，阳明脉过膈，上循于面，二经合病，多加葛根，以葛根为阳明解肌药也，防风佐桂枝，去二经之风，竹叶、桔梗主气上喘，参、草和中气，姜、枣行营卫，谷气行则上下交济，而汗出解矣。

此证乃阳无根而上泛，复为阴翳所累，遂以桂枝、附子、人参、甘草、大枣、生姜回其阳，用竹叶率葛根、防风、桔梗，以解其阴，盖风所著之阴，与为阳累之阴，同自不同，漓然微阴。正欲解散之余，取其阳遂透，阴遂消也。

此方浅视之为补散错治之方，细揣之，桂枝汤合方也。

第十节　产后烦乱呕逆

（一）症状　妇人乳中虚，烦乱呕逆。

乳中虚，言乳哺而乳汁去多，则阴血乏而胃中亦虚，阴乏则火扰而神昏乱，胃虚则呕逆。

（二）治法　安中益气，竹皮大丸方主之。

1. 药味及用量：生竹茹　石膏各二分　桂枝　白薇各一分　甘草七分

2. 末制及服法：上五味末之，枣肉和丸，弹子大，饮服一丸，日三，夜二服。

3. 加法：有热倍白薇，烦喘者，加柏实一分。

4. 前丸药解：用甘草泻心火，石膏疗烦乱，竹皮主呕逆，桂枝和营气，又直导诸，使无扞格之虞。烦喘者，为心虚火动，故加柏实以安之。

白薇主暴中风，身热邪气，寒热酸疼，温痒洗洗，发作有时。一因汗出后受湿也，一因汗出热乃盛也，故仲景于竹皮大丸中用此，而有热者更倍之。

柏叶扁圆尖锐不一，然皆西指，妇人乳后中虚，烦乱呕逆，则血虚而气乱四射矣，射于心则乱，射于肺则喘。治之以柏实者，挽其西指之气，使其滦洄而化血耳。

（三）医案 徐玉台云：产后感冒时邪，宜温散、不宜凉散，人人知之，而赤有不宜于温，而宜于凉者，误用温，则不得不用大寒矣。归鞠氏侄女，冬月初产无恙，至六日头痛身热，凛凛畏寒，予用栀豉汤，夜半热退，逾日复热，更医用产后逐瘀成法，遂加烦躁。

予谓冬温为病，清之可安。

通评虚实论曰：乳子而病热，脉悬小者，手足温则生，仍依时邪治例，用白虎汤而愈。

凡产后无产症，而染他病者，即当以他症治之。而丹溪大补气血之言，却不可拘。

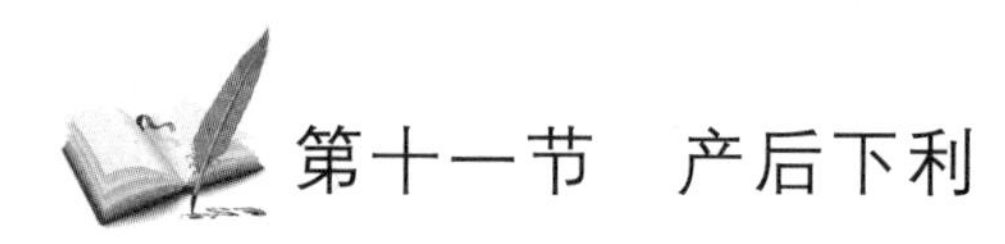

第十一节　产后下利

（一）症状 产后下利虚极。

产后既已血虚下利，又复胃热，有不虚极者乎。

（二）治法 白头翁加甘草阿胶汤主之。

徐玉台曰：仲景之产后不利，虚极，白头翁加甘草，阿胶以养其正，举一症而产后之挟虚者可类推也。

1. 药味及用量：白头翁　甘草　阿胶各二两　秦皮黄连　柏皮各三两

2. 煮服法：上六味以水七升，煮取二升半，内胶令消尽，分温三服。

3. 药解：白头翁根色紫，紫为赤黑相兼，正与热依于骨髓同，而近根处有白毛，毛为肺所主，白又其色，是使水中之火达于金，从皮毛而解也，故曰主温疟狂阳寒热，仲景于厥阴热利产后下利皆用之，正其旨耳。

水停生火，本汤用此，皆其治也。伤寒厥阴证热利之重者，用白头翁汤，苦寒治热，以坚肠胃，此产后气血两虚，故加阿胶、甘草，然下利者，血滞也，古人云：血行则利自止，此方岂独治产后哉。

第十二节　产后补治各方

（一）《千金》三物黄芩汤　治妇人在草蓐自发露得风，四肢苦烦热，头痛者，与小柴胡汤，头不痛，但烦者，此汤主之。

自发露，谓自发衣露体得风，非邪非伤者，故不为自汗风病，盖产时天机开发，虽微风亦得入之。外感之风，内虚之火，合化淫于四末，而作四肢苦烦热，上至于头，作头痛，病在表里之间，故用小柴胡汤主治少阳。

1. 药味及用量：黄芩一两　苦参二两　干地黄四两

2. 煮服法：上三味以水八升，煮取二升，温服一升，多吐下虫。

3. 药解：此产后血虚风入而成热之症也，故用黄芩退热。苦参养肝，熟地补血而益肾水，则肝胆之火宁矣。

（二）附录王孟英治产后误温案 金氏妇自仲夏堕胎，迄今四月有余，恶露淋漓不断，两臀近复患疮，浑身肤痒，脉数而弦，多药罔效。亦为产后宜温之谬说所误也，用西洋参、银花各二钱，生地、龟板各四钱，冬瓜皮三钱，栀炭、竹茹各一钱五分，白薇、青蒿、黄柏各一钱，甘草六分，不十帖愈矣。

（三）《千金》内补当归建中汤 治妇人产后虚羸不足，腹中刺痛不止，吸吸少气，或苦少腹中急，摩痛引腰背，不能食饮，产后一月，日得服四五剂为善，令人强壮宜。

产后血去，营卫俱虚，内不充于五脏，肝木妄动，作腹中刺痛，上不充于膻中，遂吸吸少气，故少腹急引，外连腰脊，六腑不和，则不能食。

1. 药味及用量：当归四两　桂枝　生姜各三两　芍药六两　甘草二两　大枣十二枚

2. 煮服法：上六味以水一升，煮取三升，分温三服，一日令尽。若大虚加饴糖六两，汤成，内之于火上，暖令饴消。若去血过多，崩伤内衄不止，加地黄六两，阿胶二两，合八味，汤成内阿胶，若无当归，以芎䓖代之，若无生姜，以干姜代之。

3. 药解：按此即黄芪建中之变法，彼用黄芪以助外卫之阳，此用当归以调营内之血，然助外则用桂枝，调中则宜肉桂，两不易之定法也。

饴糖柔润芳甘，正合脾家土德，而即以缓肝之急，仲景用饴糖多在建中汤。建中汤证，多有腹痛，此血当行不行之验也，饴糖能治血，当行不行，为腹痛者耳。

（四）医案　宁河刘宇民之妻患脐下疼痛，两胁（属肝）坠胀，喜按（主虚）呃逆不舒（主胃），气不上升（气弱），胃口烦闷，腰疼（主肾），白带淋漓（脾湿）。由津至北京寓前外草厂胡同，延季云诊治，法《千金》内补当归建中汤，并法叶天士用血肉有情之品加味治之。

当归五钱　桂枝三钱　生姜三斤　芍药五钱　炙草二钱　大枣四枚　黄芪四钱　制半夏三钱　小茴香三钱　白通草二钱　羊腰子一具

服上方三剂即愈。

第二十二章　妇人杂病脉证并治

第一节　热入血室

（一）症状　妇人中风，七八日，续来寒热，发作有时，经水适断，此为热入血室，其血必结，故使如疟状，发作有时。

中风七八日，表证已罢，经水不应断而适断，复见寒热如疟，此经行未尽，而有结血，然经既行而适断，此为虚证，甚不可泻。

（二）治法　小柴胡汤主之。

第一项　热入血室之戒犯

妇人伤寒发热，经水适来，昼日明了，暮则谵语，如见鬼状者，此为热入血室，治之无犯胃气，及上二焦，必自愈。

伤寒，邪热在表，故经水来而不断，虽为热入血室，以气分不受邪，故昼日明了。

但夜则谵语，热随血散自愈，不可刺期门，妄犯胃气，及用柴胡犯上二焦也。

第二项　血结胸刺法

妇人中风，发热、恶寒，经水适来，得之七八日，热除，脉迟身凉和，胸胁满，如结胸状，谵语者，此为热入血室，当刺期门，随其实而泻之。

中风七八日，热邪传里之时，因经水适来，邪乘虚而入血室，却不入于胃腑也，经水适来而即止，必有瘀积，此为寒证，故宜刺期门以泻之。

第三项　病阳明刺法

阳明病下血谵语者，此为热入血室，但头汗出，当刺期门，随其实而泻之，濈然汗出者愈。

妇人经水适来适断，则邪热乘之而入血室，男子阳明经下血而谵语者，亦为热入血室，总是邪热乘虚而入也。

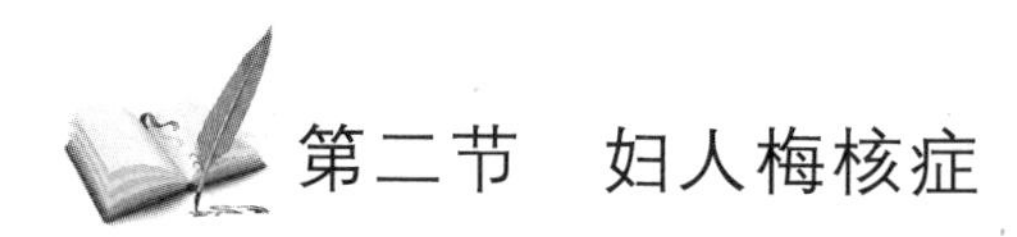

第二节　妇人梅核症

（一）症状　妇人咽中如有炙脔。

上焦阳也，卫气所治，贵通利而恶闭郁，郁则津液不行，而积为痰涎，胆以咽为使，胆主决断，气主相火，遇七情至而不决，则火郁而不发，火郁则焰不达，焰不达则气如焰，与痰涎聚结胸中，故如炙脔，譬如干肉也。《千金》作胸满心下坚，咽中帖帖如有炙脔，吐之不出、吞之不下，证虽稍异，然以郁而致也。

（二）治法 半夏厚朴汤主之（一名四七汤）。

1. 药味及用量：半夏一升　厚朴三两　生姜五两　苏叶二两

2. 煮服法：上五味以水一斗，煮取四升，分温四服，日三、夜一服。

2. 药解：用半夏、生姜，辛以散结，苦以降逆，茯苓佐半夏利痰气，紫苏芳香，入脐以宜其气也易。言之用半夏等药者散郁散痰而已。

第三节　妇人脏躁

（一）症状 妇人脏躁，喜悲伤欲哭，象如神灵所作，数欠伸。脏躁者，火盛炼津，肺失其润，心系了戾而然。

沈氏所谓子宫血虚，受风化热者也，血虚脏躁，则内火扰而神不宁，悲伤欲哭，有如神灵，而实为虚病，前五脏风寒积聚篇，所谓邪哭使魂魄不安者，血气少而属于心也。

数欠伸者，经云：肾为欠为嚏。又肾病善伸，数欠颜黑，盖五志生火，动必关心，脏阴既伤，穷必及肾也。

（二）治法 甘麦大枣汤主之。

1. 药味及用量：甘草三两　小麦一升　大枣十枚

2. 煮服法：上三味，以水六升，煮取三升，分温三服，亦补脾气。

3. 药解：用甘草缓心系之急，而润肺燥，大枣行脾胃之津，小麦降肝火之逆，火降则肺不燥而悲自已也。

凡肺燥愁悲欲哭，宜润肺气，降心火为主。

第四节　妇人吐涎沫

（一）症状　妇人吐涎沫，医反下之，心下即痞，当先治其吐涎沫。

（二）治法　小青龙汤主之，涎沫止，乃治痞，泻心汤主之。

小青龙汤方（见肺痈）。

泻心汤方（见惊悸）。

第五节　妇人闭经诸病

此仲圣述月经闭止，而发种种复杂之病变也。

1. 妇人之病，因虚、积冷、结气，为诸经水断绝。

2. 至有历年，血寒积结胞门，寒伤经络。

妇人经闭诸病，无不由虚寒而成，经闭虽属虚寒，则崩漏之属虚热，从可识矣。

3. 凝坚在上，呕吐涎唾，久成肺痈，形体损分。

所以在上，则寒沫结聚而为欬，欬久热结而为肺痈也。

4. 在中盘结，绕脐寒疝，或两胁疼痛，与脏相连，或结热中，病在关无，脉数无疮，肌若鱼鳞，时著男子，非止女身。

在中则寒饮结聚，而为寒疝，疝久结热，亦为内痈，大抵内痈皆起于结血，故中之以脉数无疮，肌若鱼鳞，昭揭病形。然此不但妇人也，男子亦有是证。总由经络郁闭，寒从火化所致。

5. 在下未多，经候不均，令阴掣痛，少腹恶寒，或到腰脊，下根气街，气冲急痛，膝、胫疼烦，奄忽眩冒，状若厥癫，或有忧惨，悲伤多嗔，此皆带下，非有鬼神。

在下经候，虽不调而不致断绝，所瘀亦为不多，其证虽久，但少腹气冲引急寒痛也，其他膝胫疼烦者，以四肢为诸阳之本，寒结于内，则在下之阳，不能上入，故膝胫反热而痛也。

6. 久则羸瘦，脉虚多寒，三十六病，千变万端。

7. 审脉阴阳虚实紧弦，行其针药，治危得安，其虽同病，脉各异源，子当辨记，勿谓不然。

以久则羸瘦，脉虚多寒证之，然多寒，言属寒者多，非绝无属热也。

假如羸瘦而脉数，又为阴虚多热矣。

第六节　积血化带之问答

（一）问曰： 妇人年五十所，病下利，数十日不止，暮即发热，少腹里急腹满，手掌烦热，唇口干燥，何也？

（二）答曰： 此病属带下，何以故？曾经半产，瘀血在少腹不去。何以知之？其证唇口干燥故知之。

下利不止，属带下何也？妇人年已五十，经绝胞门闭塞，冲任不复输泄之时，积血自胞门化为带下，无所从出。大便属阴，故大便为下利，当即以下利治之。

（三）治法：当以温经汤主之。

1. 药味及用量：吴茱萸三两　当归　芎䓖　芍药　人参　桂枝　阿胶　丹皮　生姜　甘草各二两　半夏半升　麦冬一升

2. 煮服法：上十二味，以水一斗，煮取三升，分温三服。

3. 药解：陈元犀曰：按方中当归、芎䓖、芍药、阿胶肝药也，丹皮、桂枝心药也，吴茱萸肝药亦胃药也，半夏胃药亦冲药也，麦门冬，甘草胃药也，人参补五脏，生姜利诸气也。病在经血，以血生于心也，藏于肝也，冲为血海也。胃属阳明，厥阴冲脉丽之也，然细绎方意，以阳明为主。

用吴茱萸，驱阳明中土之寒，即以麦门冬滋阳明中土之燥，一寒一热，不使偶偏，所以谓之温也，用半夏、生姜者，以姜能去秽而胃气安，夏能降逆而胃气顺也，其余皆相辅而成温之之用，绝无逐瘀之品，故过期不来者，能通之，月来过多者能止之，少腹寒而不受胎者，并能治之，统治带下三十六病，其神妙不可言矣。

季云按此汤用麦冬者，因下焦之实，成上焦之虚也。然下焦实证，非见手掌烦热，唇口干燥，不可用也。盖以有瘀血而不烦热，是下瘀血汤，大黄䗪虫丸证也。

第七节　月经一月再见

（一）症状　带下经水不利，少腹满痛，经一月再见者。

此亦因瘀血而病者，经水虽不利，但一月再见之不同，皆冲任脉瘀血之病。

（二）治法　土瓜根散主之。

1. 药味及用量：土瓜根　芍药　桂枝　䗪虫各三两

2. 杵服法：上四味杵为散，服方寸匕，日三服。

3. 药解：土瓜根消水饮，芍药开血痹，桂枝通血脉，䗪虫破血积，更须以酒行之。

又土瓜根，即王瓜根也，气味苦寒，王内痹，瘀血月闭。

第八节　妇人革脉

（一）脉象　寸口脉弦而大，弦则为减，大则为芤，减则为寒，芤则为虚，寒虚相搏，此名为革。

脉弦而大，按之减小而芤者，为表里失血之候，以其脉弦大无力，而少徐缓冲和之气，故谓之革，言胃气近于革除也。

（二）症状　妇人则半产漏下。

盖弦为阳气少，芤为阴气虚，妇人得之，主半产漏下。

（三）治法　旋覆花汤主之（见肝着篇）。

第九节　妇人陷经漏下

（一）症状　妇人陷经漏下，黑不解。

气畅而血从，则百脉流动，以候天癸，苟有邪以阻之，则血不从其气，而自陷于血海。血海者，肾主之。肾者，寒水也，其色黑，是以漏下黑矣，犹《内经》所谓结阴下血也。

（二）治法　胶姜汤主之（方缺）。

或云即是干姜、阿胶二味煎服。

林亿云：臣亿等校诸本无胶姜汤方，想是前妊娠中胶艾汤。

第十节　妇人少腹满

（一）症状　妇人少腹满如敦状，小便微难而不渴，生后者，此为水与血俱结在血室也。

敦音时，按周礼注盘以盛皿。敦以盛食，盖古器也。少腹满如敦状者，言少腹有形，高起如敦之状，与《内经》胁下大如覆杯之文相同。

（二）治法　大黄甘遂汤治之。

1. 药味及用量：大黄四两　甘遂　阿胶各二两

2. 煮服法：上三味以水三升，煮取一升，顿服，其血当下。

3. 药解：用甘遂取其直达水停之处，大黄荡涤瘀血，阿胶为血室之向导也。

又按此汤治水与血结于血室，于此见水能为疝瘕癥坚积聚之根，并可见泄利者，大黄不可用，甘遂仍可用，盖其性径情直行，不稍留恋，故非特能行停蓄泛滥之水，即徘徊瞻顾，欲行不行之水，亦并其所长矣。

第十一节　妇人经水不利

（一）症状　妇人经水不利下。

经水不利下者，经脉闭塞而不下，此与前条下而不利者有别矣。故彼兼和利，而此专攻逐也。

（二）治法　抵当汤主之。

1. 药味及用量：水蛭（熬）　虻虫（熬）各三十枚桃仁二十枚　大黄三两（酒浸）

2. 煮服法：上四味为末，以水五升，煮取三升，去滓，温服一升。

3. 药解：虻虫，水蛭之咸。用以软血结，桃仁、大黄之苦，用以下血结，四味为下血之驶剂。

第十二节　妇人经闭下白物

（一）症状　妇人经水闭不利，脏坚癖不止，中有干血，下白物。

子宫血积，不与气和，故新血不至，遂成干血坚癖，外连子户，津液不行，化为白物。

（二）治法　矾石丸主之。

1. 药味及用量：矾石三分（烧）　杏仁一分

2. 制法：上二味末，炼蜜为丸，枣核大，内脏中，剧者，再内之。

3. 药解：用绿矾消坚癖，破干血，杏仁利热开闭，润脏之燥，蜜以佐之，内子户，而药气可直达子宫矣。设干血在冲任之海者，必服药以下之，内之不能去也。

第十三节　妇人腹中刺痛

（一）症状　妇人六十二种风，腹中血气刺痛。

风者善行而数变，是以百痛皆生于风，非止六十二种风也。

（二）治法　红蓝花酒主之。

1. 药味及用量：红蓝花一两

2. 煎服法：上一味以酒一大升，煎减半，顿服一半，未止再服。

3. 药解：张隐庵曰：红花色赤多汗，生血行血之品也，陶隐居主治胎产血晕恶血不尽，腹痛，胎死腹中，《金匮》红蓝花酒，治妇人六十二种风，又能主治咳疟。临川先生曰：治风先治血，血行风自灭，盖风为阳邪，血为阴液，此对待之治也。

第十四节　妇人腹中诸疾痛

（一）症状　妇人腹中诸疾痛。

此腹痛者，由中气虚，脾土不能升运阴阳，致二气乖离，肝木乘克而作痛也。

（二）治法　当归芍药散主之（见妊娠）。

第十五节　妇人虚寒腹痛

（一）症状　妇人腹中痛

荣不足则脉急，卫不足则里寒，虚寒里急，腹中则痛。

（二）治法　小建中汤主之（见虚劳）。

小建中专主风木胜脾之腹痛，而妇人善怒，易动肝火，木邪乘土，多有腹痛，经水妄行之疾，故以此汤主之。

第十六节　妇人转胞之回答

（一）问曰：妇人病，饮食如故，烦热不得卧，而反倚息者，何也？

（二）师曰：此名转胞不得溺也，以胞系了戾，故致此病，但利小便则愈。

转胞之病，为胞居膀胱之内，因下焦气虚，水湿在中，不得气化而出，遂鼓急其胞，因转筋不止，了戾其溺之系，水既不出，经气遂逆，上冲于肺，故烦热不得卧而倚息也。

季云按妊娠转胞，由治压膀胱，大抵气虚所致，薛氏以补中益气汤举之，较丹溪四物四君二陈煎服探吐为稳，杭医陈月波治鄞谢宣室人一剂而通。盖清气之陷，总因浊气不降耳，升之则降矣，降之则升矣。（见冷庐医话）

（三）主治　肾气丸主之（见虚劳）。

第十七节　妇人阴寒

（一）症状　妇人阴寒。

（二）治法　温阴中坐药，蛇床子散主之。

1. 药味：蛇床子仁

2. 裹法：上一味末之，以白粉少许，和合相得，如枣大，绵裹内之，自然温。

3. 药解：寒从阴户所受不从表出，当温其受邪之处，则病得愈，故以蛇床子一味，大热温助其阳，纳入阴中，俾子宫得暖，邪自去矣。白粉即米粉，藉之以和合也。

第十八节　妇人阴中生疮

（一）脉象　少阴脉滑而数者。

少阴脉滑而数者，热结下部也。

（二）症状　阴中即生疮，阴中蚀疮烂者。

阴中即前阴也，生疮蚀烂，乃湿热不洁而生䘌也。

（三）外治　狼牙汤洗之，或以狼毒代之。

1. 药味：狼牙三两

2. 煮缠及浸沥法：上一味以水四升，煮取半升，以绵缠筋如茧浸汤沥阴中，日四遍。

3. 药解：用此汤以解毒杀虫，但用一味以取专功，缘狼牙苦寒，寒能除肾热，苦能杀虫治疮病。凡见颊赤中有白斑，下唇红中白点，皆阴蚀之侯。

第十九节　妇人阴吹

（一）症状　胃气下泄，阴吹而正喧，此谷气之实也。

阴吹正喧，妇人恒有之疾，然多隐忍不言，以故方书不载，医不加查，《金匮》明言胃气不清，谷气之实，所以腹中喧响，则气从前阴吹出，有声如大便失气之状。

（二）治法　膏发煎导之（见黄疸）。

导之者，服之，使病从小便而出。非用导引之谓。

（三）证同药异之治验案　张学良之夫人于凤至，民国八年八月，产后夜多噩梦，前阴时出虚恭，心悸多惊，左膀疼痛，病数月，多医诊治未愈。季云以张景惠之荐，承上将军张作霖电请，并派副官刘冠豪随行，赴辽治之，十余药而愈。临行，张上将军感念医治微劳，赠以衣料及头等纪念章等，他物俱壁，仅受赠章，以资纪念。方案如下：

百合一两　鸡子黄一个　淮小麦五钱　金石斛四钱　当归须四钱　火麻仁三钱　桂心七分　生牡蛎二钱　生龙骨二钱　炙甘草一钱　炮姜二分　巴戟天三钱　柏子仁三钱　生地黄一钱半　苦桔梗五钱

母鸡左翅血一杯兑服。方中用鸡子黄者，鸡子禀南方之火色，入通于心，可以补离宫之火，用生者搅和，取其流通之义也，人之胆壮，则不惊。胆气不壮，故发惊惕。龙牡咸以镇心，重以镇怯。桂心、地黄、火麻、炙草、四味同用。即仲景炙甘草汤之意。肝火不息，心血不生。心不安其位，则悸动不止，故用之。古云顾阴液须投复脉，良有以也。久病入络，故用当归须，柏子仁以入络，且柏子仁气味甘平，主惊悸，安五脏、益气，除风湿痹。惊则气上，恐则气下，悸则动中，桔梗通上中下三焦之气，故能治之，百合味甘平，主邪气，腹胀心痛，利大便，补中益气，肺主气，补肺则益气矣。转矢气则知肠胃燥热之甚，故气不外宣，待转而下，若不转失气，则肠胃虽热，而渗孔未至于燥。百合与鸡子黄同用者，用以治百合病吐之后者，鸡子黄养心胃之阴，百合滋肺气，下润其燥，胃为肺母，胃安则肺气和而令行，此亦用阴和阳，无犯阳之戒，百合与地黄同用者，以百合苦寒，清气分之热，地黄甘润，泄血分之药，皆阴柔之品，以化阳刚也，肺寒魂怯，用辛温镇补之品，以扶肝而敛魂，心阳上越，肾阳下泄，桂枝甘草龙骨牡蛎汤治之，小麦与炙草同用者，即仲景甘麦大枣汤。用治妇人脏躁，悲伤欲哭，象如神灵所作者，以小麦为心之壳，又能养肝血故也，然不用大枣而用石斛者，以中满忌枣，石斛味甘平，补五脏虚劳羸瘦，强阴。久服厚肠胃，然滋阴药多，不免呆滞，故以桔梗通三焦之气。桂枝治吐吸利关节，能引下气，与上气相接，则吸入之气，直至丹田而后出，又则君火之气，使心主之神气，出入机关，游行于骨节，故曰利关节也。风善走而数变，《本草》巴戟天主大风，防风主除风之害，巴戟天主得风之益，益而和之，气和即为风和，死可回生。鸡左翅血兑服者缪宜亭法也。非明于生杀消长之道不可语此。季云按全案十余方，今仅存此，余皆遗失。

（四）附录阴吹不得固执《金匮》法　季云按《温病条辨》载，饮家阴吹，脉弦而迟，不得固执《金匮》法，当反用之。桔半桂苓枳姜汤主之，《金匮》谓阴吹正喧，猪膏发主之，盖以胃中津液不足，大肠津液枯槁，气不后行，逼走前阴，故重用润法，俾津液充足流行，浊气仍归旧路矣。若饮家之阴吹，则大不然，盖痰饮盘踞中焦，必有不寐不食，不饥不便、恶水等证，脉不数而迟弦，其为非津液之枯槁，乃津液亡积聚胃口可知，故用九窍不和，皆属于胃例，峻通胃液下行，使大肠得胃中液下行，使大肠得胃中津液滋润，而病如失矣。此证系于治验，故附录于此，以开一条门径。

半夏二两　小枳实一两　橘皮六钱　桂枝一两　茯苓块六钱　生姜六钱

甘澜水十碗，煮成四碗，分四次，日三、夜一服，以愈为度。王孟英云：痰湿阻气之阴吹证，实前人所未道及。

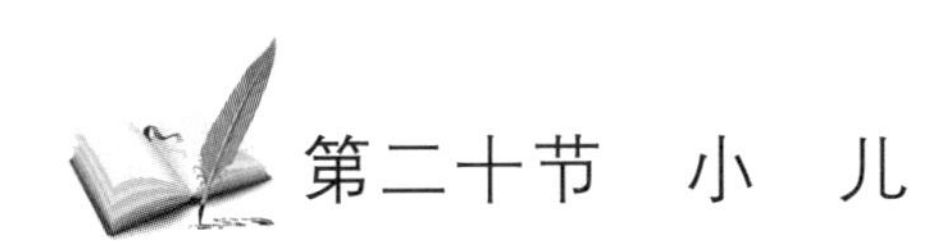

第二十节　小　儿

小儿疳虫蚀齿方

雄黄　葶苈

上二味末之，取腊月猪脂熔，以槐枝绵裹头四五枚，蘸药烙之。雄黄味辛，葶苈味苦，辛苦能杀虫故也。

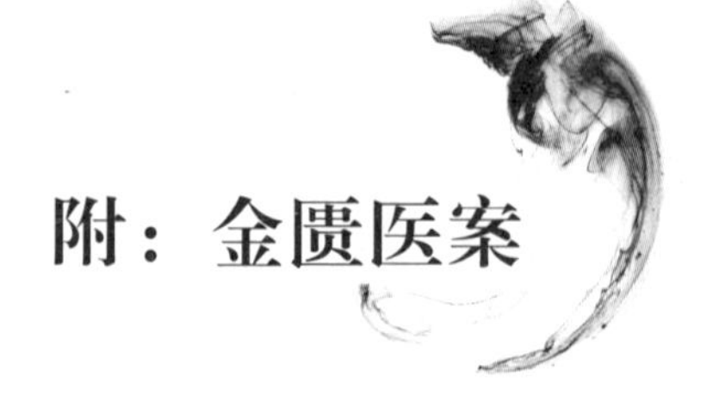

附：金匮医案

栝蒌桂枝汤

无锡张宗曜治俞幼，四岁犹未断乳。今病风湿，沙喑早回，显系风邪被湿痰稽留，小儿阴未充旺，风动巨阴发痉。

病状：角弓反张，脉如弦索，口痉不开，溲少而渴，身热少汗。

诊断：督脉主一身之阳，邪入三阳，则令人腰背反折。

巢氏云：风邪伤太阳之经，复遇寒湿则发痉也。其脉策策如弦直上下者，风痉脉也。

正如《金匮》痉脉，按之弦紧直上下行句合。

再按痉湿暍篇：太阳无汗，而小便少，气上冲胸，口噤不得语，欲作刚痉，葛根汤主之。又谓：身体强，几几然，栝蒌桂枝汤主之。

然仲圣所论者，为伤寒兼湿也。

此症来自湿邪，固幼稚食乳多湿。温风与湿相持，不得由表而散。沙喑早回，即其端倪。遂至窜入诸阳经髓，乃为风痉。且病痉者，其邪多在太阳阳明之交。故身体强，而口噤不语也。尤宜去姜枣之辛甘温，参用白虎以清阳明之热，方始合拍。

处方：桂枝四分　葛根二分　芍药一钱五分　天花粉六钱　知母二钱　石膏七钱　甘草一钱　麻黄五分

药解：麻黄辛散，以发太阳之邪。葛根甘平，以疏阳明之经。合花粉之酸甘，以生津液而濡经脉。桂枝兼麻黄，以解表之风邪，而通心气。知母苦寒清燥金。芍药制麻桂和阴敛阳。甘草、石膏，滋清阳明。使湿与风温一齐解散。

葛　根　汤

张畹香云：香粉街俞策兄，十一月渠店伙屠越兄邀诊，身热，舌黄，喉干，舌干齿浮，脉浮大，患经五六日予知为阳明症。甫诊毕，其家已延以伤寒名此至。尔时戚友趋拥入诊，开小柴胡杂以消导药。十二日病不去，乃邀余至。其阳明经仍在，不传府，为疏葛根汤两剂身即凉。

许叔微治市人杨姓者，病伤寒无汗，恶风，项虽屈而强。医者，以桂枝麻黄各半汤与之。许曰：非其治也。是谓项强几几，葛根汤治也。三投濈濈然微汗解。翌日，项不强，肺已和矣。论曰：何谓几几，如短羽鸟之状，虽屈而强也。谢复古谓病人羸弱，须凭几而坐，非是。此与成氏解不同。

吴谓泉云：晁棨门感冒寒邪头痛，腰痛，恶寒，无汗，服参苏饮而鼻干，目赤，发热，烦躁反盛。按脉浮大而长，此太阳阳明二经，同受寒邪，证名合病，故邪气甚也。

《汉云新解》载：《漫游杂记》有一五六岁之小儿，病天行痢二日，而发惊痫直视，挛急，身冷，脉绝。医将用三黄汤。余止之曰：痫痢之初起，其腹气坚实，用药发之虽危不死。今外症未散而用三黄，则痢毒郁结，延数十日腹气虚竭，痫再发则不可救。如今之计，唯须发散，乃以葛根汤发之。兼用熊胆（有镇痉作用）少许，痢愈，痫亦不再发。

痉病太阳症，其手足拘挛，类似瘫痪者，以葛根汤发汗。表证既去，拘挛瘫痪，仍不休者，与大柴胡汤，四五十日则愈。

又曰：有一三十余岁之僧，来宿浪速之寓居，骤感外邪，恶寒热发头痛如创。腰背疼痛，四肢困倦。脉洪数，饮食不进，全类伤寒。急作大剂葛根汤，一昼夜连进五帖，袭被褥以取汗，如此二三日，恶风仅减，余症如前。余谓其徒曰：此疫恐为大患，幸勿轻蔑。其夜五更起诊，其脉如转索来去不自由。余意以为受邪不浅，恐不能起。仍进葛根，增其用量。既经五日，其徒来告，红痘满面。余抵掌曰，有是哉，可无他患？翌日热退，食进，脉平正如常，经二十日而复原。

大承气汤

《汉云新解》载：有一十七岁之男子。数月前罹热性病。诸症日渐增重，发热便闭，发汗如雨。虽百计求医，毫不见效。余诊之，病者不能起坐，发奇声猿响。除涕泣外，终日不言不语，全身枯燥，四肢挛屈。与之食则食，二便失禁。余据脉症及腹症，与以大柴胡汤，大承气汤，桃仁承气汤及大黄牡丹皮汤，四方之合方。然病者拒不肯服，不得已杂食物与之，处药三四分，经七八日虽症状依然，未尝著效，然其父母信余不疑，故前方得持续服用，经三月意识恢复，手足之运动亦稍觉自由，并用抵当丸约一月而获痊愈。

《建珠录》曰：京师麸屋街之贾人，近江屋嘉兵卫之子，年十有三，患天行痢，里急后重，心腹刺痛，噤口三日，苦楚呻吟，四肢扑席，诸医无效。先生诊之，作大承气汤饮之（每帖计十二钱）少与蒸蒸，烦热快利如倾，即获痊愈。

许叔微《伤寒九十论》载：宣和戊戌，表兄秦云老病伤寒，身热足寒，颈项瘛疭，医作中风治，见其口噤故也。余诊其脉，实而有力，而又脚挛，啮齿，大便不利，身燥无汗。余曰：此刚痉也。先以承气汤下之，次以续命汤调之愈。

论曰：五常政大论曰：赫曦之纪，上羽与正徵同，其收齐，其病痉盖戊太阳寒水羽也。戊大运正徵也。太遇之火，上见太阳。则天气且刚，故其收齐而人病痉者，过气然耳。火木遇，故年病此症多刚痉。

麻黄杏仁薏苡甘草汤

《汉药神效方》载：多纪茝庭曰：幼科柴由元春法服言，凡下部毒肿之症（水肿），用麻黄杏仁薏苡甘草汤有奇效。尝试之，一人得效，后屡用之，无不应效。云，时还读我书续录。

按用麻黄、杏仁、薏苡各五分，甘草一钱。

以上四味，用水一盏半，煎成六分。温服。

请再参照淋痛尿闭妙方项下。

陈修园云：肿胀气壅于上，卧则喘息有声，师古人开鬼门之法，责诸手太阴一经，方列后。

制麻黄八分　杏仁三钱（去皮尖）　薏苡仁四钱　甘草八分

叶天士治某哮喘，先寒后热，不饥不食，继浮肿，喘呛，俯不能仰，仰卧不安，古人以先喘后胀，治肺，先胀后喘治脾。今由气分膹郁，以致水道阻塞，大便溏泻，仍不爽利。其肺气不降。二肠交阻，水谷蒸腐之湿，横趋脉络，肿由渐加，岂乱医效。粗述大略，与高明论证，至肺位最高，主气。为手太阴脏，其脏体恶寒，喜热，宣辛则通。微苦则降，若药气味重浊，直入中下，非宣肺方法矣。故手经与足经大异。当世不分手足经湿治者，特表及之。

麻黄　杏仁　薏苡仁　甘草　茯苓

尤在泾治某，卧则喘息有音，此肿胀乃气壅于上，宜用古人开鬼门之法，以治肺通表。

麻黄　杏仁　薏苡　甘草

柳实诒按，此兼喘逆，故专治肺。

防己黄芪汤

吴渭泉云：马某体重腹痛，汗出恶风，麻木身痛，气上冲，脉浮迟，此表腠不密，感诸风湿所致。即用防己黄芪汤，加芍药、桂枝、茯苓、苍术，以祛风燥湿。

按：黄芪主治肌表之水也。故能治黄汗盗汗皮水及旁治身体肿或不仁者。此汤与黄芪茯苓汤皆同治肌肤水肿也。

桂枝附子汤

叶天士治张某，阳微不司外卫，脉络牵掣不和，胃痛，夏秋不发，阴内阳外也。当冬寒骤加，宜急护其阳，用桂枝附子汤。

桂枝　附子　炙草　煨姜　南枣

徐洄溪批云：总宜切胃痛方妙，此方则徒为壮阳耳。

《汉方新解》载：一六十余岁之男子，自高处堕落，打扑头部，以致失神。后又罹外伤性神经证，发头眩晕、耳鸣、健忘，精神忧郁、震战、脚软等症。致形神萎靡，数年废业。余诊之，脉沉弱，闭目，直立则战，懔震颤，动则倾跌。腹诊所见者，直腹筋两侧，俱形挛急，而左侧为强，脐之周围，有瘀血块，连及脐下，按之则痛。腹部软弱，有冷感，下肢厥冷，尿频数，大便秘结，遂处本方。附子三倍其量，合桂枝茯苓丸三倍，并用抵当丸（一日三回）与服，治经一周间，去后久不来院。后伴其家族之病者来告日，服后尿量增加，下黑便甚多，药未尽而痊愈。

甘草附子汤

叶天士云：冷湿积伤，经络拘束，形寒，酒客少谷，劳力所致。

白术　桂枝　熟附子　甘草　淡干姜

薛立斋云：治一妇人，肢节作疼，不能转侧，恶见风寒，自汗盗汗，小便短，虽盛夏亦不去衣。其脉浮紧，此风寒客于太阳经，用甘草附子汤一剂而痊。

白虎加人参汤

何鸿舫云：秦珠厓之母夫人，春秋七十矣。夏日撄暑病疟，疟止，而热不已，口渴烦躁，病旬余未得汗，众医者，皆以为少阳证。叠投小柴胡汤不效，珠厓扰甚，嘱其妹婿沈君邀视，山人切其脉，数而有次，右大于左，舌微白。曰：阳明伏邪未泻也，当进人参白虎汤。珠厓以石膏大凉，恐非老年人所宜。山人曰：石膏为阳明表证主药，有人参以助其气，而达其邪，何虑之有。是夕遂留宿视其煎而进之。及东方明，遍体大汗，而热亦全退。

李冠仙云：契友龚玉屏子，十六岁，自扬受暑归，发热，头胀，倦怠，少气，心烦，渴饮，天柱倾欹欲倒。余用人参白虎汤，其家以时证用参为疑。或谓时邪用参如吃红矾，入腹必死。余曰，先天气弱暑又伤气，脉象数而甚虚，非参不可，争持良久，始服。翌早往视，已霍然矣。嗟乎，医道之不明至今日而极矣。经云：热伤气。又云：壮火食气盛夏酷热，铄石流金未有不伤气分者。故孙真人生脉散，东垣清暑益气汤，丹溪十味香薷饮，未有不用参，以顾气者也。至人参白虎汤，乃《金匮》中暍门专主之方，更何疑乎。且此症乃中暑非时邪也。时邪者，春当暖，反寒，秋当凉，反暖，冬当寒，反温，为四时不正之气，感而病者谓之时邪。至风寒暑湿燥火六者应时而至，本天地之正气，人或不慎感之为病，谓之中寒、中暑而已。不得谓之时邪也。若许此症之虚，则清暑益气亦可。然因其大渴欲饮，恐黄芪、白术过于温补。故用人参白虎，余本细加斟酌，岂漫然如获效哉。复数年又抱恙，延余诊治，时十二月一日也。其症外似洒淅恶寒，寒后烦躁觉热，舌赤，无苔，溲带白浊，脉来洪数，无伦，按之空象。因告其叔曰，此不治症也。至春殆矣。夫冬见夏脉，书称不治。伊脉洪数无伦，在夏脉尚为太过，而况见于冬令闭藏之日。且又无根，肾水告竭，肝木独旺，木生于水，无水生木，何以应春气之发生乎。如木树然当冬月闭藏，莫能定其生死，至春则生者生，而死者死。人身一小天地，肝木应乎春气，根本既拔，故知其死于春也。遂未立方而行，后果于正月十八日逝云。

张希白云：程姓子病温热旬余，身热不退，舌黑生刺，鼻如烟煤，神志昏乱，手足微厥，六脉沉细，此必承气证，而误服白虎也。白虎无破结之能，徒戕胃气，反郁其阳，致令脉道不利，腑热壅闭难解，遂与大承气汤，连进两剂，大便得通下后，脉见浮数，余谓家人曰，邪达于表，汗将大至，连煎白虎加人参汤灌之。覆杯果汗至如雨。

《汉方新解》载：《漫游杂记》曰，一男子患气疾，左右脉洪数，心下痞坚，大便燥结，寝寐不安，语言失理，称王称帝。余以三圣散，吐之二回后与参连白虎汤（本方加黄连），三十余日痊愈。

《生生堂治验录》曰：单卢先生年七旬，病消渴，引饮无度，小便白浊。周弹百治瘁疲日加。举家以为不愈，先生亦嘱后事。于弟偶逢先生（此指中神琴溪氏）诊之，脉浮滑，舌燥裂，心下硬。曰可治，乃与白虎加人参汤百余帖而愈。

张路玉治顾大来，年逾八旬，初秋生瘅疟，昏热、谵语喘乏，遗尿，或者以为伤寒，谵语，或者以为中风，遗尿危疑莫定。路玉曰，无虑此三阳合病，谵语，遗尿，口不仁而面垢。仲景暑证中原有是例。遂以白虎加人参，三啜而安。

震按：内经论瘅疟，纯是实热症。故推其未病则日中气实，而不外泄，溯其受病则日用力出汗，风寒会于皮肤，分肉。究其病发，则日阳气盛而不衰。经文虽不言脉，谅脉之洪实，有力可知也。此条系瘅疟，故谵语遗尿不死。然八旬之外，有此症死者甚多，勿轻以此案做榜样也。

一物瓜蒂散

龚子材治一人颠狂乱打，走叫上屋，用瓜蒂散吐出臭痰数升。又以承气汤下之而愈。

百合地黄汤

王旭高云：久病之躯，去冬常患火升。交春木旺，肝胆阳升无制。倏忽寒热，头面红肿，延及四肢，烦热痒痛，殆即所谓游火游风之类欤。迎月以来，肿热已减四五，日前偶然裸体伤风，遂增咳嗽，音哑，痰多，口干舌白，续发寒热。胃气从此不醒，元气愈觉难支。风火交煽，痰浊复甚，阴液消涸，阳不潜藏。此时清火养阴，计非不善。抑恐滋则碍脾，化痰扶正，势所必需。又恐燥则伤液，立法但取其轻灵，用药先求其无过。

百合　鲜生地　知母　北沙参　蛤壳　海浮石　蝉衣　豆卷　青果　海蜇　地栗　珠粉（朝晨用燕窝汤送下三分）

原注上方《金匮》百合知母地黄汤，合本事神效雪羹，取其清火化痰，不伤脾胃，生津养液，不碍痰湿。酌古参今，归于平正。

治按议病用药，均归精细，躁心人不能领取也。

百合滑石散

王旭高治伏热留于肺胃，胃热则消谷易饥。肺热则躄痿难行。热气熏于胸中，故内热不已，延今半载，节届春分，天气暴热，病加不寐，据述先前舌苔黄黑，今则舌心干红，其阴更伤，仿仲景意用甘寒法。

百合二两　滑石三钱　生地三钱　知母钱半　加味茯神三钱　枣仁钱半　麦冬一钱　夜合花五分　沙参三钱

泉水煎服，治按《金匮》百合篇，有以百合配知母，地黄、滑石等法。此方即用其意。季云按此百合地黄汤、百合知母汤，百合滑石散，三方合用者也。

甘草泻心汤

吴鞠通云：太阳中风先与解外，外解已即与泻，误下之胸痞，痞解而现自利不渴之太阴证。今日口不渴，而利止，是由阴出阳也。脉亦顿小其半，古云脉小则病退，但仍沉数，身犹热，而气粗不寐，陷下之余邪不净。仲景《伤寒论》谓，真阴已虚，阳邪上盛之。不寐用阿胶鸡子黄汤。按此汤重用黄芩、黄连，议用甘草泻心法。

半夏　黄芩　生姜　云苓　山连　大枣　甘草

雄黄熏法

《伤寒九十论》载：治狐惑证案李姓者，得伤寒数日，村落无医，易师巫者五六日矣或汗下，杂治百出，遂成坏病。余至江北求宿于其家，夜半闹呻吟声，询之，云患伤寒逾旬矣，余为诊视其脉，见于上下唇皆已蠹蚀，声嘶而咽干，舌上白苔，齿无色。余曰：病名狐惑，杀人甚急，秉烛为作雄黄丸，泻心汤投之，数日瘥。

赤小豆当归散

吴渭泉云：景某先血后便，脉浮数大，系手阳明随经下行，渗入大肠，传于广肠而下者，此为近血也，宜用《金匮》赤小豆当归散，送香梅丸自效。

《光华医药杂志》载：许祟礼治李女士，脏毒下血始因久居湿地，终日兀坐，极少行动，又好多食，致湿热下注，化物不出，聚于大肠，肛门热痛，努粪极难，先血后便，盖其血聚于大肠，去肛门近，故曰近血，亦即脏毒下血。医者不察，概以地榆、荆芥、槐花、丹皮等不见效，继医以六味为治，亦未中鹄。至今夏历时五月，下血弥甚，延许往诊，今参脉证，明系湿热下注，即予仲景赤小豆当归散二服小瘥。四服去半，八服血止，后以四物汤加减治之愈。盖取赤小豆舒水利湿，而发芽色赤，有血中疏气排解之妙。当归润滑养血，以滋大肠。俾无秘结之患，故无须杂药乱投而奏效独著。谁谓古方不可治今病哉。处方：

当归四钱　发芽赤小豆四钱　煎汁服八剂而愈。

升麻鳖甲汤

黄某温病误表不得汗，邪热郁于肌表，血分周身遍发锦斑，继起脓疱，破流脓水，躁烦大渴，舌干红无津，咽痛，便秘，脉见洪数，此名阳毒，予进化斑汤合犀角地黄汤加竹叶煎服，服二帖，诸症均减，脓疱亦渐次收敛。再加姜皮三钱大便亦通，继用养阴调理之品，未旬日而愈。查此症患者甚少，魏莜泉在数十年中仅见阳毒一次，予年六十余，亦始治黄姓阳毒病者，虽不经见之症，然治之稍不如法，辄有生命之虞，可不慎欤。

鳖甲煎丸

凌晓五云：三疟缠久，荣阴自虚，脾失统运之权，寒湿疟痰，留滞成癥，左肋痞胀有形，三疟仍来，腹胀少纳，四肢酸倦，暮夜盗汗，脉象弦数。治拟泄木和中。

鳖血炒柴胡　淡鳖甲　大腹绒　全当归　东白芍焙鼠妇　小青皮　焦麦芽　制香附　半贝丸　杢红花（生姜捣汁炒）　青蒿子　地骨皮　蟹甲煎丸

薛生白云：经月疟邪，仲景谓结为癥瘕者，气血交病，病已入络，久必成满胀疟母，胶固粘着，又非峻攻可拔，当遵鳖甲煎丸之例，日饵不弗，以搜络邪。

鳖甲煎丸三百粒，每服十粒，日服二，夜服一。

白虎加桂枝汤

丁甘仁云：伤寒挟滞，太阳阳明为病。身热十余日不解，脊背微寒，脉浮滑而数。口干不多饮，唇焦苔薄腻而黄，五六日不更衣，太阳之邪未罢，阳明之热熏蒸，肠中浊垢不得下达也。拟桂枝白虎汤加减，疏太阳之邪，清阳明之热，助以通腑，阳明有胃实当下之条。

川桂枝　生甘草　元明粉　竹茹　石膏　瓜蒌　川军　半夏　姜　枣

张聿青云：周某久咳屡次见红，痰阻营卫，阴阳不能交通。寒热三日而至，其营卫郁勃之气，欲借阳经泄越，间有衬交气血由此凝滞，偏左有形。脉象弦滑而带微数，阴气有渐伤之虑。欲和阴阳，当通营卫之痺。拟白虎加桂枝法，参宣通搜络之品。

川桂枝四分　肥知母一钱五分　生甘草三分　云茯苓三钱　枳实一钱　杏仁泥三钱　广郁金一钱五分　石膏（煨研）五钱　粉当归一钱五分　鳖甲煎丸九粒开水先送下

《汉方新解》载：《临症百问》曰：妇人患疟，干呕，不能食，且发恶心，强食之必吐。发时，身体疼痛。寒少热多，呕吐益甚。试多与冷水，则呕吐稍止。于是作白虎加桂枝汤，使热服之，忽焉振寒发热，汗出而愈。

著者曰：拟此治验观之，师论所云时论呕，即于发作时呕之意也。

丁甘仁云：间日疟，先战寒而后壮热，热盛之时，烦躁、胸闷，谵语，自午后至夜半得汗而解。已发七八次。纳少，神疲，脉弦滑而数，苔薄腻而黄，伏邪痰湿互阻，阳明为病，荣卫循序失司。拟桂枝白虎汤加减，疏解肌邪，而清阳明。

川桂枝　陈皮　熟石膏　生甘草　炒谷芽　仙半夏　川象贝　煨草果　肥知母　佩兰　生姜　红枣　甘露消毒丹

蜀漆散

叶天士云：苦辛过服大泻心汤，心虚热收于里，三疟之来，心神迷惑，久延恐成痼症，考诸《金匮》，仲景每以蜀漆散为牡疟治法。见薛生自医案。

云母石　蜀漆　生龙骨　为末开水调服二钱

柴胡桂姜汤

魏悠泉云：癸丑冬，予应京师沈两人之聘，为其公子诊病。道经白下时，有宁人张姓者，疟以日作不热，而但寒。已发数次，时医以治疟套方治之不效，乃乞予为拟一方，予谓此症由其人阳气素虚，夏间又贪凉，食冷过度，致阴气益盛而阳气益虚，故疟来但寒不热，而牝疟以成。当用柴胡桂姜汤，服一帖疟即止，再服醒脾化湿之剂，数帖而气体复原。

《汉方新解》载：一四十五岁之男子自数年前患胃病，吐食百药罔效，来院求治。诊之脉数弱无力，身体瘦削，气色不正，唇紫黑，舌上有灰白苔，口苦而渴，食欲不振，胃痛呕吐，心悸、亢进、恶寒，下肢厥冷，小便频数，诉倦怠脱力等自觉症状，安卧或温饱时，虽感轻快，疾行或独寒气时，病象增恶，其心脏虽无器质的变化，而心动疾速，腹部大动脉之搏动甚此著明于腹。诊所得此为左肋下有胸胁苦满证，腹壁较弱，而两侧腹筋挛急，按之则痛，左侧尤著，脐下有瘀血块，胃弛缓达于脐部，有著明之振水音。上腹部呈微弱之蠕动，按其腹部及下肢俱形寒冷。余据此病状，与柴胡桂姜汤（二倍）、大建中汤，桂枝加苓术附汤、当归芍药散（三倍）四方之合方，兼用大黄䗪虫丸，下瘀血丸，三日呕吐全止后，九日痔疾旧病复发，疼痛特甚。于是当归芍药散增至七倍，附子增至三倍（系渐次增量者），余如前方。服后二日疟痛少安，自此附子渐次增量（最终达五倍），前方持续至二周，数载沉疴脱然痊愈。

侯氏黑散

风从外入，挟寒作势，证见四肢烦重，兼心中恶寒不足，有渐凌少阴之象，幸燥热未甚，神识尚清，若专以表里为治，非不能令风邪外出，唯虑重门洞开，驱之出者，安保不侵而复入，势将莫御，为之奈何。因悟《内经》有塞其空窍之说，空窍填塞，使旧风尽出，新风不招，补虚熄风，斯为万全，用侯氏黑散方。

菊花四钱　白术一钱　防风一钱　桔梗八分　黄芩五分

人参三分　茯苓三分　细辛三分　干姜三分　川芎三分　桂枝三分　牡蛎三分　矾石三分　当归三分

上药十四味，合杵为散，温酒服方寸匕，每日一服，忌鱼肉蒜辛诸物。

风引汤

陈修园云：厥阴风木，与少阳相火同居，火热生风。风必挟木势而害土，土病则津液凝聚而成痰，流注四肢，而瘫痪成焉。宗《金匮》风引汤法。

大黄二两　干姜二两　化龙骨四两　桂枝二两　甘草二两　左牡蛎四两　寒水石六两　赤石脂六两　白石脂六两　石膏六两　滑石六两　紫石英六两

上药十二味，杵为末，筛过，以布包之，取三撮，温服一升。

小续命汤

丁甘仁云：年甫半百，阳气早亏，贼风入中经腧，荣卫痹塞不行，陡然跌仆成中，舌强不语，神识似明似昧，嗜卧不醒。右手足不用，风性上升，痰湿随之阻于廉泉堵塞神明也。脉象尺部沉细，寸关弦紧而滑，苔白腻，阴霾弥漫，阳不用事，幸小溲未遗，肾气尚固，未至骤见脱象，亦云幸矣。急拟仲圣小续命汤加减，助阳祛风，开其痹塞，运中涤痰而通络道，冀望应手始有转机。

净麻黄　熟附片　川桂枝　生甘草　全当归　川芎

姜半夏　光杏仁　生姜汁　淡竹沥　再造丸

风为百病之长，中之者势如矢石，险状自不待言。拟称时方晌晚步入内室用膳便猝然倒地，痰涎上涌，口眼㖞斜于左，显系中经之确证。幸脉尚浮大，阳证见阳脉，邪尚在腑，似无大碍之虞。因风治风，为疾驰解围计，亟用小续命汤进之。（陈修园）

桂枝　麻黄　人参　杏仁　川芎　黄芩　防己　甘草　炒白芍　以上各八分　防风一钱二分　加生姜三片大枣五枚煎服。

傅松元云：王某夏月贪凉，卧邑庙砖地数日，遂发伤寒之痉症。身热无汗，强直如尸，手足亦不能动，背脊抽搐，瞬跳不休，且痛。有人谓其触怒神明，宜受阴司鞭背，延三日神昏妄言。乃邀余治，并告以故，余曰荒诞之言不可信，总之病也。乃与小续命汤，去麻黄、姜枣，加犀角、菖蒲、胆星、连翘二剂，得汗后，昏妄略退，除犀角、菖蒲，加辰神、防风，又二剂抽搐跳动已除，唯渴饮不解。去附子、胆星、川芎，加独活、寄生，又二剂身热渐退，手能动，而足不能屈。去石膏、杏仁，加姜黄、牛膝，又二剂热解，神清，能食，唯腰以下转侧略可，尚无力。脉已柔缓，不如初病时之刚也。乃知其虚，改用当归六黄汤，加桂枝、杜仲、牛膝、防风等，调理二月而愈。

陈修园云：风中于经，则六经之形症必现于表。今据口苦胸满，两胁作痛，乍寒乍热，两关按之弦甚，病在少阳一经，毫无疑义，法用小续命汤加羌活、连翘。

桂枝芍药知母汤

曹颖甫治耿石初诊，一身肢节疼痛，足胫冷，日晡所发热，脉沉而滑，此为历节。宜桂枝芍药知母汤。瘰疠从缓治。以桂枝五钱，赤白芍各三钱，生甘草三钱，生麻黄三钱，熟附块五钱，生白术五钱，肥知母五钱，青防风五钱，生姜一块（打）。

二诊服桂枝芍药知母汤，腰痛略减，日晡热度较低，唯手足疼痛如故，仍宜前法。以桂枝五钱，赤白芍各五钱，生甘草三钱，净麻黄四钱，苍白术各五钱，肥知母五钱，赤防风四钱，生姜一块（打），咸附子二钱（生用勿泡）。

曹颖甫曰：肢节疼痛，病名历节，此病起于风邪外感，汗出不畅，久久湿流关节。脉迟而滑，属寒湿，其微者用桂枝芍药知母汤。其剧者用乌头汤。治吴姓男病，予用净麻黄三钱，生白芍三钱，生黄芪三钱，炙甘草三钱，乌头二枚（切片），用蜜糖一豌另煎，煎至半碗，盖悉《金匮》法也。

曹颖甫治张某。天时与疾病有关，尤以宿盖为然。刻诊脉苔均和，唯右起按之尚觉微痛。再拟桂枝芍药知母汤主之。

川桂枝一钱　净麻黄一钱　防风一钱　白芍三钱（酒炒）　生白术三钱　熟附片一钱　知母二钱　生甘草二钱　生姜一片

佐景按：张聿修先生病右腿膝盖关节处，酸楚不堪，长日行走，曾历三四年矣。屡治未愈。今年请治于西医，服药注射达五月之久，亦未见功。而心悸头眩，纳少便结，遗精溲浑，诸恙迭作。不得已问治于下，以情不可却，勉治之。余先用芳香之剂，开其胃纳，缓下之剂（制川军不可少），通其大便，继用炙甘草汤安其心脏，仿十全大补，意补其脑力，又以桂枝加龙骨牡蛎止其遗精，五苓散利其小便，如是诸恙愈而神振矣。乃以桂枝芍药知母汤治其腿部酸楚。我以为是即历节之类也。投之酸楚果减。有时且觉全除。张君喜不自胜，不知何以谢吾。

乌头汤

张某患腿疼，阅七月余。初疼不可屈伸、站立。季云：师《金匮》乌头汤，去乌头，用附片入肝逐风寒，麻黄开汗孔，芍药理血癖，黄芪益荣卫，炙草通经络，煎成冷服。初服后，腿不疼，能起立。后连服此方，竟尔痊愈。

一诊：麻黄一钱　芍药二钱　黄芪三钱　炙甘草三钱附片三钱

二诊；环跳穴疼，照服前方，一药而愈。

黄芪桂枝五物汤

三家医家合刻缪宜亭云，三疟变为间日，伏邪有转出之机，黄芪五物汤去白芍加味。

黄芪　桂枝　生姜　大枣　党参　芎归　鳖甲　桑虫

焦术

本证曰身体不仁，按仲最之治不仁。虽随某所在处方不同而历观其药，皆是治水也。然则不仁是水病也。故小腹不仁，小便不利。皆用八味丸以利小便，则不仁自治。是不仁此水也。

陈修园云：诊得两手脉厚而长，唯左手略兼弦象，两寸稍紧，脉厚者得士之敦，气厚道足以载福为长寿之征。但弦为风脉，紧为痛脉，今紧在两寸主上半身有痹痛之患，拟称手腕及臂上痛，时愈时作已阅五年之久，且指尖时苦麻木，昔年尤甚，近今略减。细察此证系在关节而作痛，乃气血与风邪相抗拒，非同偏枯者之全不觉痛。其妙在于痛处不难扶正以屏邪，书称中指麻木三年内防患中风以中指属手心经故也。今幸麻木之处，以食指拇指为甚，系肺与大肠之气不调，尚无大害。然风善行而变数，必须及早治之，然斯时若服风药以预防中风，是适招风取中，无异借寇兵而贲盗粮。宜出诸郑重切勿孟浪以图一逞。宜用黄芪五物汤。

黄芪二钱　桂枝尖二钱　生白芍二钱　生姜四钱　大枣四枚

桂枝龙骨牡蛎汤

余听鸿云：丹阳贡赞溪在琴开豆腐店始以温邪，有王姓医专以牛蒡、豆豉、柴胡、青蒿等，已服十余剂。阴液已尽，阳气欲脱，狂躁咬人，神识昏愦，痉厥皆至。舌黑而缩，牙紧不开，病已阴绝，阳亡，余即进以复脉法，去姜、桂，加鸡蛋黄大剂灌之，不料明晨反目蹬、口张、面青、肉僵、脉沉而汗出如珠、四肢厥冷。余曰：阴回战汗，阳不能支，欲脱矣。不必诊脉，先炊虑燃炭。急以桂枝龙骨牡蛎救逆法大剂。

高丽参三钱　白芍三钱　甘草一钱　龙骨四钱　牡蛎一两　淮小麦一两　红枣三钱　茯神二钱

上方煎之先灌，以粥汤含不能咽，即将药煎沸灌之。稍能咽，缓尽剂，不料至晡，汗收而遍体灼热，狂躁，昏厥，舌黑，津枯。余曰：阳回则阴液又不能支矣，仍进复脉，去姜桂法。生地一两，阿胶三钱，麦冬五钱，白芍三钱，炙草一钱，麻仁四钱，鸡蛋黄二枚，服后，至明晨依然汗冷，肢厥，脉伏，目瞪口张，不言语。余曰：阴回则阳气又欲脱矣。仍服前方桂枝救逆汤至晡，依然舌黑短缩，脉数灼热，仍用复脉，去姜桂法如是者三日，证势方定。此证阴脱救阴，阳脱救阳，服药早温，暮凉，若护阴和阳并用，亦属难救。故不得不分治也。后服甘凉养胃二十余剂而愈。

陈修园云：脉芤动微紧，夜梦遗精，两目昏眩，小腹常苦强急，此虚劳证也。仿《金匮》法，用桂枝龙骨牡蛎汤治之。

桂枝二钱　芍药三钱　甘草一钱　大枣五枚　龙骨三钱　牡蛎四钱　生姜三片　水煎服

许珊林云：山阴沈某年四十许，偶一烦劳，则痫病即发，神不自主，谵言妄语，不省人事。或语鬼神，其状非一。诊之两寸尺空大，无伦，两关弦紧，舌中心陷有裂纹。余谓病属虚证，神不守舍，神虚则惊，非有鬼祟，神气浮越故妄见妄言。随与桂枝龙牡汤加龙眼肉膏嘱其守服三十剂，而病已不复发矣。按此证与前陈姓案乃一虚一实之对证，总须审证的确，指下分明，庶所投辄效。病症万端，治不执一，要不外乎虚实寒热四字。桂枝龙牡汤有施转乾坤之妙用，非熟读《金匮》者不知也。

张聿青云：有梦而遗，渐至咳嗽，往来寒热，汗出方解。脉细数少力，此由气血并亏，阴阳不护，恐损而不复，用仲圣二加桂枝汤龙牡汤以观动静如何。

桂枝　牡蛎炒　地骨皮　白芍　白薇　煅龙骨　远志　茯神　淮小麦　南枣

佐景按：陆自量先生作桂枝龙骨牡蛎之治验篇云：某君，有四岁女，患小便频数，日夜无度。然无其他症状。夜必遗尿数次，彼母深恶之。遂求治于余，以疗此恶疾，余深思之，窃念遗尿之病，世多此疾，而无此方。在小儿则为司空见惯，在大人亦为秘密暗疾，故世少特效方。此亦破题儿之治证也。俄顷，悟得《金匮》桂枝加龙骨牡蛎汤为治男女失精梦交之良方。曾有人施治于膀胱咳症。且以此汤疗久年遗尿，每得特效，虽未亲历，实验所载，谅不我欺。乃处以整个桂枝加龙骨牡蛎汤（桂枝、芍药各二钱，生姜三片、红枣四枚、龙骨五钱、牡蛎五钱），令试服之，竟二剂遗尿已愈。溲数亦少于服药时。其母佯为枣子汤与之。故该孩颇为欢迎。盖系纯属甘味，绝无苦心之药，虽有生姜之辛，尽为甘味所掩，服后亦无反射影响。故该孩屡索枣子汤不已也。

又一妇人遗尿，亦用此方医治，效果甚佳。

季云治陈志美女性年十岁，小便频数，用上方，数剂痊愈。

附子理中合桂枝龙牡汤

余听鸿云：同道徐宾之，男，始而寒热，继则下痢红白，三四日后复重不爽。小便少而涩，自服药数剂不效，邀余治之。舌面白，舌心舌边俱剥而红燥。脉来滞而不扬。进以胃苓汤，意理气而泄湿热，一剂溲涩后重俱爽，红积止而见薄粪。猝然遍体汗出如珠，自寅至酉，躁烦汗多，额与指尖均冷，撮空呓语喜怒之状不一。或以为祟。余曰：此乃阳脱之症，躁而不烦，是阳气虚竭。即以附子理中合桂枝加龙骨牡蛎法，急守中阳，以固表阳。人参三钱、于术四钱、附子一钱、白芍一钱，桂枝二钱、龙骨三钱、牡蛎一两，炙草一钱、干姜一钱，红枣五枚，服之入夜仍循衣摸床，呓语汗出，明日原方再加重三成，加五味子五分，一服后，汗收神清，阳回痢止。饮食渐进。停服六七日后，服乱方黄芩三钱、白芍三钱，服两剂仍烦躁不休，冷汗淋漓，大便水泻，遍体如冰。再服扶阳固表已无救矣。噫！生死虽曰天命，岂非人事，医究有理可评。黄芩苦寒，白芍泄脾，既自为医，反服乱方其死宜哉。

附子理中合建中汤

余听鸿云：太仓沙头镇陈厚卿，为人俭朴笃实，足不出户，身体肥胖。是年秋，觉神疲肢倦，胃纳渐减。平日可食饭三碗。逐然减至碗许。延医治之，进以胃苓汤、平胃散、香砂枳术之类后，邀支塘邵聿修先生以为胸痹，进薤白瓜蒌等不效后，又延直塘任雨人先生，进以参苓白术等亦无效。四十余日未得更衣，二十余日未食。脉见歇止，雨人曰：病久脉见结代，五日内当危。

小建中汤

吴鞠通云：误下之陷症，哕而喘，昨连与《金匮》橘皮竹茹汤一面补中，一面宣邪。兹已邪溃诸恶候，如失脉亦渐平，但其人宗气受伤不浅。议与小建中汤加橘皮、半夏、小小建立中气，调和营卫，兼宣胃阳，令能进食安眠。

焦白芍　桂枝　生姜　新会皮　半夏　大枣　炙甘草　胶饴

张畹香治向桥朱述患痢多日，服痢药多日不效。予诊时听腹中有响声。询响声几时起，述初起即有。予曰：痢无响声，若一响痢即愈。此非痢也，其家以粪有五色诘予，为非。予曰：响者风也。凡肠风下血，木乘脾皆响，此痛在脐上下，痛响即泻，症名风木乘脾也。以仲景建中汤白芍五钱为君，当归、桂枝、甘草、乌药、木瓜、乌梅辅之，二剂痛泻乃差，三剂乃愈。

《金匮》载：治一香山人心痛，问之则服药已一月矣。向左卧则右痛，向右卧则左痛，仰卧则痛在前。偃卧则痛在背，坐立则痛在上，无一刻少安。余曰中虚，与以小建中汤，重用饴糖，炙甘草，四剂而安。

黄芪建中汤

张路玉治颜氏女，虚羸，寒热，腹痛，里急，自汗喘嗽者三月余。屡更医不愈，忽然吐血数口，脉之气口虚涩不调，左皆弦微，而尺微尤甚。令与黄芪建中加当归、细辛，或曰虚涩失血。曷不用滋阴降火，反行辛燥乎。曰不然，虚劳之成，未必皆本虚也。大抵皆由误药所致，今病欲成，劳乘其根蒂未固，急以辛温之药，提出阳分，庶几挽回前失。若仍用阴药则阴愈亢，而血愈逆上矣。从古治劳莫若《金匮》诸法，如虚劳里急诸不足，用黄芪建中汤，即腹痛悸衄亦不出此。加当归以和营血，细辛以利肺气，毋虑辛燥伤血也。遂与数贴，血止。次以桂枝人参汤数服，腹痛寒热顿除，后用六味丸，以枣仁易萸肉，或时间进保元、异功，当归补血之类，随证调理而安。《续建珠录》曰：一男子患久咳，尝吐血，尔后气力大衰，短气息迫胸中悸而烦。腹挛急，不能左卧，寐则汗出，下利，日一二行，目上足跗均微肿。咳不止，饮食少减，瘦羸尤甚。即与黄芪建中汤，盗汗止，挛急渐缓，得左卧。不下利，微肿消散，而咳则依然。更兼用解毒散经时多日，诸症全退。

王旭高治某，内则阴虚有火，外则寒邪深袭，失血咳嗽，又兼三疟，病已数月，疟来心口酸疼，胸腹空豁难通。经云：阳维为病苦寒热，阴维为病苦心痛。此阴阳营卫之偏虚也。拟黄芪建中法，和中脏之阴阳而调营卫。复合生脉保肺之阴，复脉保肾之阴，通盘打算，头头是道矣。

归身炭　炙甘草　大生地（砂仁炒）　黄芪　白芍桂枝三分（拌炒）　阿胶　煨生姜　红枣　青蒿　五味子　沙参　麦冬　鳖甲

柳诒批：正虚而兼有寒邪，故立方如是。季云按：此方并合青蒿、鳖甲，以治阴虚有火。

又治某，阳维为病苦寒热，阴维为病苦心痛。阳维维于阳，阳气虚弱则腹痛而便溏。阴维维于阴。营阴虚则心痛而舌红也。脉微形瘦，阴阳并损，损及奇经，当以甘温。

黄芪　桂枝　当归　炙甘草　白芍　川贝　陈皮砂仁　鹿角霜

再诊，但寒不热，便溏脉细，肢体面目俱浮。悉属阳虚见象。唯舌红无苔，此属阴阳之候。但口不干渴，乃君主之火外露，治当引火归元。桂枝八味丸加鹿角霜、党参、冬术。

柳诒批：论病贯串，认症真切，至用药之浅深轻重亦觉步步稳实。

黄芪建中汤合二加龙骨汤

丁甘仁云：产后未满百日，虚寒、虚热，早轻暮重，已有匝月。纳少，便溏，形瘦色萎，且有咳嗽，自汗盗汗。脉濡滑无力，舌苔淡白，此卫虚失于外，护荣虚失于内，守脾弱土不生金，虚阳逼津液而外泄也。蓐劳渐着，恐难完璧。姑拟黄芪建中汤合二加龙骨汤加味。

清炙黄芪　炒白芍　清炙草　川桂枝　牡蛎　花龙骨　米炒于术　云茯苓　炒淮山药　炒川贝　浮小麦　熟附片

丁甘仁云：产后两月，百脉俱虚，虚寒虚热，咳嗽痰多，自汗盗汗，脉象虚细，舌淡苔白，前医叠进养阴润肺，诸恙不减，反致纳少，便泄，阴损及阳，肺伤及脾，经谓下损过胃，上损过脾，皆在难治之例，姑拟黄芪建中汤合二加龙骨汤出入未识能得挽回否。

炙黄芪　清炙草　米炒于术　炒怀山药　熟附片煅牡蛎　煅龙骨　御米壳　广橘白　浮小麦　红枣

薯蓣丸

王旭高云：病起当年产后，虽经调理而痊，究竟营虚未复，是以至今不育。且经事乖，而且多，亦营虚而气不固摄之故。自上年九秋，又感寒邪入于肺，为咳嗽痰中带血，此谓上实下虚，血随气逆蔓延旬日，加以内热渐成劳损。姑仿仲景法，扶正化邪，以为下虚上实之法。

生地　党参　炙草　当归　豆卷　前胡　茯苓　怀山药　麦冬　阿胶　川贝　杏仁　桂枝　枇杷叶

进薯蓣丸法补气血，生津液，彻风邪，咳嗽已减，所谓上实下虚，病情不谬。

丁甘仁云：吐血后，咳嗽，吐涎沫，形瘦色萎，阴损及阳，土不生金，脾为生痰之源，肺为贮痰之器，脾虚不能为胃行其津液，水谷之湿，生痰聚饮渍之于肺，肺失清肃之权，涎出于脾，脾无摄涎之能，谷气既不化精微，何以能生长肌肉。形瘦色萎，职是故也。经云一损损于皮毛，皮聚而毛落，三损损于肌肉，肌肉消瘦，病情参合，肺劳之势渐著。书云：损之自上而下者，过于胃，则不可治；自下而上者，过于脾，则不可治。盖深知人身之气血，全赖水谷之所化，当宜理胃健脾，顺气化痰，取虚则补母之意。《金匮》薯蓣丸加减。

淮山药　炙甘草　仙半夏　旋覆花　潞党参　云茯苓　炙苏子　川贝母　野于术　薄橘红　甜杏仁　炙远志　核桃肉

丁甘仁云：女子以肝为先天，先天本虚，情怀悒郁，则五志之阳，化火上熏于肺，以致咳呛无痰，固非实火可比。但久郁必气结血涸，经候涩少愆期，虑延成干血劳怯。亟当培肝肾之阴，以治本，清肺胃气热以理标。腻补之剂，碍其胃气，非法也。

南沙参　抱茯神　怀山药　炙远志　川贝母　瓜蒌皮　海蛤壳　紫丹参　茺蔚子　生石决　合欢花　冬瓜子

甜光杏仁

酸枣仁汤

陈修园云：操劳过度，肝阳上升，致夜不成寐，拟用酸枣仁汤主之。

酸枣仁五钱　白茯苓二钱　肥知母二钱　炙甘草五分

大黄䗪虫丸

丁甘仁云：恙由抑郁起见，情志不适，气阻血瘀，土受木克。胃乏生化，无血以下注，冲任经闭一载。纳少形瘦，临晚寒热。咳嗽痰沫甚多。脉象左虚弦右濡涩，经所谓二阳之病，发心脾有不得隐曲女子不月，其传为风消，再传为息贲，若加气促，则不治矣。姑拟逍遥合归脾、大黄䗪虫丸，复方图治。

全当归　大白芍　银柴胡　炒潞党　米炒于术　清炙草　炙远志　紫丹参　茺蔚子　川贝母　甜光杏仁　北秫米　大黄䗪虫丸

《汉方新解》载方：舆轨本方条曰：喻嘉言曰：此世俗所称干血劳之良方也。余按腹满二字，为诊干血劳之第一义。有一妇女年十七八，寒热尪羸，时时盗汗，食少一身倦怠。虽稍具劳状，唯脉不细数，腹满大甚，余诊视之谓妇曰：此干血劳也。然大肉未削，元气未败，宜亟服大黄䗪虫丸。夫恶泻喜补，一般之用法。余以四物鳖甲汤（由虎杖、鳖甲、桃仁、大黄四味合成）加芒硝使服，不及一月获愈。

中川故氏曰：神仙病（不食病）世未有得其治者，有福田者尝遇此病，几经考虑，始瘀血为患。与以大黄䗪虫丸，果奏奇效。尔后每遇此症必以治之。

用经方大黄䗪虫丸，治愈干血痨之铁证。

陈姓妇二十八岁，体质素健，月经正常，自客春渐觉腹痛而胀，按之有形，寒热时作，经水不通，食欲日减，形瘦神疲，经医用木香、香附、桃仁、红花、当归、川芎等剂，服之不应，后改西医疗治无效。至今夏六月来余处就诊。脉象弦细而涩，舌色淡红无苔，腹大而有硬块，痛胀、面色晦暗而黑，知其为干血痨症也。夫干血之产生。良由阴虚阳亢，则其气上合心火，心火盛，故经之瘀血过剩，被火气所熏灼，则为干血。治血大法，瘀血不去，则新血不生，况是干血，与气化相隔，非寻常之瘀血可比，干血不去，则新血岂有生机之理耶。遂决用经方所立之大黄䗪虫丸以治之，每服四钱，日三服，并煎服血府逐瘀汤，间日一次，连服三星期，腹硬块已见略小，疼胀亦轻，再服一月，硬块疼胀全除，胃纳增加，肌肤润泽。后又处调经汤，十全大补汤等，调理一月而安。

大黄䗪虫丸

大黄一钱　黄芩二钱　甘草一钱　桃仁三钱　杏仁三钱　白芍二钱　干漆一钱　虻虫一钱　水蛭三钱　䗪虫二钱　蛴螬二钱　地黄二钱　蜜丸和酒服

血瘀逐瘀汤方

当归三钱　生地三钱　桃仁三钱　红花一钱　枳壳一钱　赤芍三钱　柴胡二钱　桔梗二钱　川芎一钱　牛膝二钱　甘草一钱

甘草干姜汤

张畹香治西部嘉余典内一妇，伏邪误服大黄，致危。予以叶法多日治愈，身凉能食，或食后倾囊吐出，吐后仍食，间数日又吐，予用仲景炮姜甘草汤一剂即止。炮姜二钱，炙甘草四钱。盖以大黄之伤其胃也。

射干麻黄汤

丁甘仁云：肺胀者，虚满而喘咳。肺为至高之脏位，主上焦，职司清肃，寒客于肺，肺气壅塞，清肃之令，不得下行。先哲云：喘咳之为病，在肺为实，在肾为虚。此肺金之实喘也。拟温肺散寒，射干麻黄汤加减。如寒包热者，麻杏石甘汤治之。

净麻黄　嫩射干　光杏仁　生甘草　川贝母　仙半夏　薄橘红　桑白皮　炙款冬　瓜蒌皮　枇杷叶

曹颖甫治冯仕觉，自去年冬始，病咳逆，倚息吐涎沫。自以为痰饮。今诊得两脉浮弦而大，舌苔腻，喘息时胸部作水鸡之声，肺气不得疏畅当无可疑。昔人以麻黄为定喘要药，今拟用射干麻黄汤。

射干四钱　麻黄三钱　款冬花三钱　紫菀三钱　北细辛二钱　制半夏三钱　五味子二钱　生姜三片　红枣十枚生远

志四钱　桔梗五钱

曹颖甫曰：有张大元者，向患痰饮，初每日夜咯痰达数升，后咯痰较少。向胸中常觉出气短促，夜卧则喉中如水鸡声，彻夜不息。当从《金匮》例，投射干麻黄汤寻愈。又有杨姓妇素患痰喘之症，以凉水浣衣即发，发时咽中常如水鸡声。亦用《金匮》射干麻黄汤应手辄效。又当其剧时痰涎上壅，气机有升无降，则当先服控涎丹数分，以破痰浊，续投射干麻黄汤，此又变通之法也。

姜半夏二钱　五味子一钱　生姜二钱　大枣四枚。

姜佐景按：有友人庄君国坤者，病呃逆患之三日，勉饮滚热之开水则可止呃。一分钟许，即呃逆不差。就诊于余，细察之，计每分钟作呃一十三次甚，均停稍入睡，辄因呃而醒，如是合计共三日。夜之呃竟已达五万六千余次之多。此宁非惊人之数！余略按其脉视其舌，抚其额即疏一方以与之。合计诊断及疏方之时间，前后不出五分钟，庄君即电告药铺嘱遣人来迎方送药，半小时后，药已煎就，立饮三杯未复，而宿呃顿止。庄君初疑此为热饮之功，非药力之效勿信焉。既而一分钟，一点钟后，呃永不发，庄君乃惊为神奇。余曰：何神奇之有哉？此乃吉圣人之造泽，余不过借其一二耳。余因检《金匮》橘皮汤方后，又示之曰：此二味以水七升煮取三升，温服一升，下咽即愈。并告之曰：古圣人用药二味，已能下咽即愈，况余今所用者，不止此二味敌。

时有友人沈贤襄君，亦在侧睹此，不禁怪曰：我有十余年之宿恙，君亦能愈之，若是其速乎？曰：何病？曰：老咳嗽也。经诊断即投以射干麻黄汤。次日沈君服此恙减，其后续进二剂，咳即愈。

皂荚丸

曹颖甫曰：《要略》曰："咳逆上气，时时吐浊，但坐不得眠，皂荚丸主之。"按射干麻黄证，但云咳而上气，不咳之时其气未必上冲也。若夫本证之咳逆上气则喘息而不可止矣。病者必背拥叠被之七层，始能稍稍得睡。倘叠较少，则终夜呛咳，所吐之痰，黄稠胶粘。此症予于宣统二年，侍先妣郑太夫人病亲见之。先妣平时喜进厚味，又有烟癖，厚味被火气熏灼，因变浊痰。大小便不通，予不得已，自制皂荚丸进之。长女煎枣音汤如法，昼夜四服，以其不易下咽也。改丸如绿豆大，每服九丸。次晨大小便通，可以去被安睡矣。

曹颖甫曰：有黄松涛者，其母年七旬许，素有痰饮宿疾。体甚健。忽咳嗽大作，浊痰稠粘，痛牵胸胁，夜不能卧，卧则咳吐胀痛更甚。病发三日乃延余诊。其脉弦数，气急促，大便三日未行，力惫声嘶，喘不能续。证已笃危。余乃告其家人曰：此属痰饮重症，势将脱，若不急救，再延片刻，无能为矣。于是急取控涎丹一钱五分，以开水冲元明粉三钱吞服，不久咳减气息稍定。至晚大便下作黑色，能安眠达旦，诸恙尽失。控涎丹系陈无择根据十枣汤改制的一张方剂，用以备急者也。然考此症乃皂荚丸证，《金匮》所谓咳逆上气，时时吐浊，但坐不得眠，皂荚丸主之是也。但此症来势暴厉，病体已不支，恐皂荚丸性缓，尚不足以济急耳。

曹颖甫曰：曹殿光芜湖人年五十所，患痰饮宿痰，病逾十载，求余诊治。其证心下坚满，痛引胸胁，时复喘促，咳则速声不已，时时吐浊痰，稠凝非常，剧则不得卧。余谓其喘咳属支饮，与《伤寒论》之心下有水气痰饮篇，咳逆不得卧症情相类，因投小青龙汤不效，更投以射干麻黄汤合小半夏汤又不效，而咳逆反甚，心殊焦急。更思以十枣汤攻之，而十枣汤又为胸胁悬饮之方，思以葶苈大枣降之，而泻肺系为肺胀肺痈而设，皆非的对之剂。从投之，徒伤元气于病何补。因念其时吐浊痰，剧则不得卧，与《金匮》所载皂荚丸证大旨相同，遂以皂荚丸四两，以赤砂糖代枣和汤与射干麻黄汤间服之。共服八剂咳除喘平，诸恙尽退。

曹颖甫云：余尝自病痰饮，喘咳吐浊，痛连胸胁。以皂荚大者四枚，炙末盛碗中调赤砂糖间日一服，连服四次，下利日二三次，痰涎与粪俱下，有时痰涎甚多。病愈后，体力大亏，于是知皂荚之攻消甚猛，全赖枣膏调剂也。夫甘遂之破水饮，葶苈之泻痈胀与皂荚之消浊痰，可称鼎足而三也。

曹颖甫云：余治张大元喘咳不得卧，亦用控涎丹法下而愈。近数年来，大元染有烟癖，浓痰一夜吐约一玻璃盃。诸痰饮方绝无功用，皂荚灰亦无济。大约水气太甚者，既不当用涤除油垢之法，而中有浓痰者，又非温药所能治乎。

泽漆汤

左季云治郭振南君咳嗽白痰，脉沉，作水鸡声，法泽漆汤主之。

半夏一钱　泽漆三钱　紫菀一钱　生姜一钱　白前一钱　甘草二钱　黄芩一钱　潞党参一钱　桂枝一钱

初服十愈八成，水鸡声减，唯气喘出汗。

二月二十日

二月二十三日再服一剂，诸症均愈。

麦门冬汤

秦笛桥云：左脉沉涩不匀，右脉细数，纳谷或噎，营液亏耗，火逆上气，仿《金匮》麦门冬汤意。

连心麦冬　炒玉竹　炙黑甘草　原生地　西洋参姜半夏　酒炒当归　大枣　陈仓米

张聿青云：用《金匮》麦门冬汤，咳嗽稍减，然清晨依然咳甚。脉细，弦数，盖寅卯属木金病而遇木旺之时病势胜矣。药既应手未便更章。

人参须（冲）五分　生甘草五分　茯苓三钱　淡芩（炒）一钱五分　地骨皮二钱　法半夏一钱五分　川贝（炒）一钱五分桑白皮二钱　知母（炒）一钱五分　枇杷叶（去毛）四片　肺露（冲）一两

葶苈大枣泻肺汤

叶天士治朱，风温不解，邪结在肺，鼻窍干焦，喘急腹满，声音不出，此属上痹，急病之险笃者，急宜升其闭塞。葶苈大枣合苇茎汤。

孙兆治宙道矩病，吐痰顷间，喘咳不已，面色郁黯，精神不快，兆乃与仲景葶苈大枣泻肺汤。一服讫，已觉胸中快利，略无痰唾矣。

薛生白云：病之原因，食柿过多，得寒而起，于兹二十余年矣。要知柿实禀秋金之气而成，其与肺金为同气相求可知。其邪入肺，发为气哮，久则肾水无本，虚而上泛为痰，所以降气汤、六君子汤由肺及胃，皆得小效而不除。要莒与即墨不拔，齐地终非燕有。况脉象尚悍，当深入病所为是。拟仲景方法。

甜葶苈　苦葶苈　大枣

《金匮》以肺脉数实为痈，痈者壅也。风热湿痰壅塞肺中，呕吐腥痰，间有花血脓血，咳喘不得卧，葶苈大枣泻肺汤加味治之。

甜葶苈　大枣　苦桔梗　苦杏仁　桑白皮　炙甘草　地骨皮　射干　陈芥汁

桔梗汤

肺痈曹颖甫医案。吴冠明小姐。

初诊　夏历六月三十日。

症状　肺痈已经匝月，咳嗽咯瘀腥臭，夜中热度甚高，内已成脓，当以排泄为主。宜桔梗合千金苇茎二汤主治。

处方：苦桔梗五钱　生甘草三钱　生苡仁一两　冬瓜仁一两　桃仁六钱　乳香　没药各二钱　鲜芦根半斤（打汁冲服）

另犀黄醒消丸每服三钱开水送下

佐景按：吴小姐服此一剂咳即减，次早大便即通。向在医院大便常闭，医用肥皂水灌洗，方得粪水，不能自下也。本方连服三日，每早大便均畅，连服四剂。

八月十九日又请二诊。

原方去桔梗加葶苈子三钱（炒研），用黑枣去核，包扎入煎。

佐景按：吴小姐于下午三时许服初煎药，三刻钟后，忽然剧痛作，大呼姆妈来抱吾，瞬时间气喘目上视，四肢厥冷汗出，神识不清，随即昏去。同时有一怪象生，即其右胸患处，约在乳部之上，突隆起如拳大，举家惊惶不知所措。半小时后，神略清，似醒回，至六时又剧痛昏厥如前，吴君于晚七时回家睹此状大骇，急请胡先生来诊，主动手术，未曾施泊而辞。适夜十二时，病者神思忽然清醒，呼啜热粥，果能进一瓯。胸前隆起者，依然而痛，却渐定能安睡，直至次早天明方醒。热渐退，咳渐减。吴夫人曰：使非昨药之功，安得否极泰来耶。即不畏其峻，清晨八时复予二煎，服后不复瞑眩。夫人告余曰："冠明自起病以迄服葶苈大枣前，无一夜得安睡，自服此药后，虽病，无一夜不得安睡。”余为之惊异。

越婢加半夏汤

李士材治孙某，久嗽而喘，凡顺气化痰，清金降火之剂，几予尝遍，绝不取效。一日喘甚烦躁，李视其目则胀出，鼻则鼓扇，脉则浮而且大。此肺胀无疑矣。遂以越婢加半夏汤投之，一剂而减，再剂而愈。

李曰：今虽愈，未可恃也。当以参术补之，助养金气，使清肃令行。竟因循月许，终不调补，再发而不可救矣。

《外台》桔梗白散

《汉方新解》载：一士人久咳，午后微形寒热，人以为劳瘵。饮食乏味，半日卧床，经数医不效。迎余至其家，未诊时先闻咳嗽声，知为肺痈。诊之脉见浮大而数之象。咳嗽痛引左膈，连及背际，昼夜吐痰甚多，间或带血。验其痰有如米粥状者，此为肺痈脓，乃与肺痈汤（排脓汤去大枣加贝母、栝蒌根、杏仁、芥子而成）。兼用桔梗白散，数十日愈。

《成迹录》曰：浪华贾人某，卒然咽痛，自申及酉，四肢厥冷，口不能言，众医以为必死。因是举家骚扰，及戌，迎先生请治，脉微欲绝，一身尽冷，呼吸不绝如线。急取桔梗白散二钱，调白汤中灌之，下利五六行，咽痛始减，厥复气爽。乃与五物桂枝桔梗加大黄汤，桂枝、地黄、黄芩、桔梗、石膏、大黄，须臾大下黑血，咽痛尽除，数日平复。

《古方便览》本方条曰：一男子冬月发喘急，痰迫咽喉，肩患欲死，即与此方一钱，吐痰涎二三合而愈。

又曰：一妇人病小疮，敷药后，忽遍身发肿，小便不利，心胸烦闷，喘鸣迫促，几濒于死。余以此方一钱与之，即吐水数升，再饮而大吐下，疾若立安，更用前方五六日而痊愈。

《橱窗书影》曰：周德一夜咽喉闭塞，不得息，手足微冷，自汗出，烦闷甚，延余诊。此急喉痹也，不可忽视。遂与桔梗白散调白汤冲灌之，须臾发吐泻，气息方安。又与桔梗汤而获痊愈。如不知此症，缓治则急毙者曾见数人，故记之以为后鉴。

《千金》苇茎汤

薛生白云：短气失音，喉中时作水鸡鸣，右脉如革，面浮色痿，肺胃应之，心下痞硬，补泻纷更动无一效。甚于水令，剧于春候，进苇茎越婢汤进饮之剂。

石膏　桂枝木　白芍　杏仁　冬瓜子　生米仁

王孟英云：李华甫继室，陡患霍乱而兼溺血如注。头痛如劈，自汗息微，势极危殆。迎孟英诊视，脉极弦驶，是肝阳内炽，暑热外侵，先用犀角、木通、滑石、栀子、竹茹、薏苡、银花、茅根、菊叶为大剂，和入藕汁进当归龙荟丸而霍乱即安。唯溺血虽减，而小溲时头犹大痛，必使人紧抱其头，重揿其巅，始可略耐。当是风阳僭极，肺胃不清也。以苇茎汤去桃仁，加百合、白薇、元参、竹叶、西瓜翠衣、菊叶、莲子心为方，和入童溺，仍吞龙荟丸，服旬日而愈。继有祝氏妇患溺血五六年，医皆作淋治。孟英诊视，脉弦数，苔黄、口苦、头痛、溺热。曰：是溺血也。法宜清肺肝，与久淋当滋补者迥殊。病者极为首肯，盖其出路自知，而赧于细述，故医者但知其淋也。

赵海仙云：此症或夹外感时邪，当分别清楚，如时邪重者，仍照时邪着手，服前方表病去，即用《千金》苇茎汤治之。

冬瓜子　桔梗　云苓　鱼腥草　苡仁　甘草　西瓜子　郁金　射干　川贝母　枇杷叶　苇茎根　桃仁　杏仁

奔豚汤

张仲华云：少腹块垒上攻及脘，其力猛而痛势剧。转瞬之间，腹中鸣响，则块垒一阵向下即平。证名奔豚者。因其性情踪迹，行止类似江豚耳。然考其症有之：犯肺之奔豚，属心火，犯心之奔豚属肾寒。脐下悸，欲作奔豚者，属水邪。今系肾水寒邪所发，症属阳亏所致。拟以真武汤参奔豚意。

茯苓　川芎　小茴　归尾　附子　白芍　半夏　橘核　李根白皮

桂枝加桂汤

叶天士治朱云：细推病情，不但营气不振，而清阳亦伤。泻泄不已。而辛润宜减，甘温宜加，从桂枝加桂汤立法。

桂枝　生白芍　炙草　煨姜　南枣　肉桂　人参　茯苓

《吴鞠通医案》载：脉弦紧，痰多畏寒，冲气上动，桂枝茯苓甘草汤合桂枝加桂汤，先伐冲气。

桂枝一两　云苓块（连皮）二两　全归三钱　猺桂（去粗皮）五钱　炙甘草五钱　川芎二钱

煮三杯分三次服，服一帖冲气已止，当服后药吐顽痰两口。

冲气已止，六脉紧退，而弦未除，可将前亏再服半帖，以后接服，改定方以不畏寒为度。

服前方后背具寒，脉仍弦紧，再服桂枝加桂汤二帖以竣补卫阳，服药吐黑顽痰二口，病痊愈。

栝蒌薤白白酒汤

叶天士云：壮盛年岁，形消色夺，诊脉右小促，左小弦动，病起上年秋季，脘中卒痛，有形梗，突病后陡遇惊触，渐次食减不适，食入不运，停留上脘，腹形胀满甚则胁亦胀。四肢不暖，暮夜渐温，大便旬日始通，便后带血出。清早未食，自按脐上气海，有瘕形甚小，按之微痛，身动，饮水寂然无踪。天气稍冷，爪甲色紫，细推病属肝脾，气血不通则为郁遏，久则阳微痹结，上下不行，有若否卦之义。阅医药或消或补，总不见效者，未知通阳之奥耳。

薤白　桂枝　栝蒌仁　生姜　半夏　茯苓

张聿青云：向有肝气旧恙，秋季肢厥胸闷头晕，有似发痧，盖气道闭塞，阳气上升，即肝木勃动之先声也。平复未久，忽复身热腹痛，右半胸腹尤甚。当脐坚硬跳动，缠绵已久，咳嗽痰多，经日盈碗，今痛势虽定，而偏右尚觉不舒。所最甚者，中宫窒塞，谷食难容，大便不解，六脉濡软，沉候俱弦，右关尤甚。寸细尺沉，左尺小涩，此肝木纵横，挟内伏之痰饮，乘于土位。肝脏居左，而土位居右，木既乘土，所以痛甚于右也。中脘属胃，胃为戊土，脐居一身之中，亦土位也。《金匮》当脐动气有水邪干土之例。正与痰饮一层吻合。夫土中之木，木即气也。气乃无形之物，饮为有质之邪。事楚事齐，则是有形者急，无形者缓，欲治有形，可攻可下，可燥可刦，但可施之于壮实之躯，断难施之于尺脉小涩之体。今食喜暖热，舌苔薄白，而色淡质腻。长沙云：饮家当以温药和之。盖饮为阴邪，阴霾闭塞，非阳光煦照，安能雾散云收。况胃为阳土，水谷至此，顷刻即消，吾身之一丹灶也。今气停于是，湿停于是，然则水谷之海，岂是停气、停湿、停痰，停饮之所，特温以照之。其气既虚，血亦不足，刚燥之品，未免伤阴，拟用长沙栝蒌薤白汤出入，取辛润滑利，以开胃阳，而辛温大热之品，另制为丸，飞渡上焦，免致伤液，药能应手，尚有可为。特气弱年高，胜负之数，不能预决耳，尚气高正。

薤白头　制半夏　霞天曲　栝蒌仁　广皮　云茯苓　煅白螺蛳壳　生姜汁　上猺桂（研末）

饭包丸，姜汤下，服药前，先服白酒一杯，药后再服一杯。

马培之云：胃痛十六年，遍治无效。得洋烟始止痛。久之亦不应。年复一年，胸痛掣背，喘息抬肩，不能安卧，胸脘膨胀而腑气旬余始得一解。诊其脉大搏指，舌苔垢白，此即《金匮》胸痹不得卧，胸痛掣背之候。痰垢积留胸中，溢于经脉，循脉而溢于背，腑中为清阳之府，如离照当空，不受纤翳，地气一上，则真阳蒙遏，膻中之气，窒塞不宣，肺胃相灌输，肺肠相表里，肠胃又同腑，胃为浊阻，肺气不降，金源中涸，便闭浊结，阴翳愈甚，故痛势愈张，宜通阳蠲浊法。

半夏　栝蒌　薤白　白酒

栝蒌薤白半夏汤

张聿青云：毛某向有肝气旧恙，秋季肢厥，胸闷，头晕有似发痧。盖气道闭塞，阳气上升，即肝本勃勃之先声也。平复未久，忽然身热，腹痛，右半胸腹尤甚。当脐坚硬跳动，缠绵已久，咳嗽痰多，经日盈碗。今痛势虽定，而偏右尚觉不舒。所最甚者，中宫窒塞，谷食难容。大便不解，六脉濡软沉候俱弦，右关尤甚。寸细尺沉，左尺小涩。此肝木纵横，挟内腹之痰饮，乘于土位。肝脏居左，而土位居右，木既乘土所以痛甚于右也。中脘属胃，胃为戊土，脐居一身之中，亦土位也。《金匮》当脐动气有水邪干土之例，正与痰饮一层吻合。夫中土之木，木即气也，气乃无形之物，饮为有质之邪，事楚事齐，则是有形者急，无形者缓。欲治有形，可攻可下，可燥可劫，但可施之于壮实之体躯，断不可施之于尺脉小涩之体。今喜食暖热，舌苔薄白而色淡质腻。长沙云：饮家当以温药和之，盖饮为阴邪，阴霾闭塞，非阳光煦煦，安能雾散云收。况胃为阳土，水谷至此顷刻即消，吾身之一丹灶也，今气停于是，痰停于是，饮停于是，然则水谷之海，岂是停气、停湿、停痰、停饮之所。特温以煦之，其气既虚，血亦不足，刚燥之品未免伤阴。拟用长沙栝蒌薤白汤出入。取辛润滑利，以开胃阳，而辛温大热之品，另制为丸，飞渡上焦，免致伤液，药能应手，尚有可为，特气弱年高胜负之数不能预决耳。管窥所见，尚乞高正。

薤白头三钱　制半夏二钱　炒霞天曲钱半　瓜蒌仁钱半（姜汁炒研）　广皮钱半　云茯苓三钱　煅白螺蛳壳二钱　生姜汁两茶匙

研细末饭包丸姜汤送下，服药前先服白酒一小杯，冲。

枳实薤白桂枝汤

薛生白治某中年脘闷，多嗳多咳，此气郁不解也。纳谷已解，未可破泄耗气，宜从胸痹例，彻通上焦之阳。

薤白　栝蒌　桂枝　半夏　茯苓　姜汁

《徐潜垒医案》载： 金姓妇年四十余，初患湿温，身热透瘖，医用寒凉过剂，遂觉胸滞如窒。大便不通，更以丸药下之。服后便不更衣，胸满益甚。气急不得平卧，举家惊惶，自分必死，已备后事。邻人某主邀余以决诊之，脉滑而大，上涌鱼际，胸满且痛，痛彻背部。余曰此痰浊互结，窒塞胸阳，肋间神经拘急，即《金匮》所谓胸痹症也。投枳实、薤白、全栝蒌、杏仁、橘红、半夏、茯苓等一剂后，气平胸舒，大便得解，遂痊。

季云按： 此案系枳实薤白桂枝合橘皮枳实生姜汤、茯苓杏仁甘草汤三方加减而成此方。

一人胸中不舒者，经年不能自名其状。嘉言投以栝蒌薤白汤而愈。

人参汤

《汉方新解》载：《成迹录》曰：一男子项背强急或腰痛，饮食停滞，时时胸痛，心下痞鞕，喜唾。先生与人参汤，兼用当归芍药散而愈。

著者曰： 项背强急或腰痛，为当归芍药散症，余皆本方症也。

《续建珠录》曰：一妇人患胸痛者一二年，发则不能食，食则不下咽，手足微厥，心下痞鞕，按之如石，脉沉结。乃与人参汤服之，数旬诸症渐退，胸痛痊愈。

民国二十二年三月十九日，季云治乡人杨华墀，胸间肠鸣，脉象沉迟无力，肋下之病，遇寒即发，食油腻亦发。此中宫脾胃虚弱，故遇寒与油腻均发。唯口苦属小柴胡症，须分途治之。用仲景新加人参汤加茯苓半夏例汤治之。

桂枝三钱　白术二钱　潞党参二钱　炙甘草二钱　干姜三钱　云茯苓三钱　制半夏二钱　生姜汁一钱

此汤治胸中虚痰内结，用人参理中，以清理之。良以中气强则痞气能散，胸满能消，胁气能下。查胸痹，胸中痞气，气结在胸，胸闷，胁下逆抢心。是胸痹既痞且满，而又及于心中，牵及胁下，为留为结，为逆为抢，可谓阴邪横行无忌也。卒呕吐，心下痞，膈间有水，头眩心悸者，小半夏加茯苓汤主之。服初剂甚适，次方夜眠极佳。十年剧症，竟以此方而愈。

《外台》炙甘草汤

《汉方新解》载：橘窗书影曰：藤吉次郎之母，年四十余，伤寒之后，心中动悸甚。时时迫于咽喉，气不畅，咽喉之外肉臃肿如肉瘤。脉虚数，身体羸瘦，如枯柴。腹大虚软，饮食不进。其父延余议方，余曰：除炙甘草汤加桔梗外，无他方可以适用。使连服其方，动悸渐安。肌肉顿生，咽喉壅塍自然减退。气息宽畅而得闲步。后更无恙。

附子粳米汤

叶天士治徐氏经候适来，肢骸若撤。环口肉瞤蠕动，两踝臂时常冷。夫冲脉血下，跻唯脉怯不用，冲隶阳明，厥阴对峙，因惊肝病，木乘土位，以致胃衰。初则气升至咽，久则懒食脘痞，昔人有治肝不应，当取阳明，阳明不阖，空洞若谷，厥气上加，势必呕胀吞酸。然阳明胃腑，通补为宜，刚药畏其劫阴，少济以柔药，法当如是。

人参二钱　半夏（姜汁）三钱　茯苓三钱　淡附子七分　白粳米五钱　木瓜二钱

胃虚益气而用人参，非半夏之辛，茯苓之淡，非通剂矣。少用附子以理胃阳，粳米以理胃阴，得通补两和阴阳之义。木瓜味酸，救胃汁以制肝，兼和半夏，附子之刚愎。此大半夏与附子粳米汤合方。

徐洄溪批云：经来之时，而病状如此，总是血虚而肝风乘之，宜用血药。

《汉方新解》载：《漫游杂记》曰：有一女子四十余岁，下利腰痛，膝胫有时微肿，脉沉结欲绝，微喘，潮热，谷食每日一二盏。腹底有癥瘕，摇动则不省人事。余曰：此下利由于癥瘕，腰间兼有积冷，与附子粳米汤。嘱曰：勿犯酒色，忽劳思虑，否则病将复发，非药之罪也。服五十余日，病人为夫偶爱侍婢，女子觉之，妒忌忿恚，数日诸症发。遑遽召余，余曰：病因忿恚，忿恚不散，则病难药，乃遣去侍婢，三日后再与粳米汤，服百余日复旧。

《橘窗书影》曰：安针街鱼铺桶口长吉，过食鱼肉，心腹刺痛欲死，与吐利数次痛稍安，与黄连汤，一夜发大呕吐，饮食不能入口，苦闷甚，使服甘草粉蜜汤呕吐渐收，后发寒疝，少腹急痛，雷鸣甚则迫于胸中。自汗出欲绝，先与粳米汤发解，兼用大建中汤，数日后诸症全安。

大柴胡汤

王肯堂治余云衢太史，形气充壮，饮啖兼人。辛卯夏，六月患热病，肢体不甚时或扬手掷足，如躁扰之状，昏愦不知人事，时发一二语，不了了，而非谵语也。脉微细如欲绝。有谓是阴证宜温者，有谓当下者。时座师陈葵曰：先生与曾植斋冯琢庵二太史，皆取决于王。王谓病见阴脉，法在不治，然素禀如此，又值酷暑外炽，过啖酒醴肉炙，狂热如焚，不大便七日矣。以大柴胡汤下之，时用熟大黄二钱，而太医王雷庵力争以为太少，不若用大承气。王曰：如此症脉，量宜峻下，待大柴胡不应，而后用调胃承气，再不应，后用小承气以及大承气未晚也。服药大便即行，脉已出，手足温矣。乃谓雷庵曰：设用大承意，宁免噬脐之悔哉。继以黄连解毒数剂而平。七月初遂与陆先生同典试南京，不复发矣。

明年王清告归里，偶得到河间《直格论》读之，中有云：蓄热内甚，脉须急数，以其急热蓄甚。而脉道不利，致脉沉细欲绝，俗未明造化之理，反谓传为寒极阴毒者，或始得之阳热暴甚，而便有此症候者，或有此热甚者，通宜解毒，如大承气汤下之。下后热稍退而未愈者，黄连解毒汤调之。或微热未除者，凉膈散调之。或失下热极以致身冷脉微，而昏昏将死者。若急下之，则残阴暴绝而死，盖阴气竭而然也。不下亦死。宜凉膈散或黄连解毒汤。养阴退阳，积渐以宣散，则心胸再暖，脉渐以生。

然后抚卷而叹曰：古人先得我心矣。余太史所患正失下热极，以致身冷脉微，而昏冒欲绝，下与不下，大下与微下，死生在呼吸间不容发。呜呼，可不慎哉。宜表而出之以为世鉴。（见《续名医类案》）

大建中汤

叶天士云：味过于酸，肝木乘胃，呕逆心痛，用大建中法。炒黑山椒　淡干姜　人参（加味）　茯苓　桂木　生白蜜

《汉方新解》载：《古方便览》本方条曰：一男子年七十余，胸满而心下痛，发作有时或吐蚘虫，而不能食，伏枕者三月余，余与此方，病即愈。

著者曰：此方既能治胃肠神经痛，又能治蚘虫，古方之妙可深味也。

又曰：一妇人年三十二，饮食不进，曰，形羸瘦，患腹痛者三月许，诸医以为血积治之。或用下瘀血药，病益

甚。余诊之，脐旁有块物，如张手展足之状，而心下及胁肋发为拘挛。重按之，痛不可忍，轻按之则否。乃作此方与之病日消退，卒获痊愈。

王旭高《环溪医案》载：腹中痛甚则有块，平时无形，每每呕吐酸水，此属中虚，阳气不远。当与大建中汤。

党参　蜀椒　金橘饼

柳话按：简明切当，老吏断狱。

大黄附子汤

张仲华云：脾肾之阳素亏，醉饱之日偏多，腹痛拒按，自汗如雨，大便三日未行。舌垢腻，脉沉实，湿痰食滞，团结于内，非下不通，而涉及阳虚之休，又非温不动。许学士温下之法，原从仲圣大实痛之例化出，今当宗之。

制附子　肉桂　干姜　生大黄　枳实　厚朴

当归生姜羊肉汤

王孟英云：赵菊斋仲媳，素患阴虚内热，时或咯血。去年孟英已为治愈，既而汛事偶愆。孟英诊曰：病去而孕矣。今春娩后患泻，适孟英赴豫，章之诊专科，进以温热之方，而咳嗽乃作。更医改授养营之剂，则滑泄必加。萋药乩方备尝莫效。比孟英归，菊斋悔闷，仍乞投于孟英，予仲景当归生姜羊肉汤，每剂吞鸦胆仁二十一粒，以龙眼肉为衣，果两服而便转为溏，痛即递减，再与温奇经之龟板、鹿霜、归、苓、杞、菟、甘、芍、乌、鲗，苁蓉，蒲、桃、藕等药调理而痊。

叶天士治程产后脉濡，当归羊肉汤，加茯苓、茴香。

叶天士治钦某，疝瘕少腹痛，当归、生姜、羊肉、桂枝、小茴、茯苓。

叶天士治朱某疝瘕腹有形，用柔温辛补，当归、生姜、羊肉。

《外台》走马汤

许珊林云：一农夫史姓年四十许，偶入城，患干霍乱，腹痛如绞，不吐不泻，倒地欲绝。四肢厥冷，而脉伏，与立生二服不效。又急制独胜散，用热酒冲服，仍不效。唇面青惨，鼻尖寒冷，痛益剧，其势甚危。不得已。与《外台》走马汤，巴豆霜用五分，服下半时许，腹中大鸣，而大便乃下，大秽臭闻。痛乃稍缓，扶至城内亲戚家将息，次日竟能缓行归家矣。

《汉方新解》载：距今六年前，初冬之候，有一廿一岁之农夫，罹脚气，乞治于余。余与大柴胡汤，复更医处止泻剂，其后通身浮肿，二便闭止，不食，呼吸促迫，不得息。病家惶急，再来求诊。余往诊之，病状如上所述。仰卧不能少动，呼吸促迫，咽喉闭塞，语言难出，苦闷烦躁，脉实而速，腹硬如石。即以本方一剂，使之顿服无效。更投一剂，仅见微痢。欲使继进一剂，时病者谓，口内咽痛，苛辣灼热，胃部且有坚满之感，拒药不服，家族亦赞其举。余厉声晓以利害，强之使服，忽暴泻如倾，气息安静，烦躁全止，数日来绝粒之患者，顿时乞食数碗，口内叫快不绝之。

旋覆花汤

吴鞠通云：肝郁胁痛，病名肝着，亦妇科之常症无足怪者。奈医者不识，见其有寒热也，误以为风寒，而用风药。夫肝主风，同气相求，以风从风，致风鸱张。肝主筋，致令一身筋胀。肝开窍于目，致令昼夜目不合，不得卧者七八日。肝主疏泄，肝病则有升有降，失其疏泄之职，故不大便，小溲仅通而短赤特甚。医者又不识，误以为肠胃之病，而以大黄通之，麻仁润之。故令不食，不饥，不便，不寐，六脉洪大无伦，身热，且坐不得卧，时时欲呕，烦躁欲怒，是两犯逆也。《金匮》谓一逆尚引日，再逆促命期。智者而知其难愈也。议宣通络脉法，肝藏血，络主血故也。必加苦寒，泄热，脉沉洪有力，且胆居肝内，肝病胆亦相随故也。

新绛纱　苏子　归横须　桃仁　旋覆花　降香末川楝皮　云连　广郁金

叶天士治黄某，痛而重按少缓，是为络虚。一则气逆紊乱，但辛香碍气忌进，宗仲景肝着之病，用《金匮》旋覆花汤法。

旋覆花　新绛　青葱管　桃仁　柏子霜　归尾

麻仁丸

《续名医类案》载：沈尧封治一妇，热多寒少，谵语夜甚，经水来三日，病发而止。本家亦知热入血室，用小柴胡汤数帖，病增。舌色黄燥。沈用生地、丹皮、麦冬等药不应，药入则干呕。脉象弱而不大，因思弱脉多火，胃液干燥，所以作呕，遂用白虎汤加生地、麦冬二剂，热退神清。唯二十余日不大便，与麻仁丸三服，得便而安。

丁甘仁云：胃胀者，胃脘痛，鼻闻焦臭，妨于食，大便难。胃为阳土，主司出纳。寒邪乘之，胃气不通，不通则痛。胃既受病，水谷停滞中宫，欲化不化，反变败浊。故鼻闻焦臭，而妨碍饮食也。谷气不行，阳不通达，受盛传达，皆失所司，故大便难，与脐实便闭者不同，拟平胃散合脾约麻仁丸加减。

制苍术　制川朴　陈广皮　细青皮　枳壳　大砂仁　川郁金　全栝蒌　脾约麻仁丸

肾着汤

吴渭泉云：金某脉沉迟弱，系伤湿之邪，着于下焦，致便利不渴，腹痛，所以饮食如故。便利不渴者，乃外感之湿邪，兼肾虚也。宜投肾着汤加熟附、泽泻、杜仲，辛热以散寒，淡渗以行水，加意受暖，自可渐痊。

张史氏，先患腰胸胁痛，而腰痛已一年有余。且咳嗽。西医曾按花柳病治不效。以伊曾系妓女故也。后延余诊，余治用旋覆花、红花、生甘草、栝蒌壳、新绛、青葱管、杜仲、破故纸、黑桃肉、杏仁、银花、土苓、苏梗、元胡、葛根、当归、白芍、紫菀、款冬等药不甚效。再诊腰痛如折而重，两颧发赤，食热物及水均出汗，口淡甚，舌白润，白带黄色。尺脉弱甚。季云拟师肾着汤加味治之。方如下；

炙甘草三钱　白术五钱　泡干姜三钱　茯苓一钱　附片二钱（先煎）　五味子二钱　紫菀一钱　款冬花三钱　葱白一钱　枸杞三钱　胡桃肉三钱　磁石五钱　怀山药三钱

二十年二月十五日

服前方后，两膀痛愈，眠安咳减，腿痛轻，但腰痛仍甚。食物后，总觉如刀刮疼耳。

季查肾着之病，其人身体重，腰中冷，如坐水中，形如水状。反不渴，小便自利，饮食如故。病属下焦，身劳汗出，夜里冷湿，久久得之。腰以下冷痛，腹重如带五千钱，甘姜苓术汤主之。

二诊仍照前方肾着汤加味治之。方如下：

炙甘草三钱　白术五钱　泡干姜三钱　云茯苓三钱　附片三钱（先煎）　北五味二钱　紫苑一钱　款冬花三钱胡桃肉四钱　葱白二钱　枸杞三钱　怀山药三钱

二十年二月十八日

服前方二剂臂痛减，腰轻快，咳嗽愈。口不渴，不淡。白带减半，夜能寐，出汗少，食物不似前者如刀割状。二十二日，二十四日各服一剂，腰疼愈，白带减，汗出少，食知味。二十八日服一剂，颧仍红。三日、四日及七日赓续服之，计服此方七剂。

三诊如下：

炙甘草三钱　白术五钱　泡姜三钱　云苓五钱　附片三钱　枸杞三钱　胡桃肉五钱　怀山药四钱

三月十日

服前方二剂，十五日再诊，加桂枝二钱，十七日照服，计共服五剂，咳嗽、腰痛、气喘、白带均愈。且食物如常，无刀刮状。口不渴，佳眠至七八小时之久。愈后但觉腰腿微酸耳。

吴渭泉云：丁某卒然腰痛，坐立不支，脉沉迟细，乃身劳汗出，湿伤腰肾。盖腰为肾之府，冷湿之邪，着而不移，故腰痛身重也，宜用肾着汤，加杜仲、附子、泽泻，以燥湿祛寒，淡渗行水。

张聿青治左二珍，体重，腰背作痛，肝肾空虚，所有湿邪复趋其地。用肾着汤出入。

生熟甘草各二分　焦白术二钱　云苓一两　淡干姜（炒）四分　广橘红一钱　独活一钱　半夏钱半

苓桂术甘汤

吴渭泉云：德氏脉弦而滑，乃肝木乘土，脾湿胃弱则生痰饮。稠者为痰，稀者为饮。痰饮积于厥阴心包，故胸胁支满。痰饮阻其胸中之阳，水精不能上布，故气逆目眩也。宜用桂苓甘术汤加半夏、陈皮、香附、煨姜，以燥痰水而通阳气。

《成迹录》曰：摄南某氏之妻，郁冒上逆，居恒善惊，闻足音跫。然则惊悸怵惕，故不欲见人，常欲卧深闺中。家因富有，家人铺毯于地，以避足音。摄养调治无所不至，毫不见效。荏苒数年，常在床褥。于是请先生诊之，投以苓桂术甘汤，数载沉疴，日就痊愈。

著者（指汤本求真氏，下仿此）曰：此病系重症之歇斯底里。《生生堂治验》曰：一男子患腰痛，大便时每下血合馀，血色鲜明，立即昏眩。先生处桂枝、茯苓、白术、甘草，加五灵脂汤，服后顿愈。

五灵脂有驱瘀血性。由此推测，此病当治以本方与桂枝茯苓丸合之，斯为正治。

《橘窗书影》曰：下总国小见川西云寺，脐下有动悸时时迫于心下。眩冒欲倒，头中如戴大石，上盛下虚，不得健步。历更数医，百药罔效。来都下求治于余，余以苓桂术甘汤，兼用妙香散与之，数旬后沉疴脱然痊愈。

王九峰治某，左脉弦涩，右来濡滑。按不应指，寒能生湿，湿能生饮。内饮治肾，外饮治脾。腹为太阴，太阴者脾也。脐属少阴，少阴者肾也。少腹属厥阴，厥阴者肝也。肾病带动肝胃胸，气满胀满，扬扬有声。上焦如雾如霖，中焦如沥，下焦如渎，清浊混淆，脏病带动六腑，所服诸方，井井有余，毋庸他歧。仍请一手调治。

安桂　茯苓　于术　甘草

俞震东云：予邑有友范君，哮喘已久，向用《金匮》

肾气丸，时效时不效。吴门缪松心先生诊之曰：伏饮内踞有年，明是阳衰浊泛，但绵延日久。五旬外，痰中杂以血点，阴分亦渐损伤，偏刚偏柔，用药两难措置，仿金水六君煎意，用熟地炭四钱，当归炭一钱，茯苓三钱，炙草四分，川贝一钱半，青盐陈皮一钱，淡菜（漂）三钱，杏仁三钱（去皮尖，炒）。半月后复诊。晨用《金匮》肾气丸以治本，晚服苓桂术甘加味以治标。生于术米泔浸，切片晒三两，粗桂木晒八钱，炒半夏二两，云苓三两，炙草六钱，杏仁霜一两六钱，鹿脊骨三两，用麻黄四钱煎汤，炙北细辛三钱，晒水泛丸。此症向来背脊畏寒，甚则哮发，服此方而畏寒除。

肾气丸

余听鸿云：常熟西弄少府魏葆钦先生之媳，因丧夫悒郁，腹大如鼓，腰平背满脐突，四肢瘦削，卧则不易转侧。余于壬午秋抵琴川，季君梅太史介绍余至魏府诊之，面色青而脉弦涩。余曰：弦属木强，涩为气滞，面色青黯，肢瘦，腹大，此乃木乘土位，中阳不运，故腹胀硬而肢不胀也。中虚单腹胀症，虽诸医束手，症尚可挽，以枳、朴、槟榔等味治木强脾弱中虚之症，如诛罚无罪，岂不愤事。恐正气难支，急宜理气疏肝，温中扶土，抑木，进以香砂六君汤，加干姜、附子、刺蒺藜、桂枝、白芍、红枣、檀香等服五六剂，仍然，然终以此方为主，加减出入，加杜仲、益智、陈皮等服四五十剂，腹胀渐松，肢肉渐复，服药百余剂而愈，再服禹余粮丸十余两，《金匮》肾气丸三四十两，腹中坚硬俱消，其病乃痊。今已十五年，其健如昔。吾师曰：胀病当先分脏胀腑胀，虚胀实胀，有水无水等因。寒凉温热，攻补消利，方有把握。若一见胀症，专用枳、朴、楂、曲、五皮等味，无故攻伐，反伤正气，每致误事耳。

林义桐云： 王某阴疟止，面色晦黑，决其后必病胀。不信。予曰，劫痰暂效，邪原未净，一也。今卯月中旬木火司令，一逢辰土，湿痰内动，脾阳失运，必变中满，二也。毒品易犯食忌，三也。面黑无泽，肾水侮土，小便不利，四也。后果如言，视其目窝微肿，如新卧起状，知其裹水，先用实脾利水之剂，再用《金匮》肾气丸料，煎汤数十服（季云按：用肾气丸料煎汤数十服。以丸煎汤，恐丸不易消化故也），肿胀悉退。药乍止时，交未月湿土已旺渐胀，小溲不利，又服前丸，两月痊愈。

薛生白云： 阳虚阴亦伤损，疟转间日，虚邪渐入阴分最多，延入三日阴疟，从前频厥，耑治厥阴肝脏而效，自遗泄至今，阴不自复，鄙见早服《金匮》肾气丸四五钱，淡盐水汤送，午前进镇阳提邪方法，两路收拾阴阳仍有泄邪功能，使托邪养正，两无妨碍。

人参　生龙骨　生牡蛎　炒黄蜀漆　川桂枝　淡熟附子　炙草　南枣　生姜

尤在泾云： 真阳以肾为宅，以阴为妃，肾虚阴衰，则阳无耦而荡矣。由是上炎则头耳口鼻为病，下走则膀胱二阴受伤。自春及秋，屡用滋养清利之剂，欲以养阴，而适以伤阳，不能治下，而反以戕中，《内经》所谓热病未已，寒病复起者是也。鄙意拟以肾气丸直走少阴，据其窟宅而招之，同声相应，同气相求之道也。所虑者病深气极，药入不能别病，而反为病所用，则有增剧耳。肾气丸。

又云：秋冬咳嗽，春暖自安，是肾气收纳失司，阳不潜藏，致水液变化痰沫，随气射肺扰喉，喘咳不能卧息。入夜更重，清晨稍安。盖痰饮乃水寒阴浊之邪，夜为阴时，阳不用事，故重也。仲景云：饮食当以温药和之。《金匮》饮门短气倚息一条，分外饮治脾，内饮治肾，二脏阴阳含蓄，自然潜藏固摄，当以肾气丸方，减牛膝、肉桂，加骨脂以敛精神，若以他药发越阳气，恐有暴厥之虑矣。

肾气丸减牛膝，肉桂加补骨脂。

往昔壮年，久寓闽粤，南方阳气易泄，中年以来，内聚痰饮，交冬背冷喘嗽，必吐痰沫，胸脘始爽，年逾六旬，恶寒喜暖，阳分之虚，亦能应尔。不宜搜逐攻劫，当养少阴肾脏，仿前辈水液化痰阻气，以致咳嗽之例。

肾气丸减牛膝，肉桂加北五味、沉香。

又云：久咳喘不得卧，颧赤足冷，胸满上气，饥不能食，此肺实于上，肾虚于下，脾困于中之候也。然而实不可攻，姑治其虚，中不可燥，姑温其下，且肾为胃关，火为土母，或有小补未可知也。

《金匮》肾气丸，旋覆代赭汤送下。

又云：血去过多，气必上逆，肺被其冲，故作咳嗽，此非肺自病也，观其冲气甚则咳甚，冲气缓则咳缓，可以知矣。拟摄降法，先治冲气。

《金匮》肾气丸去肉桂加牡蛎。

又云：肿胀之病而二便如常，肢冷气喘，是非行气逐水之法，所能愈者矣。当用肾气丸行阳化水，然亦剧病也。

王九峯云：脏寒生满病，脾虚生气胀，湿热不行，肿胀见矣。左边胀甚，脾胃俱亏。清浊混淆，升清降浊，补阴益气。开太阴以泄湿邪，诸法服之，皆不应验。鄙见浅陋，当访诸高明，晚服《金匮》肾气丸三钱，早服资生丸三钱，一助坤顺，一助乾健。

季云按：资生丸治脾胃虚弱，湿热蕴积，食不运化，痞满便溏。并治妇人妊娠呕吐，胎滑不固，小儿疰夏，内热，食少，神倦等症。

党参　冬术　米仁各六两　山药三两　山楂三两　神曲三两　茯苓三两　芡实三两　麦芽三两　砂仁三两　莲子二两　扁豆二两　陈皮二两　藿香一两　桔梗一两　炙草一两　川连二两　蔻仁六钱为末，水泛或蜜为丸。

程观泉云：色白肤嫩，肾气不充，数日病魔，脾元又困，诸医理治，病势日增，请求其本而论治焉。经云：诸湿肿满，皆属于脾。曩服五苓、五皮，非无所据。但肾为胃关，关门不利，故聚水而从其类。仲师主用肾气丸即此意也。若谓童年精气未泄，补之不宜。然治标理应求本，所谓有者求之，无者求之是已。夫水流湿，水就燥。二阳结谓之消，三阴结谓之水。消者患其有火，水者患其无火。且水病虽出三阴，而其权尤重于肾，肾居水脏而火寓焉。此火者，真火也。天非此火不能生物，人非此火不能有生，即膀胱津液藏焉，亦必由命门气化而出。华元化曰：肾气壮则水还于肾，肾气虚则水散于皮，前服肾气丸颇应。日来饮食不节，病复，再投不效。考诸任编云：此病单用肾气丸不效，单用补中益气汤亦不效，须用补中益气汤，吞《金匮》肾气丸，仅遵其旨。

吴渭泉云：治肺脾肾俱虚，遍身肿胀，小便不利，痰气喘急，非此药不效。其治陈敬斋肢体俱肿，少腹不急，喘满气促，医者用实脾导水之剂，兼旬无效。余诊右寸数大，尺脉虚数。此阴虚劳损，火烁肺金，肺热则失其下降之令，以致水溢高原，淫于皮肤而为水肿。经曰：三焦者，决读之官，水道出焉。上焦不治，水溢高原。中焦不治，水停中脘，下焦不治，水蓄膀胱是也。宜投麦门冬汤，盖麦冬清肺，开其下降之原，粳米益脾，培乎生金之母，服之颇效，易以《金匮》肾气汤，随症加减，三月始愈。

甘遂半夏汤

经以水饮内蓄，短气似喘作喝。四肢关节痛如风痹，为留饮。宜医话变体甘遂半夏汤主之。（见《向斋医案》）

制半夏三钱用甘遂同半夏炒黑煎汤，送医话桃花丸三钱

附录：椿田医话桃花丸，统治痰饮，可常服。

桃花（清阳节采不拘红白，单叶为妙，晒干）

制半夏　制南星　制苍术　冬白术　人参　云茯苓　陈橘皮　炙甘草　硼砂　大贝母　桔梗　白芥子白僵蚕　煅蛤粉　煅蚌粉　海浮石　海螵蛸　朱砂

上十八味各一两为末，桃花末四两，共十九味，水叠丸，每服三钱，开水下。

《续名医类案》载：吴孚先治西商王某。气体甚厚，病留饮，得利反快。心下积坚满，鼻色鲜明。脉沉，此留饮欲去，不能尽出也。用甘遂、甘草、半夏、白芍，加白蜜五匙顿服，前症悉痊。或问甘遂与甘草其性相反，用之无害而反奏效何也。曰：正取其性之相反，使自相攻击，以成疏漏决排之力。西人赋性厚，尤当用之。

十枣汤

陆养愚治施南石二十九岁，时患下午发热，直至天明方解。晡时仍然，夜间之热尤甚。咳嗽无痰，嗽则痛引胸胁，热甚则咳亦甚，嗽甚则痛亦甚。初起延医，以感冒治之，服芎苏散一二帖，喘急殊剧，易以前胡、杏仁、桑皮、苏子辈数剂亦不效。后更数医，俱以阴虚治之，大约所延之方，不出天麦二冬，知贝二母之类。治疗数月，饮食渐减，肌肉羸瘦。其亲友无不认为劳瘵之症。必不可疗

矣，最后一医诊得脉弦数，左关尤甚。此肝火之所致也。因处一方，用柴胡、青皮、黄连、赤芍药、山栀仁、白芥子，自谓独得之妙，未有不中病者。及服数剂，略不见效，自此苦于服药，卧以待毙。不亲医药者，已二月矣。其兄南屏偶谒茅鹿门宪副公，备言其弟不可救之状。茅鹿门问曰：不知城中陆养愚曾看否？答曰：独此位属卜不吉。未曾接看。鹿门曰：若此君未医过，未必无效。南屏即着人延予诊视，其六脉沉数而滑，右关尺更有力。询其胁痛，似从右而应乎左，因思仲景云：饮在胁下，咳则引痛，谓之悬饮。今嗽则痛，不嗽则不痛，明是悬饮化热症，予十枣汤非常用之方，且病人狼狈之极，必不肯服。乃以润字丸料加入甘遂和丸，不令病家知之。但谓病因痰积不出，所以作热，热则嗽，嗽则痛，今以丸药渐消其痰，发热之根去，则嗽与痛自减矣。病人见说不必吃汤药已喜，因令二分一服，一日二服。每日加一分，加至五分，一服便出稠痰碗许，痰中有一块半软半硬，如鸡卵大，胁痛如失，是夜热嗽减十分之六七。又用人参、白术、归、芍、茯苓、贝母、甘草为煎剂，与丸药间服，丸药仍日减一分，直至便中无痰始止。丸药用前煎剂，每日一帖，调理月余，热嗽不作，肌肉如故。

卢绍庵曰：丹溪朱先生有云：人之生命至重，非积岁月之功，岂可便视人之疾，斯乃为庸医下针砭也。大都自古及今庸医比比，明医难得，兹以施君之病，论之学问之浅深，于斯判矣。施君抱病已久，众医杂治不见其减，守病二月，不见其增。先生诊视，即知是悬饮，病久体虚，恐不堪十枣汤之瞑眩，而易以润字丸加甘遂，且所服不多，又非煎剂，病者甚是喜悦。盖缘以前医家并无此等高论，及聆先生元谭洞悉病状，自然情欢意惬，药到病除。予生也晚，恨未获亲炙。先生迩来捧诵遗稿，开豁茅塞，知先生之宗仲景立论，非庸庸者所能见及也。

《南雅堂医案》载：痰饮之源皆出于水，三焦为决渎之官，水道出于三焦失职则气道痞涩聚成。痰饮种种，变症多端，先宜通三焦为正本清源之法，然停积既久，譬如沟渠淤塞，势必倒流逆上，污浊泛溢无所不至。今幸无内虚诸症，脉象见弦，效甚。胸苦烦闷，是饮邪上干清阳之位，若缓以图之，势必滋曼，斯时用猛攻之法直达病所，可不嫌其峻，拟以十枣汤。

芫花二钱（熬透）　甘遂二钱　红芽大戟二钱　大枣十枚

前药三味捣末筛水一碗，先煮枣，得半碗去滓，纳药末一钱，旦温两杯不下者，次日再服，得快利后，可啜粥汤，安养胃气。

吉益东洞曰：余治一孕妇，留饮掣痛者，与十枣汤数剂，及期而娩，母子无害。古语所谓，有故无殒者，诚然诚然。（见药徵）

大青龙汤

丁甘仁云：寒邪束痰饮内搏，支塞肺络，清肃之令不行，气机窒塞不宣，寒热无汗，咳嗽气喘，难于平卧，胃有蕴热，热郁而烦躁。脉浮紧而滑数，苔薄腻而黄，宜疏外邪，以宣肺气化痰饮，而清胃热。大青龙加减。

蜜炙麻黄　云苓　橘红　炙款冬　川桂枝　象贝母　半夏　旋覆花　石膏　杏仁　生甘草

《汉方新解》载：一五十余岁之妇人患眼疾，来院就诊。其病为角膜溃疡。底有脓，若将穿孔。羞明流泪。眼球前额颞颥部疼痛剧甚，不得安眠。脉浮有力，稍觉渴，舌微黄，苔干燥，微咳嗽。余以本方倍半，加车前子为主方，每夜兼用芎黄散，阅二周痊愈。方之奇妙由此可见。

《医事感问》（吉益东洞氏著）南部侯京屋铺之留守居役某患肿满，乞诊于余，余诊之，喘鸣迫急而烦渴，小便不通，因与大青龙汤用药，经四十日不见药效。其时南部之门人在旁问药方之当否，余曰药效之迟速不可测。而彼犹有疑色，然除用此药外，别无中病之方，故仍用大剂与之。又经二十日，以急变来告往视之，则前症益剧，恶寒战栗，漉漉汗出，举家惶恐。余曰：药不瞑眩，其疾不愈，仍用前剂，终夜大汗出，易衣六七次，翌晨肿满减半，喘鸣平息，小便快利，更十日而复尔。

著者曰：余亦曾用本方速治剧性肾脏炎。

吴鞠通云：前因风寒夹饮之故，用小青龙法，现在风寒解而饮未除，脉复洪大，仍与大青龙与木防己汤合法兼治饮与痹也。

桂枝六钱　杏仁四钱　防己四钱　半夏六钱　广皮三钱

滑石六钱　云苓皮六钱　木通三钱　小枳实三钱　生石膏六钱

服八剂

傅松元云：高家衙张某之弟，夏月入河冷浴，身灼热而烦渴不解，脉浮紧数。余与大青龙汤方，嘱备一剂，先饮头煎，候得汗热退即止。后服如热不退，再饮二煎，明日未刻张某来云，昨剂饮头煎得汗而仍热，继服二煎，又汗，今晨食粥又汗。吾弟因药既效遂原方再服一剂，不意服后汗出如浴。气喘不休，自知不听先生之悮，望怜而救之。余即驶往，见身清汗如浴，喘促，仰息。急书人参须、炙黄芪、麻黄根、桑叶炭、五味子，煅牡蛎，大剂投之，日落时即喘平，汗止，又调理二日而愈。

小青龙汤

丁甘仁云：诊脉浮紧而弦，舌苔干白而腻，身热不扬，微有恶寒，咳嗽，气逆，十四昼夜不能平卧。咽痛淡红不肿，两颧赤色。据述病起于夺精之后，寒邪由皮毛而入于肺，乘虚直入少阴之经，逼其水中之火飞越于上。书曰：戴阳重症也。阅前方始而疏解。前胡、薄荷、牛蒡、杏、贝之品，继则营养，沙参、石斛、毛燕，川贝，不啻隔靴搔痒，扬汤止沸。夫用药如用兵，匪势凶猛，非勇悍之将安能应敌也。拙拟小青龙合二加龙骨汤，一以温解寒邪，一以收摄浮阳，未识能得挽回否，尚希明哲指教。

蜜炙麻黄　川桂枝　大白芍　生甘草　熟附片　牡蛎

花龙骨　五味子（干姜拌捣）　光杏仁　仙半夏水炙桑皮　远志

薛生白云：发热喘急，头痛引胁，面赤，不溺，二便如常。左脉弦虚，右脉空大，此无形之感，挟有形之痰，表里合邪互结于胸胁之位也。口不渴者，外邪挟饮上逆不待引水自救也。二便调者病在胸胁犹未扰乱中州也。仲景治法，表不解，心下有水气，咳而微喘，发热不渴。小青龙汤主之。方用麻、桂，以达表散邪，半夏以涤饮收阴，干姜、细辛以散结而分邪，甘草以补土而制水，用芍药、五味之酸收，以驭青龙兴云致雨之力，翻波逐浪以归江海。斯在表之邪从汗解，在内之邪从内消。

麻黄　桂枝　半夏　干姜　细辛　甘草　芍药　五味子

徐玉台云：发热、恶寒、头痛、身痛之暴症，人易辨之，唯久郁肺经，而成喘咳，有似阴虚劳嗽者，不可不辨。郡城西门外，奚藕庄客幕于外，上年道途受热，曾患喘嗽服自便而愈。今复患喘嗽，投自便而加剧。医亦概用清肺补肺终不见效。自疑为阴虚重症，彷徨无措，遂延余诊。余为脉象见紧，似数非数，前患暑热故自便可愈，今患寒邪故反增剧。用小青龙汤而愈。

许珊林云：郭姓年四十许，素有痰饮，每值严寒，病必举发，喘咳不安卧，十余年来大为所苦。甲申冬，因感寒而病复发，背上觉冷者如掌大，喉间作水鸡声。寸口脉浮而紧，与小青龙汤二剂即安。至春乃灸肺俞、大椎、中脘等穴，以后不复发矣。凡饮邪深伏脏腑之俞，逢寒病发，非用灸法不能除根。惜人多不信致延终身之疾，可慨也。

吴渭泉云：刺史师禹门，发热，头疼，干呕，咳逆，小便不利，少腹满，不能卧，按脉浮数大，此伤寒表邪不解，水停心下，则水寒相搏，水气内溃，所传不一而然。当用小青龙汤，去麻黄加茯苓，以外发汗，内行水，则表里之邪散矣。

张聿青云：某痰喘，劳碌，感寒触发，呀呷有声，胸膺先觉不舒而病作。其痰阻，气坠，已非一日矣。阅苔满白，脉来沉弦，于法当宗小青龙加减，姑宗仲景之意不拘其方，俾得肺气宣通，则痰自下降。

麻黄三分（炙） 杜苏子二钱（盐水炒） 前胡钱半 白芥子三分（炒黄） 南沙参三钱 生甘草二分 旋覆花一钱（布包） 桂枝二分 煨生姜一片 栝蒌仁二钱（姜汁炒） 白芍钱半（土炒） 橘红六分（盐水炒） 枇杷叶两片（去毛）

叶天士云：远客路途风寒，外受热气内蒸，痰饮日聚于脏之外，脉络之中，凡遇风冷或曝烈日，或劳碌身体，心事不宁，扰动络中宿饮，饮泛气逆咳嗽，气塞喉底胸膈，不思食物，着枕呛吐稠痰，气降自愈。病名哮喘伏饮，治当得宜，除根不速，到老年仍受其累耳。

又云：冬温阳不潜伏，伏饮上泛。仲景云：脉沉属饮，面色鲜明为饮，饮家咳甚，当治其饮，不当治咳。缘年高下焦根蒂已虚，因温暖气泄不主收藏，饮邪上拢乘肺，肺气不降，一身之气交阻，熏灼不休，络血上涌。经云不得卧，卧则喘甚，痹塞乃肺气之逆乱也。若以见病图病，昧于色诊候气，必致由咳变幻，腹肿胀满，渐不可挽。明眼医者勿得忽为泛泛可也。兹就管见，略述大意，议开太阳，以使饮浊下趋，仍无碍于冬温，从仲景小青龙越婢合法。

杏仁　茯苓　苡仁　炒半夏　桂枝本　石膏　白芍　炙草

木防己汤

叶天士云：冬月温暖，真气未得潜藏，邪乘内虚而伏。因惊蛰节春阳内动，伏气乃发，初受风寒，已从热化，兼以夜坐不眠，身中阳气，亦为滞越。医者但执风寒湿之邪合而为痹。不晓病随时变之理。羌、防、葛根，再泄其阳，必致增剧矣，焉望痛缓、议用仲景木防己汤。

木防己　石膏　桂枝　片姜黄　杏仁　桑皮　（原方去人参，加姜黄、杏仁、桑皮）

《外症医案汇编》载：汪某湿邪留饮，发红瘰，胸聚浊痰，消渴未已。用木防己汤。

木防己一钱　石膏三钱　杏仁三钱　苡仁二钱　飞滑石钱半　寒水石钱半　通草煎汤代水

泽泻汤

《汉方新解》载：《成迹录》曰：一妇人郁冒眩甚，起卧不安，无余症，不治者三年余，先生与泽泻汤，旬余痊愈。

曹颖甫治管右，住南阳桥花场，咳吐沫，业经多年，时眩冒，冒则呕吐，大便燥，小溲少。咳则胸满，此为支饮，宜泽泻汤。

泽泻一两三钱　生白术六钱

姜佐景按：本案病者管妇年三十余，其夫在上海大场莳花为业。妇素有痰饮，病自少已然。每届冬令必发，剧时头眩不能平卧。师与本汤，妇服之，一剂即觉小溲畅行，而咳嗽大平，续服五剂，其冬竟得安度。明年春天转寒，病又发，师乃与本汤。泽泻加至二两，白术加至一两，又加苍术以助之，病愈。至其年冬又发，宿疾之难除根，有如是者。《伤寒》《金匮》小方甚多，吾师亦常用之。佐景因笔墨不闲，未暇一一详举，神而明之，存乎其人。

小半夏汤

叶天士治某：阳不交阴，夜卧寐躁，小半夏汤。

又治陕西四十七，痰饮乃饮浊所化，以渐有形，阻碍阳气，不得入阴。阳跻穴空，夜不能寐，《灵枢》用半夏秫米汤，谓通阴交阳，痰饮不聚也。天王补心丹，一派寒凉阴药，转为浊阴交通矣。护阳为要著。仲景云：凡痰饮当以温药和之。小半夏汤加秫米。（见《医案存真》）

五苓散

吴渭泉云：汪某患呕吐，溏泻，身热，头痛，胸腹胀满，便秘，烦渴，脉浮滑数，乃暑湿伤脾胃，口不清，湿凉不调，故阴阳扰乱，湿热邪甚于而然。宜服五苓散，以利湿，泻热，则诸症自除。

又云：余某脉沉细，关节疼痛而烦，小便不利，此中伤湿气，着于经络而成湿痹。当用五苓散，以利小便，其湿自除。凡治湿之法，古人云：宜理脾，清热，利小便为上。故曰：治湿不利小便非其治也。

《外台》茯苓汤

张聿青云：经云饮入于胃，游溢精气，上输于脾，脾气散津，上归于肺，通调水道，下输膀胱，水精四布，五经并行，此于后天生化之机，宛然如绘者也。脉象濡细而右部软滑，其平时伏有痰饮，发必致喘。投《金匮》苓桂术甘汤，屡如桴鼓，是内饮治脾之主方，自必投之辄效。特辛温之品，久恐伤阴，则必有和平中正之方，为先事预防之计，窃为精神气血，所以奉生，其次则津与液焉，何为津，浊中之清而上升者也。何为液，清中之浊而下降者也。然津不自生，得气化而口鼻濡润，液不自降，得气化而水道宣通。气化者，足太阴脾气，手太阴肺气也。体半则中虚，中虚则气弱，气弱则脾土少鼓旋之力，肺金乏清虚之权，于是而向之流布为津为液者，遂凝滞而酿湿为痰，隐匿于中，乘机而发，虽喘咳不过偶作，未必为目前之累，实足为后日之忧也。调理之策，唯有补脾降胃，鼓动气机，使气得流化，则不治痰而痰默消，不理湿而湿胥化，经旨之上输于脾而归于肺者，即此意也。兹从《外台》茯苓汤，六君资生等参合丸剂，当否正之。

野山高丽参　白蔻仁　盐水炒枣仁　盐水炙黄芪制半夏　盐水炒菟丝子　远志肉（生甘草煎汁收入）　木猪苓　炒范志曲　枳实　藿香　甜杏仁霜　杜仲　泽泻　广皮　广木香　浙茯苓　土炒野于术

前药为末，用生姜焦谷芽煎浓汤，泛丸如小桐子大，上午半饥时用橘红汤送下。张聿青云：李某脾虚则生湿，气弱则生痰，然中气空虚，何至胆阳上逆而为眩晕。脉滑重取濡软，良以脾虚胃实，脾虚则液滞为痰，胃实则胆逆为晕，拟《外台》茯苓法出入。

人参须一两（另研和入）　广陈皮一两五钱　苦杏仁霜三两　白僵蚕一两　海蛤粉二两（水飞）　炒野于术二两　煨天麻一两五钱　云茯苓五两　焦枳实一两二钱　白蒺藜二两（炒去刺）　猪苓一两　制半夏三两　建泽泻一两五钱　姜汁炒鲜竹二青一两

前药研为细末，用生姜五两，煎汤泛丸，如小桐子大，每晨服三钱，下午服一钱，橘红汤送下。

叶天士治汪，头额闷胀，痰多作眩，《外台》茯苓饮加羚羊角、桂枝、竹沥，姜汁泛丸。

《建珠录》曰：大炊相公之臣，田大夫（中略）其甲州君，年已九十余，生平不信医药，以为无益。至是大赞先生之术，谓其家人曰：余若有病，唯东洞是赖。后数年患伤寒，心胸烦热，谵言妄语，小便不利，不进者凡六日，家人乃召先生视之。心胸烦满，四肢微肿，乃作茯苓饮，饮之吐水数升而愈。初甲州君自年及六十虽盛夏重衣犹寒，以为老衰之故。自今以后更服绮絺，与少壮时无异。以此观之，盖病为之，非老衰也。

《成迹录》曰：一妇人患胃反，九年于兹，经医疗治未尝见效。先生诊之，心下挛急，吐而不渴，食触于口，即觉不爽，心胸间有痰饮，即与茯苓饮数日而愈。

叶天士云：高八六脉软小带弦，知饥不饮食，晨起吐痰，是胃阳不足，宜用《外台》茯苓饮。

人参　白术　茯苓　广皮　半夏　枳实皮　白蒺藜　地栗粉

桂苓五味甘草汤

叶天士云：徽州某四十六，此痰饮宿病，劳，怒，遇冷即发，十年之久未能除根。桂苓五味甘草汤。

又云：流春庵三十七卷，上年五个月小产二次，再加冬季服侍病人，产虚在阴，劳伤在阳。此咳嗽吐粒浊气逆呕食之由来也。如不明伤损阴中之阳，仅仅消痰清肺一派清凉，必致胃倒败坏。桂苓五味甘草汤均见《医案存真》。

又云：运漕四十四冬藏失司，咳吐涎沫，是肾病也。

医见嗽，咸以肺药治嗽。宜其年余无效。桂苓五味甘草汤。《医案存真》

又久嗽失音，脉小痰冷，冲气入暮为重，此肺虚气馁，不易骤愈，酒家布饮邪，桂苓甘草汤。

又治董某，患结饮发必喘急，病发用。

桂枝　茯苓　五味　炙草

苓甘五味姜辛汤

曹颖甫治叶瑞初君，咳延四月，时吐涎沫。脉右三部弦，当降其冲气。

茯苓三钱　五味子一钱　干姜钱半　细辛一钱　制半夏四钱　光杏仁四钱

复诊：两进苓甘五味姜辛半夏杏仁汤，咳已略平，唯涎沫尚多，咳时痰不易出。宜与原方加桔梗。

茯苓三钱　生草一钱　五味子五钱　干姜一钱　细辛六分　制半夏三钱　光杏仁四钱　桔梗四钱

姜佐景按：叶君现服务于丽华公司化妆部，昔与史蕙甫君为同事，患咳凡四阅月。问治于史，史固辞之，以习医未久也。旋叶君咳见痰中带血，乃惧而就师诊，服初诊方二剂，病即减轻，服次诊方后，竟告霍然。

季云治沈叔詹患咳嗽日久，痰不易出，用小青龙汤治之，痰出甚易。今观曹君二诊咳时痰不易出，于原方加桔梗四钱，竟告霍然。可见痰不易出，若用二冬、二地，势不至酿成剧证不止。

小半夏加茯苓汤

张聿青云：停饮凝痰，聚于胃中，胃腑之气，升多降少，五七日辄呕黏痰涎水，二便不利，脉象沉弦。夫痰之与津，本属同类，清气化，则随气布而上供。清气不化，则液滞为痰而中阻，气之化与不化，悉视脾阳之转运如何。所以《金匮》有饮家，当以温药和之之例也。然刚燥之药，多服劫阴，攻逐之剂，正虚难任，唯有分其清浊，使清津上升，浊液下降，虽难霍愈，或可减轻耳。

制半夏　云茯苓　老生姜　来复丹

张聿青云：王左，昔肥今瘦，病发则吐呕痰水，倾盆而出，呕至竭尽，往往微呕而带出紫血。夫饮食可为肌肤而凝聚痰水，及时而发，其为蓄饮，略见一斑。唯是痰饮之症，都成于中气虚微，脾阳不运。夫既阳虚气弱，何至呕辄见红。若谓阳明为多气多血之乡，呕动胃络，而血从络溢，亦顷刻间耳。何至随动随出之血而辄变紫瘀哉。先哲有言，人受气于水谷，水谷之气流则为津为液，滞则为饮，为痰。盖流者气化之流，滞者气化之滞也。尊体之伟断非阳虚之比，参诸脉象，左部柔和，右部沉弦而滑，此由肝木之气失于条达，木郁则土滞，土滞而水湿不行，渐成蓄饮。呕则胃逆，胃逆则肝脏郁勃之气，挟火冲胃，胃络之血溢出，以经火烁色即变瘀。此实饮病而兼木郁者也。主治之法，《金匮》云：心下有支饮，小半夏汤主之。又云：呕吐心下痞，膈间有水，悸眩者，小半夏加茯苓汤主之。盖取半夏散结除湿，茯苓益脾消水，生姜利气止呕。今以此方为君，以半夏厚朴汤，分其浊气下出而为之臣，参入橘皮疏胃。合以上诸药，即寓二陈之意，而为之佐。气降即火降，参入沉香，调和中气，降气平肝而为之，使二十剂后，则于晚间服本方，清晨服香砂六君子丸三钱，以微顾其本，当否正之。

制半夏二钱　上川朴四分　橘皮一钱　云茯苓四钱　磨苏梗三分（冲）　磨沉香二分　生姜汁一茶匙（冲）

心下虚悸，脉细濡，而右关滑，此由痰水聚于胸中，阴湿弥漫于下，则心阳浮于上，长沙独得其旨，故《玉函经》中一则曰：心下悸者为有水气。再则曰：水停心下，则心下悸，近医每以心营不足目之，未知圣训耳。

制半夏　炒杏仁　云茯苓　橘皮　薤白头　栝蒌仁　生姜汁

《汉方新解》载：《丛桂亭医事小言》（原南阳氏著）曰：一商患脚气咳嗽甚，一身皆肿，呼吸迫促，有冲心之兆。与越婢加术附无效，改用陷胸汤亦不验，与甘遂丸不见下利。一日卒然呕逆，水药俱不受，气息急迫不能平卧，阴囊肿胀，片刻难安。以其呕甚，投以小半夏加茯苓幸能饮受，次日依然，而呕吐少止。连服三日许，呕逆止，而食粥，小便清利，故仍依前方，逐日快利应随消退，呼吸调匀，得以平卧，前方持续至三十余日获痊愈。

著者曰：本方不特为镇呕的对症方，亦为拨本塞源之剂，于此可见。

张聿青云：陶某胃有停饮，不时呕吐，水为阴类，非阳气旋运，不能消化，拟半夏茯苓汤苓桂术甘汤两方出入。

制半夏三钱　上广皮一钱　川桂枝四分　公丁香三分广藿香三钱　淡干姜四分　白蔻仁七分（后入）　白茯苓五钱

孙兆治俞伯道：忽患微热，心下满，头痛，汗不能解。众医以为温病用表，有谓食在膈者，治之不愈，召孙至。用半夏茯苓汤，问其故，曰：头有汗，心下满，非湿症，乃水结胸也。小便既去，其病乃愈。如湿气，心下满，自当遍身有汗。有食，心下满，岂得有汗，若言是表，身又不恶寒疼痛，表证何在，故凡水结胸，头必有汗。（出《伤寒口诀》）

季云按：此案论有汗、无汗最精。

河北官钱局经理宁夔杨簉室，患右头痛，胸满，口淡，腹鸣，不思食，时汗，溲短，心悸，鼻干而塞，右鼻流清水，左脉沉滑，右脉滑大。延季云往诊，查此症乃水气凌心，即仲圣所谓心下悸，卒呕吐症是也。口淡恶心，似近呕吐，而短气不足以息，与夫溲短，腹鸣，皆土虚不能胜水，膀胱气滞不化所致。仿《金匮》法，以方如下：

制半夏三钱　云茯苓三钱　生姜汁三钱（每次兑服一钱）紫苏叶三分　川黄连四分　佩芝草三钱　杏仁二钱　橘皮一钱　秦艽一钱　辛夷花二分

服两剂痊愈，时癸酉八月廿七日。

文蛤散

傅松元云：邻人冯在邦妇，胎前子肿甚大，产后肿益甚，卧床人如大字式，一足在内，一足在外，一被不能覆二足。询其故，阴门如五升斗、时产后八日。大方脉女科五六辈，老医皆束手无策，独周易堂尚未辞绝，然服其方亦不效。而喘促之状欲绝。余初学医，日三四往诊，脉形气色俱无败症。每思一方，诸医皆用过，然殊不应。乃考方书至二更后，神倦合目，室中别无人。忽闻云：文蛤散。不知声从何来，既而解衣就寝。才合目，又闻呼文蛤散。余奇其声，惊而起。伏思此方出于《金匮》，乃披衣起检查。《金匮》云：渴不喜饮，文蛤散主之。唯思此方与水肿不合，更与产后水肿无关。乃熄灯安卧。突闻大声言端的文蛤散。余遂大醒，再三忖度，忽闻挝门声甚急，即披衣拖履下楼，至门启关，冯在邦在焉，则云病势急危，求赐一方，望勿却。余即书文蛤散三钱，淡姜汤调和分三服，频频徐进。余不过聊为塞责，不意天才明，在邦报云，已大效矣。余询其故，在邦云，三更第一服，四更第二服，闻醒即作恶遂欲泻，扶而上桶，竟大泻如注，少顷欲起又泻，至天明已泻四十下，现在肿已十去七，但第三服腥秽之气不能近口奈何？余思文蛤是蛤壳耳，何至腥秽如是，乃再往诊，肿果退。改用四君子合五五饮，加附、桂、车前等，调治半月而愈。后至采芝堂药店，谈及文蛤，一李叟（南京人）云：文蛤有二种，一蛤壳之边有纹者，一五倍子，又名川文蛤是也。余问前夜半向宝号买文蛤散，宝号以何物与之。李叟曰：我亲手为其煅研川文蛤三钱付之。余曰：奇矣。余之所书文蛤散是蜃炭也。君所发者误而杀人，乃误而救人，君有功矣。为述往事释其疑，然每以此事告人，及遇蓝子蓝世叔，子蓝云：此令先祖之传方也。家大父存时，曾患酒臌，服药无效，至苏松各处，求诸名医，亦复无功。回刘后，小溲点滴不通者，已二日。我家伯曰：鸿者暮国手也，与令先祖振声公为棊友，亦道友，尝同研治臌之术。鸿伯曰：溲涓涓不通，恐无法矣。令先祖曰：法则有之，恐君未必信，乃疏生脉散一方。云：取何意？曰：凡治臌之方，必向下攻，攻之既极，犹碓粉之不能上泛瘀垢之浊，凝于膀胱下口，欲出而无路可通，且如羽禽无肺者无溺，故溺与肺攸关，肺布叶举则通调水道，下输膀胱。今膀胱闭塞，宜举肺叶而展布之，必欲用五味子之酸，以酸可收提也。遂试之，果渐通。通后，溺果黑而浊，弃溺于坑，积垢至半，今五倍子之涩与五味子之酸同，岂非令祖之妙法乎。虽然酒积之为害如此，可纵饮耶。

滑石白鱼散

季云治张振庭年六十三岁，住北平左安门外关厢廿八号，患石淋，溲时出砂子紫黄色，沉底不疼。口干呃逆，有身恶寒，食不香。左寸关尺三部重按皆沉弱。右寸虚，关沉迟尺微，肺弱，肾虚，津液不足，卫阳尤虚，溲有砂子，此石淋为病也。

飞滑石三钱　石首鱼头一钱　炒香稻芽二钱　木香七分　缩砂仁七分　桂枝钱半　杭白芍一钱　云茯苓三钱　血余炭三钱　鲜桑枝四钱　老苏梗一钱　枇杷叶二钱　旋覆花三钱（布包）　制半夏二钱　赤小豆三钱　怀山药三钱　北沙参六钱

二诊服前药诸病皆减，唯口干，溲仍浑浊，气短，六脉沉弱。前方既效，勿多更张。

飞滑石三钱　鱼枕首二钱　血余炭二钱　怀山药三钱赤小豆三钱　黄芪二钱　木香七分　北沙参六钱　炒香稻芽二钱　老苏梗一钱　枇杷叶一钱　旋覆花三钱（布包）潞党参二钱　云茯苓三钱　嫩桑枝四钱　制半夏二钱　代赭石一钱　缩砂仁七分

三诊：服前药溲清易出，腹不堵塞知饿，唯身寒，心跳，呃逆，爽快，竟夜安眠。六脉沉滑，方一从前方加减。

飞滑石二钱　黄花鱼枕骨二钱　血余炭一钱　桂枝五分　白芍七分　当归一钱　炙甘草一钱　赤小豆三钱　北沙参六钱　嫩桑枝四钱　代赭石二钱　旋覆花三钱（布包）缩砂仁八分　老苏梗一钱　云茯苓三钱　广木香七分　制半夏二钱　怀山药三钱　炒香稻芽一钱

猪苓汤

林羲桐云：汤氏初秋寒热吐泻，或以为感暑，用香薷饮或以为霍乱，用藿香正气散。其家两置之诊其脉濡而弱，烦热无汗，自利、呕渴。余谓湿甚则濡泻。今湿郁生热，热蒸更为湿，故烦而呕渴也。宜猪苓汤去阿胶主之。猪苓、茯苓、泽泻、滑石加半夏、薄荷、荷梗、薏仁、煨姜、灯芯，一服呕止，泄稀，去滑石、煨姜、半夏，再加麦冬、山栀、车前二剂而安。

《古方便览》本方条云：一男子患血淋二三年，一日血大出，痛不可忍至二三升。目眩不知人事。余即与北方日渐收功，不见再发。

《东郭医谈》曰：一男子下血，大小便不通，腹满欲死，医与四物汤加山栀柏之方，腹满尚甚，于是与猪苓汤加大黄，小便渐渐通快。

《青州治验录》（华冈青州氏著）曰：前年若山某患淋疾，乞诊于余，余诊之茎中有赘肉，小便淋沥如丝，疼痛甚剧，于是如图作道具，自尿道口插入，取其肉则小便如丝疼痛甚剧，于是泻出如泷（译者案：日本谓瀑布曰泷），后投猪苓汤加大黄不日痊愈。

张聿青云：鲍某胸次稍舒，饮食稍增，然足仍厥逆，咽喉仍痛，还是虚阳上逆，用《金匮》法。

漂净猪肤六钱　白蜜二钱　生甘草三分　桔梗一钱　炒黄粳米粉二钱　茯苓三钱　滋肾丸三钱药汁送下

越婢汤

张聿青云：周某体半以下肿势渐消，而体半以上仍肿不退。脉沉细，舌苔黄滑，湿热溢于皮肤肌肉。用《金匮》越婢汤以发越婢土之湿邪。

生甘草三分　茯苓皮四钱　炙内金一钱　煨石膏二钱大腹皮二钱　生麻黄五分（另煎去沫后下）　陈橘皮一钱老姜三片

陈修园云：诊得脉象见弦，目如脱，动怒，气逆上冲，喘息不得卧息，两足逆冷，晚间尤剧。此系肝升太过，肺降失司所致，用长沙越婢一法。

麻黄钱半（先煎去汁）　石膏二钱　生姜八分　甘草五分　大枣五枚　水煎服

越婢汤加附子

吴渭泉云：韩某一身悉肿，恶风不渴，续自汗出，按脉浮有力，此风水在肌肤之间。经曰：肝肾并浮，为风水，水在皮肤，故脉浮，里无热，故不渴。病本于风，故汗出恶风也。当用《金匮》越婢汤加附子，以泻肺，清胃，发越婢气通行津液，则风水从毛孔中出矣。

麻黄　石膏　甘草　熟附子加姜枣水煎温服

张石顽云：一尼肺胀喘鸣，肩息服下气止嗽药不应，渐至胸腹胀满，脉得气口弦细而涩，此为劳力血上，误饮冷水，伤肺。肺气不能收敛所致也。遂与越婢汤减麻黄，加细辛、葶苈、大枣泻肺气而安。

防己茯苓汤

姚龙光云：王炳南通命理训蒙秋初病疟，仅发两次，用俗傅截疟法止住。吾曰：邪未退而截住，定有后患。十日后腹胀而痛，身倦怠，饮食减，尚不为意。一月后支持不住，邀余诊治。其脉两寸部滑弱，两关部弦，两尺部弦劲搏指而缓。腹中疼，小腹硬如铁石而冷，小便清利，大便滞，用补中益气汤。与服两贴，寸脉稍起，余仍如故。余思阴邪结于至阴之处，非温不开，非下不去。乃用附子三钱、干姜、小茴香，吴茱萸各一钱，肉桂、当归各一钱半，川椒盐炒八分，大黄酒制三钱为一剂，与服一贴，大便畅行一次，腹内稍宽，三帖后，一夜大下二十余次，色晦，臭恶如鱼肠状，人不能近，彼甚恐。黎明来召，余急往诊，其脉六部微弱，而平静。问：小腹如何？云：小腹已温暖而软，痛亦止。余曰：脉平邪退愈矣。何恐为适，余有西码之行，彼食松菌汤面，肢体浮肿，服朱医补剂，两日喘满不安。余回而向予零涕，余曰：无伤也。今服防已黄芪汤二贴，肿消，喘定，日向安好。

张聿青云：邱景林温助肾阳以生脾土，遗尿得定，而足仍虚肿，胃呆纳少，小溲短少，水溢肌肤。原系脾肾两虚，不能化水外出。舌白转黄，口腻而苦，湿中生热，遂成湿热壅遏之局，恐变延入腹，拟《金匮》防已茯苓汤法。

炙绵芪钱半　茯苓四钱　汉防已三钱　泽泻二钱　猪苓二钱　大腹皮（乃槟榔皮）二钱　制苍术二钱　宣木瓜钱半　通草一钱　另用生薏仁一两　炒冬瓜皮一两（煎汤代水）

《汉药神效》译本载：惠美宁固曰：一男子头并两手

振掉不已，得此已二三年，腹中和饮食如故，余谓是即仲师所谓四肢聂聂之类投以防己茯苓汤而愈。（《先哲医话》）

头及两手振掉，殆即痫之一症状，即所谓颤振者，大约即今之舞蹈病或震颤麻痹之类。仲师即汉张仲景。聂聂摇貌。防己茯苓汤为防己、黄芪、桂枝各四分半，甘草三分，茯苓九分，煎汤温服。

《汉方新解》载：《成迹录》曰：天王寺之伶，林氏之妻病后两脚微肿，久之一身面目浮肿，小便不利，短气，微喘，不能自转侧。迎先生求治。乃与木防己加茯苓汤，日尽七贴，数日小便快利，徐徐得愈。

又曰：浪华贾人某，一身面目洪肿，小便不利，肚腹不得卧，其水滴滴溢于皮外，日夜更衣数回。饮食减少，众医以为必死，先生以木防己加茯苓汤与之，数日小便快利，遂得痊愈。

又曰：京师田直之进妻，患脚气水肿，医治无效，迎先生疗之，其人两脚内廉及口吻麻痹，胸中悸，大小便秘结，心下痞满，与木防己加茯苓汤兼服消丸，不日肿消麻痹尽治，自动停服。先生曰：毒未尽，停服则后必再发。不听，后果短气息迫，凶症毕露，如狼狈迎先生恳请不已。复处前方，下咽即吐，更服茯苓饮呕如已，又与木防己加茯苓汤，兼服干姜、人参、半夏丸，不日而愈。

又日浪华之贾年三十有余，自胸下至脐傍有形如盘者，面目四肢水肿，大便自调，小便不利。时时胸下痛，短气不得卧，乃作木防己加茯苓汤饮之。短气益剧，喘咳倚息，烦悸不安，仍与前方间服吴茱萸汤，二方服数十日，小便快利，日三四升，三日余诸症痊愈。

越婢加术汤

《汉方新解》载：《生生堂治验》曰：九条掘川之西浅田某氏之子，年弱冠，身体满肿，延及阴囊，大如毬，阴茎几没其中。师诊之曰：观汝之肿，色似尝有疥痈瘾疹之患。曰：然。昔请一医敷药顿愈。曰此内攻也，与越婢汤加术汤兼用龙门丸（与梅肉丸大同小异）每服三十丸，三日一次，数旬顿愈。

著者曰：医家治皮肤病，以外用药为事，不知当由内治，致诱发内攻性炎者多矣。可叹孰。

《吴鞠通医案》载：甲子三月二十一日，兰女十四岁，脉数，水气由面肿至足心，经谓病始于上，而盛于下者，先治其上，后治其下。议腰以上肿当发汗，例越婢加术汤。

麻黄五钱（去节）　杏仁泥五钱　炙甘草一钱　白术三钱　石膏六钱　桂枝三钱

水五杯，煮取两杯，先服一杯，得汗止后不服。

枳术汤

《吴氏医案》载：丙戌正月十四日，《金匮》谓心下坚，大如盘，水饮所作，枳术丸主之。兹碓石坚大，而水停不去，病情相合，再脉或洪大，洪大甚则喘发，最宜石膏、杏仁，但石膏不可入丸，方议用橘皮半夏枳术丸，脉小时用开水下，脉大时暂用石膏汤送下，喘发加杏仁，脉复小，不用石膏。

枳实一斤　茅苍术（炒半枯）半斤　广陈皮六两　半夏十两

神曲汤法为丸，梧子大，每服三钱，日三服，夏日间服消暑丸亦可。

茵陈蒿汤

吴渭泉云：孔某身目俱黄色，光而润，脉见沉实，此阳明实热内攻，故但头汗出，腹满口渴，二便不利，瘀热在里，则发而为阳黄也。当用茵陈蒿汤。按成无己曰：大热寒湿下之发黄者，湿热甚也。

福某身体尽黄，寒热不食，食即头眩，心胸不安，脉浮迟涩，由于脾衰胃弱，湿热在里，饮食伤脾，谷气不消而成谷疸也，即服茵陈蒿汤痊愈。

钱某身目俱黄，腹满口渴，二便不利。按脉沉实有力，系伤寒阳明症，但头汗出，而身无汗，故瘀热在里，湿热相搏，郁而为黄也。当用茵陈蒿汤，分泄前后，则腹得利而黄自退。

茵陈蒿三钱　大黄五钱　栀子三枚　水二钟煎一钟服

《汉方新解》载《续建珠录》曰：一男子胸中烦闷，反复欲倒，温温欲吐，不能食，胸微满，小便不利，一身微发黄色。与以茵陈蒿汤，两便快利，诸症顿愈。

《古方便览》曰：一男子年三十余，冬月旅行，逗留海边，恣食鱼肉，又侵寒风，归家未及几程面目身体浮肿而发黄，色如橘子色。小便亦如药汁，心胸苦烦，腹满不饮食。余乃与此方时以紫圆下之。十二三日痊愈。

《生生堂治验录》曰：富小路年三十，心中懊侬，水药入口辄吐。经曰，益甚。先生视之眼中黄色，心下满。按之则痛，乳下扇动紊动不定（汤本氏曰：是心悸亢进之谓也），先生为言曰：此瘀热在里也，盖不日当发黄色。与以食盐三匕易汤使仰吞之，大吐冷水，更与茵陈汤。身果发黄色，圊黑粪。仍服前方十有五日而复常。

罗谦甫云：彦正卿，丙寅二月间，因官事劳役，饮食不节，心火乘脾，脾气虚弱，又以恚怒气遂伤肝。心下痞满，四肢困倦，身体麻木，次传身目俱黄。微见青色颜黑，心神烦乱。怔忡不安，兀兀欲吐，以生恶味，饮食迟化，时下完谷，小便癃闭，面赤黑，辰巳间发热，暮则止。至四日尤盛，其子以危急，求余治之。具说其事。诊其脉浮而缓。《金匮要略》云：寸口脉浮为风，缓为痹。痹非中风。四肢苦烦，脾色必黄。瘀热以行，趺阳紧为伤脾，风寒相搏。食谷即眩，谷气不消，胃中苦浊，小便不通，阴被其寒，热流膀胱，身体尽黄，名曰谷疸。宜以茯苓栀子茵陈汤主之。

茵陈一钱　茯苓五分（去皮）　栀子仁　苍术（去皮炒）白术各三钱　生黄芩六分　黄连（去须）　枳实（麸炒）

猪苓（去皮）　泽泻　陈皮　汉防己各二分　青皮（去白）一分

上㕮咀作一服，用长流水三觞，煎至一觞去滓，食前温服。一服减半，二服良愈。内经云：热淫于内，治以咸寒，佐以苦甘，又湿化于火，热反胜之。治以苦寒，以苦泄之，以淡渗之。以栀子、茵陈苦寒能泻湿热而退其黄，故以为君。难经云：苦主心下满，以黄连、枳实，苦寒泄心下痞满。肺主气，今热伤气。故身体麻木，以黄芩苦寒泻火补气，故以为臣。二术苦甘温，青皮苦辛温，能除胃中湿热，泄其壅滞，养其正气。汉防己苦寒，能去十二经留湿，泽泻咸平，茯苓、猪苓甘平，导膀胱中湿热，利小便而去癃闭也。

硝石矾石散

丁甘仁云：经闭三月，膀胱急，少腹满，身尽黄，额上黑，足下热，大便色黑，时结时溏。纳少神疲，脉象细涩，良由寒克血室，宿瘀不行，积于膀胱，少腹之间也。女劳疸之重症，非易速痊，古方用硝石矾石散，今仿其意而不用其药。

当归尾　云茯苓　藏红花　带壳砂仁　京赤芍　桃仁泥　肉桂心　西茵陈　紫丹参　青宁丸　延胡索血余炭　泽泻

仲景治黄疸方甚多，有治外感之黄疸者，《伤寒论》治发黄诸方是也。其中治女劳疸硝石矾石散方，为治女劳疸之方。实可为治内伤黄疸之总方。其方硝石（俗名火硝，亦名焰硝）、矾石等分为散。大麦粥汁。和服方寸匕。约重一钱日三服，病大小便去，小便正黄色，大便正黑色是也。

是方中矾石，释者皆白矾当之，不无异议。尝考《本经》，矾石一名羽涅，《尔雅》又名涅石，《徐氏说文》释涅字谓黑土在水中，当系染黑之色。矾石既为涅石，亦当为染黑色所需之物，岂非今之皂矾乎。是知皂矾、白矾，古人皆名为矾石。而愚临症体验以来，知所以治黄疸，白矾之功效，诚不如皂矾，盖黄疸之症，中医谓由脾中蕴蓄湿热也。

皂矾退热燥湿之力，不让白矾，故能去脾中湿热，而其色绿而且青（亦名绿矾）又名青矾，能兼入胆经，藉其酸收之味，以敛胆汁之妄行。且此物化学家原可用磺强水化铁而成。是知矿中所产之皂矾，亦为多含铁质，尤可藉金属之余气以镇肝胆之木也。硝石性寒能解脏腑之实热。味咸入血分，又善解血分之热。且其性善消，遇火则燃，又多含氧气，人身之血得氧气则赤，又藉硝之消力以消融血中之渣滓。则血之因胆汁而色变者，不难复于正矣。矧此证大便难者甚多，得硝石以软坚开结，湿热可从大便而解也。至用大麦粥送服者，取其补助脾胃之土以胜湿，而其甘平之性，兼能缓硝矾之猛峻，犹白虎汤之用粳米也。

按原方矾石下注有烧字。盖以矾石酸味大烈，制为枯矾，则稍和缓。而愚实验以来，知经用生者，其效更速，临证者相其体弱强，斟酌适宜可也。

或问硝石、朴硝，性原于近。仲景他方皆用朴硝。何此方独用硝石。答曰：朴硝味咸，硝石则咸而兼辛。辛者金之味也。就此方观之，矾石既含有铁质，硝石又具有金味，更善解脾中之湿热，又善制胆汁之妄行。中西医学之理，皆包括于一方之中，所以为医中之圣也。且朴硝降下之力多，硝石消融之力多，胆汁之溢于血中者，布满周身，难尽降下，实赖硝石之善消融也。又朴硝为水之精华结聚，其咸寒之性，似为脾湿者不宜，硝石遇火则燃，其味之咸，不若朴硝，但兼备辛味，似能散湿气之郁结，而不致助脾湿也。

猪膏发煎

徐玉台云：吴静山孝廉令政钱夫人，时邪后遂发黄肿，日嗜茶无度。苏太诸医皆用气血并补久而不愈。延余诊之，脉两手俱洪数之甚。询得腹中攻痛无常，夜则身热如烙。此由阴液不充瘀滞干粘所致。宿血不去则肢体浮肿。新血不生则肌肉消瘦。一切补脾刚药，未可施于此症。考仲景治黄有猪膏发煎润燥之法，爰效其义，专用滋肾之品，调养肾肝而愈。

张路玉治一贵妇小产后，寒热腹痛，亦病阴吹。与山楂炭熬焦黑糖为丸，用伏龙肝煮水澄清，煎独参汤，送三钱。一服结粪大下，再进瘀血续行而愈。始悟猪膏发煎，实为逐瘀而设也。见《古今医案按》。

茵陈五苓散

徐玉台云：前营游击温公夏月自浦口来松，途中冒暑到署后，请医调治，初用清暑利湿不效。改用参、术、归、地，转增脘痛。自后朝暮更医，愈言误补留邪治难有效。遂延余诊。余见其身病发黄，总是胃府结聚不行所致，用连理汤，辛开苦降法。授方不服，遂就诊于青浦医家，方用茵陈五苓散等服之亦不效。遂以绝症为辞归至署中，计无复出始委命以余焉。余仍用前法服参些少，是夜即得安寝。改用理中汤调理半月而愈。

薛立治大司徒李蒲订南吏部少宰时患黄疸，当用淡渗之剂。公尚无嗣，犹豫不决，曰有是病而用是药以茵陈五苓散，加苓，连，山栀二帖而愈至辛卯得子。

《医方口诀集》曰：平野村之一贾，五月间乘梅雨往大阪，自觉身体微热，四肢倦怠。医作风湿用药，则恶食甚。一医作伤寒治之则发热。医治经月症愈甚。至敝寓求治诊之脉沉，问贾渴否，曰渴，小便利否，曰不利。而色黄。余曰：《金匮》云：脉沉渴欲饮水，小便不利者，当发汗。又云：黄疸病茵陈五苓散主之。因日晚不及为末，唯作汤药与之，一帖而食进，五帖而热退，十帖而病若失，于是调理以善其后。

余听鸿云：余同窗邹端生，患黄疸日久，孟河诸前辈，始从湿热治之。进以黄柏、茵陈、四苓之类不效。余适有事至孟河，诊之脉细，色淡黄而青，舌白口淡，进以姜、附、茵陈，五苓合香燥之品，数剂而愈。此余未习医之时也。

桂枝去芍药加蜀漆牡蛎龙骨救逆汤

《临证指南》载：吴某体丰色白，阳气本虚，夏秋伏暑，挟痰饮为疟，寒热夜作，邪已入阴，冷汗频出，阳气益伤，今诊得脉小无力，舌白，虚寒已著，恐延厥脱之患，议进救逆汤。

桂枝　炙草　煨姜　牡蛎　龙骨　炒蜀漆　人参

方中加人参以阳气素虚，而蜀漆用炒，生姜用煨，使药气较为平和也。

薛生白治阳虚，阴亦伤损。疟转间日。虚邪渐入阴分，最多延入三日阴疟，从前频厥。耑治厥阴肝脏而效。自遗泄至今，阴不自复。鄙见早服《金匮》肾气丸，淡盐汤送，午前进摄阳提邪方法。两路收拾，阴阳仍有泄邪功能，使托邪养正，两无妨碍。

川桂枝　炙草　生龙骨　生牡蛎　生姜　大枣　炒黄蜀漆　人参　淡熟附子

柏叶汤

张聿青云：张某先自木火刑金吐血，继而火郁胸中，胃口刮痛，旋至木克土而脾虚发胀，甚至吐血频年，迄无止期。良以脾土极虚，不能统摄，致谷气所生之血，渐长渐吐，所以吐血无止时，而亦并未冲溢也。兹以温助命火，致肝血逆上，血溢盈口，由此而脾土益衰，大便作泻，六脉细涩，按之无神，苔红黄糙露底。重地深入，勉拟仲景柏叶汤意合理中理阴两方以备采择。

侧柏叶三钱　大熟地五钱　生于术二钱　炮姜炭五分　蕲艾炭五分　生熟草各三分　热童便半茶杯（乘热和药冲服）

黄土汤

吴渭泉云：南某患肠红先便而后血，余诊右关迟弱，乃由足阳明随经入胃淫溢而下，此远血也。即以《金匮》黄土汤送乌梅丸为宜。

叶天士治某：独粪后血未已是为远血，宗仲景《金匮》例用黄土汤（见《医案存真》）

生地　附子（泡淡）　清阿胶　灶中黄土（原方去甘草黄芩）　奎白芍　人参　川黄柏　归身

《汉方新解》载《续建珠录》曰：有一妇人两腿酸痛，自膝见紫色之筋，其妇曰：脐下之悸有时上冲胸间，剧时则精神变乱。云：其时紫色之筋忽然消失，则精神回复。然复来。先生即使服黄土汤，得汤即下血而疾痊。

解：著者曰：可见止血剂反变为驱血剂之妙。

《橘窗书影》曰：佐伯侯之医员知补甫仙之妻伤寒数日不解，一日下血数行或如豚肝，或如漆黑，脱下数块，四肢厥冷汗出，喘鸣欲绝。余与黄土汤而血止（下略）。

又曰：神田多町菜铺，三河屋久兵卫之妻，暑疫数日不解。虚羸烦热，脉微细，手足微冷，不能饮食，仅啜米饮少许。元气稍复食少进。一日下黑血过多，舌上干燥身发热，精神恍惚，殆濒危笃。余作黄土汤饮之，一昼夜后，下血止，精神爽然。

泻心汤

叶天士云：因惊而得邪邪遂入肝，故厥后热神色昏狂，视得面青舌白微呕渴饮胸次按之而痛，此属痞结乃在里之症，宗仲景以泻心汤为法。

川连　半夏　干姜　黄芩　人参　枳实

程杏轩治吴曜泉乃媳痉厥变幻证治曰：诸厥属肝。肝为风木之脏，相火内寄，体阴用阳，肝阴用阳，肝阳上逆，胃当其冲，食不得入，是有火也。古称寒热之气相结于心下而成痞，相阻于心下而成格。又云：厥阴为病，气上冲心，心中疼热，饥不能食。仿半夏泻心，减去守中之品。

吴茱萸汤

林羲桐云：包某呃逆呕沫，食后为剧，是肝胃病。据述阴疟愈后，夏秋浴池，兼啖生冷，遂致呕呃，不时寒凛。肺主皮毛，水寒外袭，感病在经。胃主通纳，生冷伤阳。气随浊逆，怯寒乃肺卫虚，非在经客邪。仲景以呕呃涎沫为肝病，肝病必犯阳明胃腑。先用温通泄浊，吴茱萸汤加半夏、椒目，呕逆止。再用旋覆代赭石汤而呃平。

半夏泻心汤

叶天士治胡某不饥不食不便，此属胃病，乃暑热伤气所致。味变酸浊，热痰聚脘，苦辛自能泄降，非无据也。半夏泻心汤，去干姜、甘草，加杏仁、枳实。

又治席某，脉右覹，舌白渴饮，脘中痞热，多呕逆浊痰，曾吐蛔虫。此伏暑湿皆伤气分，邪自里发，湿邪不运，自利，黏痰，议进泻心法，半夏泻心汤。

《汉方新解》载：《成迹录》曰：浪华伏见堀之贾人平野屋某之男，年十八尝患痫，发则郁冒默默不言，但能微笑，恶与人应接。故围屏风，垂蚊帐，避人蒙被而卧。方其时大汗出，渴面引饮饮汤水数十杯。先生诊之心下痞硬，腹中雷鸣。及使服半夏泻心汤，痫发则与五苓散，大渴顿除，小便复常，续半夏泻心汤，久之痫七八，尔后怠慢不服药，故不知其终。

又曰：伊州一贾人中鼠毒微肿，微热，未几而瘳廖，后诸症杂出，心气不定，手足肿，经年不愈，就先生求治，诊之，心下痞硬，腹中雷鸣，与以半夏汤另以木鳖子、大黄、甘草三味煎汤，兼用而愈。

黄芩加半夏生姜汤

《南雅堂》载：少阳主半表半里，是以寒热相杂，今邪已入里，胆腑受病，胆中相火内寄，下攻于脾，故自下利，上逆于胃，故又兼呕，法宜调中存阴，并以降逆散邪者佐之。

黄芩二钱　炙甘草二钱　白芍药二钱　大枣三枚　制半夏二钱　生姜三钱

猪苓散

《吴鞠通氏医案》云：丙戌年正月初一日王三十五岁，渴而小溲后淋浊，此湿家渴也。况舌苔滑黑，议《金匮》渴者与猪苓汤法，但前医大剂地、萸、五味、麦冬，龟胶等纯柔粘腻补阴，封固日久，恐难速愈，戒猪肉戒滑腻。

猪苓六钱　萆薢八钱　泽泻六钱　晚蚕沙四钱　滑石一两　云苓皮六钱　四帖

《吴氏医案》又云：六月初五日，暑湿行令，脉弦细，胃不开，渴而小便短，口渴者与猪苓汤法。

猪苓五钱　茯苓四钱　姜半夏四钱　泽泻五钱　滑石六钱　益智仁钱半　广皮三钱

煮三杯三次服胃开即止。

又云：十二日腰以下肿，当利小便，渴而小便短，议渴者与猪苓汤例。

猪苓八钱　泽泻八钱　滑石一两二钱　云苓皮六钱　半夏四钱

煮三杯分三次服，以渴减肿消为度。

四逆汤

李修之云：文学包曰俞食蟹腹痛，发则厥逆逾月不已。来邀诊告余遍尝诸药，始则平胃、二陈，继则桂姜、理中，一无取效，反增胀痛。余曰：诸痛不一投治各殊，感寒痛者，绵绵无间，固热痛者作止不常，二者判若霄壤。尊恙痛势有时，脉带沉数，其为火郁无疑。虽曰食蟹而得，然寒久成热，火郁于中，热极似寒厥冷于外此始未传变之道。先哲垂论昭然可考。奈何执泥虚寒漫投刚剂，是以火济火，岂不难哉。以四逆散加酒炒黄连一剂而愈。

丁甘仁云：始由发热恶寒起见，继则表不热而里热，口干不欲饮，四肢逆冷，脉沉苔腻，加之呕恶呃逆大便不实，外邪由太阳而陷于太阴，不得泄越，阳气被遏，胃阳不宣也。脉沉非表，为邪陷于里之证，四肢逆冷，经所谓阳气衰于下则为寒厥是也。伤寒内陷之重症姑拟四逆汤加减通达阳气和胃降浊。

淡干姜　丁香　川桂枝　六神曲　炙甘草　柿蒂熟附子　川朴　陈皮　仙半夏　熟谷芽　生姜

张聿青云：倪右和中气泄少阳，脉象相安，舌苔薄白底质带红，痰多，中脘不舒，迷沉欲寐，甚则呕吐，其痰更觉胶腻。胃为水谷之海，胃受谷气则化津、化气，以调和于五脏洒陈于六腑也。西河抱痛则木郁生火，扰中则脘痞不舒，水谷之气为火所炼，则不能化津化气而反凝浊成痰，阳明遂失其通降之常，太阴亦失其清肃之令，所以呛咳痰多，咽中干。《伤寒》六经中唯少阴有欲寐之条，既非肾阳虚而独阴弥漫胃中，即是肾阴虚而真阴不能上潮于心矣。所以一则主以四逆，一则主以复脉也。姑循序进之。

金石斛四钱　制半夏钱半　茯苓三钱　广皮一钱　桑叶钱半　丹皮二钱　白蒺藜三钱　枳实二分　钩钩三钱　远志肉五分　炒竹茹钱半　姜汁二匙

小柴胡汤

丁甘仁云：湿温已延月余，身热早轻暮剧。有时畏冷背寒，热盛之时谵语郑声。渴喜热饮，小溲短赤，形瘦骨立，纳谷衰微，舌质红苔薄，黄，脉象虚弦而数，白瘖布而不多，色不显明，良由病久正气已虚，太少之邪未罢蕴湿留恋膜原，枢机不和，颇虑正不敌邪，致生变迁。书云：过经不解，邪在三阳，今拟小柴胡合桂枝白虎汤加减。本虚标实，固本去标为法。

潞党参　软柴胡　生甘草　仙半夏　熟石膏　赤茯苓　炙远志　川桂枝　通草　泽泻　焦谷芽　佩兰叶

丁甘仁云：伤寒一候经水适来，邪热陷入血室，瘀热交结，其邪外无向表之机，内无下行之势，发热恶寒，早轻暮重神糊谵语，如见鬼状，胁痛胸闷，口苦苔黄，少腹拒按，腑气不行，脉象弦数，症势重险，恐再进一步则入阴厥矣。姑拟小柴胡汤加清热通瘀之品以和解枢机之邪，一以引瘀热而下行冀其应手为幸。

柴胡　炒黄芩　羚羊角　藏红花　桃仁泥　青皮绛通草　赤芍　清宁丸　生蒲黄

吴鞠通云：太阳中风，误与收涩引入少阳，寒热往来，口苦脉弦，与小柴胡汤和法，其人向有痰饮喘症，加枳实、橘皮去人参。

柴胡　姜半夏　生姜　广皮　小枳实　大枣　炙甘草　黄芩炭

张畹香云：会稽明府耿修翁乃第十一月水泻，痉厥，神呆不省人事，脉沉弦小。舌净，身不热，已服过消导多日。余谓此直中太阴未罢而传厥阴，用理中合人参，吴茱萸汤一剂，水泻止，痉厥神呆如故。次日再诊，脉浮弦小，身热有微汗。自由厥阴转出少阳，当用小柴胡领邪外出，两剂神清痉去，大便畅解，正七日云。

张聿青云：翰臣症起七日，先寒后热，寒则震战，热则烦渴，恶心，胸闷、汗出津津而气味甚秽。脉象弦滑，苔白质腻，病起之际适失精。若论邪势直入阴经，则喻氏治黄长人房劳后伤寒，论极详细。此盖由时感之邪与湿混合阻遏于少阳阳明，名曰湿疟，所恐少阳之邪并入阳明而转但热不寒，或热而不退，便多变局，以少阳主半表半里无出无入，而阳明胃络上通于心也，若有寒有热，当无大患耳。用小柴胡以和解表里合达原饮，以达募原之邪，即清商政。

净柴胡五分　草果仁五分炒　花槟榔八分　赤茯苓三钱　橘红一钱　黄芩（酒炒）钱半　制半夏钱半　炒枳壳一钱　制川朴一钱　竹茹（姜汁炒）钱半

《汉方新解》载：一七岁之女孩生来虚弱，偶罹百日咳，服药之外，兼施吸入湿布等法，数医协力各尽其技，但无寸效。邀余往诊，余诊之，知为腺病性体质而贫血稍著。胸胁膨胀，左直腹筋挛急，脐下有瘀血块，余据此症状以小柴胡三分之一，加桔梗，更以当归芍药散二分之一，两者合力作为主剂，兼用大黄䗪虫丸一丸，每日一回，三日后，其母来院致谢曰：服药后当夜即见良效，痉挛性咳嗽之强度及发作次数顿时减少，且得安眠，目下无明显之苦痛，仅时右一般之咳嗽而已，续服二周贫血痊愈。

一十四岁之女子，于五岁时罹猩红热性肾炎，迄于今日医治殆尽，而贫血不愈。尿蛋白不除，额面及下肢时见微肿。诊之胸胁苦满，左直腹筋挛急，脐下有瘀血块，乃以小柴胡汤及当归芍药散（三倍）合方兼用大黄䗪虫丸三钱，每日一回。浮肿去而蛋白减少，续服一周，蛋白全形消失，精神遂感爽快，贫血症亦稍愈。其父母喜出望外，使之长服，终至容光焕发，面目一新，与前日判若两人矣。

一二十二岁之男子，罹肺结核咳嗽咯痰咯血（为多量之鲜血），发热（近四十度），盗汗不食，羸瘦者。其父转易数医亦无寸效。以病势增加，乃求治于余，余诊之，胸廓扁平细长，胸骨部稍隆起，胸胁苦满，以指头微冲心下则呼疼痛。腹筋挛急，强硬如板，按其脐下有抵抗物，比之他部其痛特甚。按两侧肾脏部外侧之腰筋著明。挛急加压则呼疼痛。余拟此症状取小柴胡汤小陷胸汤合之增量至一倍半，加桔梗丸，更合归芪建中汤、当归四逆汤，兼用黄连解毒丸六钱一日二回，大黄䗪虫丸五钱。一日一回。次日诊之病状依然，于是减去黄连解毒丸，仍取前方一日三回，每回兼用大黄䗪虫丸。至次日咯血大减退，仅于咯痰中略带赤褐色残血，体温下降一度余。续用前方一日咯血全止，体温益降，二日后正常。食欲大振，病者喜悦莫可名状。后除小陷胸汤，余仍持续至三月以上，诸病痊愈。

韩蕴晴姨妹张克定二小姐年廿七岁，民国二十二年八月一日患项强头晕，目眩，身疼，口苦，胸胁苦满，食不思，寒多热少，舌白润，卧床不起，时时呻吟。季云诊得脉象两手沉迟，询之天癸适来。伊姐韩四太太见此情状异常焦灼。余临床诊毕曰无妨，此太阳兼少阳症也。而天癸适来，须防热入血室，法小柴胡加生地黄治之。以外邪方炽，又恐生地寒腻，有妨邪气，嘱服头煎后再入生地钱半，方如下：

葛根（先煎去沫）二钱　杭白芍一钱　川柴胡钱半　淡黄芩二钱　制半夏二钱　炙甘草一钱　潞党参一钱　生姜一钱　大枣二枚　生地黄钱半

服头煎后，即能起床，二煎即痊愈。

大半夏汤

张聿青云：郭某脉滑而弦，舌心作痛，食入胃中仍觉哽痛，胃阴枯槁，未可泛视。拟《金匮》大半夏汤法。

台参须七分（另煎冲）　制半夏三钱　白蜜（同煎与参汤

冲和服）二钱

此方服七剂，煎或以滚水炖，缓缓咽下，汤尽再煎二次，煎蜜用一钱五分。

二诊脉左大于右，阴伤不复之症，食入哽阻，胃阴尤为枯槁，未可泛视，前拟《金匮》大半夏汤法，当无不合即其意而扩充之。

台参须　制半夏（与白蜜同煎与参汤和服）　左金丸四分（煎汤送下）

张聿青云：某口吐涎沫，胃气虚不能约束津液也。吐沫而仍口渴。胃阴虚而求救于水也。舌萎苔黄，胃气不治，而虚浊反行攒聚也。气阴益亏，又复夹浊，用药顾此失彼，且恐动辄得咎。唯仲景大半夏汤，取人参以补胃气，白蜜以和胃阴，半夏以通胃阳，试进之以觇动静。

人参一钱　白蜜五钱　半夏三钱

余听鸿治琴川赵姓女年十九，面色如常，毫无病容，脉见左弦右弱，余曰：木强土弱，肝木犯胃，克脾，饮食作吐否？其父曰：然。即进疏肝扶土降逆之剂。明日又至，其父曰：昨日所服之药，倾吐而尽。余即细问其病之始末，其父曰：已服三百余剂。刻下只能每日饮人乳一杯，已有月余，未得更衣。余乃细问其前服之方皆进退黄连汤、资液救补汤、旋覆代赭汤、四磨汤、五汁安中饮，韭汁牛乳饮俱已服过。又云：不但服药，而以郁金磨服已有三斤，沉香磨服亦有四五两。余曰：今之沉香实即莪术之子大破气血，伽南香虽云理气，其质是木有气无味，二味多服，津液愈亏，胃汁愈枯，脏腑日见干涩，此乃杂药乱投，大大伤津液，而成关格也。余细细思之，取大半夏汤加淡苁蓉、怀牛膝、《金匮》肾气丸，布包同煎。以取半夏之辛开滑降，甘草人参生津养胃，生蜜甘润，甘澜水取其引药下行，增肉苁蓉之滑润，肠腑滋膏。牛膝之降下而潜虚阳，再以《金匮》肾气丸，温动真阳，云黄两施，藉下焦之阳，而布上焦之阴。服后仍倾吐而尽。唯《金匮》肾气丸干者三四粒亦能下咽。余曰：得之矣。将原方煎液或置鸡鸣壶内，终日炖温。频频取服。令病人坐于门前，使其心旷神怡，忘却疾病之忧，将肾气丸四钱，干者每次三四粒，用药汁少些送之，一日夜尽剂。就余复诊，余曰：别无他治，仍将蜜作肾气丸干咽，以原方药汁送之。服之四剂，忽然神气疲倦，面色转黄，一月余未得更衣，忽下燥粪两尺，卧床不能起矣。举家惊惶，余曰：下关虽通，上关仍闭，饮食仍不得下，幸而干者能咽，尚有一线生机，将肾气丸四钱和入蒸饭四两捣丸，将前方去苁蓉、牛膝，导前法渐吞之。后仍前法，再加蒸饭四钱，照法吞之，后以饭作丸。用清米饭吞之，一日能进饭丸四两，再食以干饭。上格已开，腑气亦润，后用润燥养阴之品，调理三月而愈，所以仲圣之法，用是得当，如鼓应桴。人云仲圣之法，能治伤寒，不能治调理者，门外汉也。关格皆属津枯，倘用辛燥以取一时之快，此乃暗藏利刃，杀人于无形之地耳，余于此症，焦劳两月，始能治痊，亦生平一快事也。

王九峰云：痛呕不止，饮食不进，大便不行，水不滋木，火灼阴液两阳合明之气未能和洽，故上入下不能出，中脘气不舒也。此时唯宜壮水清金两和肝胃，木欲实金以平之。肝若急，甘以缓之，水能生木，土能安水，肝和则胃开纳谷，胃开则安寐，便解。此不治痛而痛自止，不通大便而大便自通之法也。生脉散和《金匮》大半夏汤加甘麦大枣。

李士材曰：邑宰张孟端夫人忧怒之余，得食辄噎，膈中隐隐痛，李白：脉紧且滑，痰在上脘，用二陈加姜汁竹沥。曰：半夏燥乎！李曰：湿痰满中非此不治遂用四剂病尚不减，改大半夏汤服四贴胸痛乃止，又四贴而噎亦减，服二十剂而安。此方即参夏蜜。

张聿青云：虞某肝气挟饮内阻，吐出痰涎甚多，所有痰涎当从涌出，而胸膈仍然不舒，噫出腐气。脉象濡弱，良由屡次挖之使呕，胃中之气阴安得不亏，谷气不能变化，酿为腐气，未可漫投消导，用《金匮》大半夏汤以通补阳明而推拍谷气，参重以镇逆，鹹以软痞。

吉林参八分　代赭石四钱　蜜炙干姜三分　炙甘草五分　制半夏二钱　旋覆花三钱　炒木瓜皮一钱半　橘白一钱　白蜜钱半（入煎）

半夏干姜散

赵海仙治某肝气逆行反胃，胃气不克下行，反而上逆，遂令食入反出，先谷后痰沫，已经五候，拟半夏干姜法为治。

半夏　干姜　苏梗　郁金　茯苓　石英　牛㖢草伏龙肝　长流水煎

橘皮汤

《古方便览》曰：一男子患热病经十日许，发哕逆一昼夜不愈，已濒于死。余与此方卒获痊愈。

又《汉方新解》载：云舆槐本方条曰：此症虽曰手足逆（见《金匮要略》），实因气逆得之，非发于虚寒者，其手足厥以气逆胸膈而不行于四末故也。其症虽似危殆，用此轻淡之药行气即愈。

尝有一男子暑月患霍乱，虽吐泻已止，而干呕未止，兼发哕手足微厥，脉细欲绝，更医数人，凡附子理中汤、四逆加人参汤、吴茱萸汤之类，使用殆遍，无一容受。余最后至诊之稍有所见即作橘皮汤令煮之，酌取澄清者冷热得中，细细啜之稍为安静，终得救治。

著者曰：此症干呕及哕为主症，手足微厥，及脉细欲绝为客症，故用治其主证则客证随愈。若眩或于客症之急剂误施强心针之注射，非但不能愈病反恐去死不远，此余所以排斥强心剂之一原因也。

橘皮竹茹汤

关渭泉云：治久病虚羸呕逆不已，其治阿氏呕逆不已，脉虚弦数乃气郁痰凝胃热上冲肝胆之火助之肺金之气不得下降也。即投橘皮竹茹汤以清肺和胃肺金清则肝气亦平矣。

《汉方新解》载《古方便览》曰：一贾人七十余岁患呃逆者三十日。乃中勺饮不通，诸医治之十七八日不愈，东洞先生往诊之，咽喉之肉尽脱，而吃吃之风已绝，唯腹中有响声乃作橘皮竹茹汤一帖重十二钱与之，二剂奏效。

林羲桐云：薛痰火呃逆身热咳嗽，脉浮数此肺受火灼膈上痰结，遂失肃清下降之权。治用苦辛降逆，橘皮竹茹汤去参草加山栀、杏仁、前胡、贝母、栝蒌、豆豉、郁金汁，再剂悉平。

桂枝汤

余听鸿云：常熟大河镇道士王少堂，六月初偕妻回里，十四日起寒热，遍体红疹满布。周姓医进以辛凉解肌之方，服后病增。至十七日病更剧。其岳母邀余诊之，脉极细而微，重按至骨微见数象，神识颇清，遍体干燥，身无点汗，舌绛无津，而又不渴。言语轻微，躁不能寐。红斑密布，无空隙之处。余思此乃正虚邪陷之阴斑也。余曰：初十晚到家。逐日所作何事，试一一述之。曰：十一至十三做法事，十四日忏事毕结帐后，当夜即热。余曰：再去问之，初十有房事否？答言有之。初十日酷暑坐船数十里外，风袭表暑热逼蒸，至夜欲后，气脉皆虚，热邪即乘虚内伏，加之十一至十三身为法官，终日厚衣汗出不止，汗多则外阳已虚，津液亦涸，腠理空豁，又高叫敕令，中气亦虚，热邪易入。故见寒热，又被寒冷之药遏其阳气，故内热虽甚，无阳气蒸动，无津液化汗出表。若再服寒凉表阳愈虚，热陷更深，阴斑无疑矣。用仲景桂枝汤加干姜、人参，重用甘草后再饮以米汤。余思汗多则阳弱阴伤，以桂枝汤和其表，以干姜合桂枝护其中阳，假甘草之多甘合米饮之谷气甘淡以助其胃津，得干姜之热蒸动其胃津以上升，又赖桂枝之力推之出表，若得汗出，则中阳动而表阳和，内伏之邪亦可由外表而发，待其烦躁狂叫或奔走越垣，方为佳兆。切不可与以凉药，恐火郁不能外达也。如服此药后，仍然不变，则难治矣。服药后，明午果然神识渐狂，声高而起坐不安，渴已能饮，病家惊惶，饮以蔗浆一碗，依旧静卧声微脉细，至二鼓，余至其家问之曰：今午渐狂声高，渴饮，不料服蔗汁后依然如故。余曰：正欲其阴证转阳，由里出表，阳回而烦方为佳兆。又为寒凉所遏，事属周折，仍从原方加台参须服之，明午又见烦躁能饮，以温水饮之，汗出脉起矣。再进以甘凉之品，生胃阴而泄热助汗托之外出，汗透而神静安寐，脉亦转和缓，能思饮食。余曰：汗后肌润脉和思食，正能胜邪，病有转机矣。阳回以养阴为要，进而生脉法加甘凉咸寒之品，数剂而痊。

吴鞠通云：今年风木司天，现在寒水客气，故时近初夏，犹有太阳中风之症，按太阳中风，系伤寒门中第一关，最忌误下。时人不读晋唐以上之书，故不识症之所由来。仲景谓太阳至五六日，太阳证不罢者，仍从太阳驱去，宜桂枝汤，但其人素有湿热，不喜甘，又有微咳，议于桂枝汤内去甘药加辛燥，服如桂枝汤法。

桂枝　半夏　广皮　白芍　杏仁

张聿青云：王某久咳痰多，数日来中脘结聚有形，食入痞阻，痰喘气逆，脉象沉弦，舌苔淡白，此带病感寒，寒湿痰交阻肺胃，大节在迩有喘脱之虞。用《金匮》桂枝加厚朴杏子汤。

川桂枝五分　川朴一钱　海蛤壳一两　炒苏子三钱　橘红一钱　白芥子三分　砂仁四粒　磨沉香四分　白茯苓四钱　枳壳四分　杏仁泥三钱　杭白芍一钱　炙草二分（炒入）

小承气汤

吴渭泉云：柳伤寒至六日，下利不止。烦躁懊侬，治无效。有虑其久泻滑脱，当用香连丸以固涩之。药煎汤送下，余察其舌苔黄燥，按其脐则痛，此协热自利，中有结粪也。即投以小承气汤，两剂得燥粪数枚，诸症悉退。

季云按：认症在舌黄燥，挤脐痛。

桃花汤

徐玉台云：华痒生王爔令堂，秋月病热，初延李谨诊视用薄荷，山栀、连翘等俱用姜汁制服。服后发厥，复延一时医诊视，用白虎汤清火，人事虽清，不痢不止。改用补剂，亦无效验。来寓恳余专治，为用仲景桃花汤而愈。

张寿甫治辽宁何阁臣年三十许、因夏在郑州驻防，多受潮湿，下痢脓血相杂，屡治不愈。后所下者，渐变紫色，有似烂臭，杂以脂膜，腹中切痛。医者谓此因肠中腐败，故所下如此。若不能急为治愈，则肠断矣。阁臣闻之惧甚，遂乘车急还辽宁。长途辛苦，至家病益剧，下利无度，而一日止食稀粥少许，时愚应辽宁军政两界之聘，在所建立连医院中施诊，阁臣遂来院求为诊治。其脉微弱而沉，左三部几不见。问其心中自觉饮食不能消化，且觉上有浮热，诸般饮食，皆难下咽。下利一昼夜二十余次。每次痢时，自觉腹中堕而且痛。细审病因，确系寒痢无疑。其所下者如烂臭杂以脂膜者，是其肠中之膜，诚然腐败随利而下也。西人谓此症为肠溃疡，乃赤痢之坏症，最为危险。即愚平素所遇肠溃疡症，亦恒治以金银花、旱三七、鸦胆子诸药，对于此症亦不宜。盖肠溃疡症多属于热，而此症独属于寒，此诚肠溃疡症之仅见者也。遂俾用生硫黄细末，搀熟面少许为小小丸，又重用生山药、熟地黄，龙眼肉，煎浓汤送服。连服十余剂，共服硫黄二两半（日服药一剂，头煎次煎均各送服生硫黄八分许），其痢始愈。按此症脉微弱而沉，少阴之脉也，下者如烂臭兼脂膜，较下脓血者为尤甚。使其初下脓血时投以桃花汤，不即随手可愈乎。乃至病危已至极点，非桃花汤所能胜任，故龙眼肉以代石脂（病人阴虚石脂能固下不能滋阴，山药能固下兼能滋阴），如此变通，仍不失桃花汤之本义，是以多服十余剂，亦能奏效也。下利不止，下脓血，又添腹痛，小便不利症，亦桃花汤主之。盖小便不利因寒者，亦恒有之，故投以桃花汤亦能愈也。

《三家医案合刻》载：十二经皆有咳，胃病安得不咳，况此二病于脏，而腑亦病，于此而求其痛与泻。一在于胃之上脘，一在于肺之腑，所以无从踪迹也。仰屋图维，必须分兵合剿，乃得拟一法，请诸道长以此而益精之。

江西赤石脂六两（煅）　炒黑干一两

二味为末，黄米饮为丸。

人参一钱　炙黑甘草一钱　大枣五枚　饴糖五钱　桂木一钱　酒炒白芍二钱　煨熟生姜一钱

水煎一次去滓送前桃花丸三钱。

白头翁汤

吴东旸云：绍兴友杨廷芝六月初求诊，病已三日，发热，恶寒，少汗，头重，脘闷，咳呛有痰，大便直泻，小便短赤，脉象濡涩，右大左小，方用薄荷、柴胡、淡芩、砂仁、杏仁、陈皮、半夏、苓皮、苡仁、滑石、秦皮、黄柏、浮萍，两剂诸恙悉平。尚有微咳，易方清肺而痊。大凡脉之右大左小者无不由于少阳相火熏蒸肺胃也。遇痰喘之症，其象必见浮滑，火升不得降也。唯暑邪之症每见濡涩，暑必夹湿也。白头翁汤一方，春温之木火犯肺，肺急移热于大肠而见泄泻，用无不验。因春温木火内蕴，故用川连，今仿此意用薄荷，清其头面不用白头翁而用柴胡和解少阳，淡芩救肺，砂仁逐秽，热邪陷于庚金，用秦柏清之，杏陈治上逆之呛咳，半夏降胃浊之上泛，暑必夹湿，与春温之燥火伤液者不同，必用苓皮，苡仁、滑石，清上渗下，加生草和中，引用青萍以泄外闭，外解即内平，治效颇捷。窃见世之治暑者，见外有寒热兼见泄泻以为表里同病，不易立方，不知苟明其理，效如反掌，何尝有伏半年之说哉。

吴东旸云：宝邑真如镇王杏生先生，己卯馆于海上，闻余治病多效，特来访之，一见如故，即订知交。至庚辰九月六日令郎有疾邀诊，病已数日，服药罔效。余至见其额痛如劈，汗出如油，身热如烙，唇燥口渴，目赤鼻干，不寐，小便赤，大便泻，泻时直喷而出。脉象涩数，舌无苔垢。余以为外邪传于阳明之经症。唯脉之涩，便之泄，秋病必加湿邪。治法先理外邪为急，用白虎白头翁汤，两方合参，增入清三焦而渗湿浊之品。诘且先生至寓云，病已尽退，且进粥食，求调理方。余以为外邪暂退，内蕴暑浊，决难骤解。一剂而解者，唯春病有之。况邪在阳明经进退，其经达于胃腑。粥食早进，邪必复进，邪必复聚，未嘱戒食，此乃余之疏忽也，固求方药不得已，以清解之法应之。先生归，其病果复作，唯头痛少减，余嘱前方加柴胡预和少阳，佐以黄芩泄其上火，三剂而外邪解。唯内蕴暑湿未清，余热未净，便泄未止，但泄时不似前之喷溢矣。余改方以轻清宣解之法应变而施。延至旬日病退而尚未能起。群疑病后虚症，拟进补药。先生不能决。乃延淞南世医张君诊，亦视为伏邪未清，万不可补。孛阅余方，以为深得治伏邪之法，认路极清，方极稳惬，坚嘱迎余一手治愈。余之得奏全功者张君之力也。

吴东旸云：衣庄李慎三兄，庚辰七月请诊病，见发热甚重而不恶寒。自服苏梗、姜糖而大泻。脉象沉数有力，右尺独大。缘是年夏令天无酷热，汗孔常闭，是以秋病卫郁其营，而见但热不寒与春温之症相似。然热甚不渴，究属秋病夹湿与春温不同。询其腹不痛而气堕，肛门泻时直喷而出。用白头翁汤增入二陈，佐以滑石、苡仁之类，因素体有痰湿也。亦一剂而诸恙悉平，明日即请调理。夫白头翁一方，每利于春温发热口渴，木火内焚，火先犯肺，大肠为肺之腑，肺急而移热大肠。是以见热泻之症。今诊秋病，见其但热而不恶寒，热邪亦移入大肠，而用之佐以渗湿利窍诸品，究与春病有别，同中实有不同也。余谓习医者于熟玩成方之时，将方中药味一一精求其性，再参悟所列症情。前人因症立方之义，至临症时深究病情，察脉视色，因症用药，求其针孔相对，并不知方之所由来症自速愈。若并未至理，但知拘执成方，见此等医方反以为师心自用未按成法，可慨也已。

徐玉台云：产后感冒时邪，宜温散，不宜凉解，人人知之。而亦有不宜于温而宜于凉者，误用温则不得不用大寒矣。归鞠氏侄女冬月初产无恙至六日头痛身热，凛凛畏寒。余用栀子淡豆豉汤，夜半热退。逾日复热更医，用产后逐瘀成法，遂加烦躁。余谓冬温为病，清之可安。通评虚实论曰：乳子而病热，脉悬小者，手足温则生，仍依时邪治之，用白虎汤而愈。凡产后无产症而染他症者，即当以他症治之。而丹溪大补气血之言却不可拘。仲景云：病解能食，七八日更发热者，此为胃实，大承气汤主之。夫阳明经中仲景尚再三戒人不可轻下，而产后亡血既多，仍云承气主之，盖既为胃实，自有不得不用之理。举一症而产后之挟实者，可类推也。仲景云：产后下利虚极，白头翁加甘草阿胶汤主之。既曰虚极，仍用白头翁汤者，上痢中既有渴欲饮水热而下重之症，则白头翁汤自有不得不用之理。唯其虚极，故加甘草、河胶以养其正，举一症而产后之挟虚者可类推也。

张仲华云：暑湿热病下痢，始系赤白垢腻，昼夜数十余次，旬日后痢虽减，而纯下血矣。伤及肝肾，病情最深，非易治者，姑先清热存阴，宗厥阴下痢之条，拟白头翁汤，合黄连阿胶汤意。

白头翁　秦皮　丹皮　黄连　地榆炭　白芍　荷蒂　炒黄柏　阿胶

栀子豉汤

叶天士云：目前议用辛润下气以治肺痹，谓上焦不行则下脘不通，古称痞闷多属气分之郁也。两番大便，胸次稍舒而未为全爽。此岂有形之滞，乃气郁必热陈腐粘凝胶聚，故脘腹热气下注，隐然微痛，法当用仲景栀子豉汤，解其陈腐郁热，暮卧另进白金丸一钱，盖热必生痰，气阻痰滞，一汤一丸以有形无形之各异也。

黑山栀　郁金　香豉　桃仁　杏仁　瓜蒌皮　降香

白金丸

通脉四逆汤

程观泉云：方氏妇体本血虚，偶患目疾，眼科认为实火。初用苓、连清之，更用大黄下之，饮药一盏，顷忽晕去，舌吐唇外，不能缩入。肢厥脉浮，时已薄暮，忽延余诊，谓曰：寒下耗真阳，阳气暴脱，势属可畏，速投温补，希冀挽回，方疏通脉四逆汤，药熟不能下咽，令取艾火灸气海关元数壮，身始动，舌始收。忙灌药一钟。移时又厥，乃令再艾，厥回复进前药，守至黎明始苏。续进左归饮及滋肾生肝诸剂病痊，目亦明矣。

《吴氏医案》载：顾五十岁，中燥气呕少泻多，四肢厥逆，无脉，目开无语，睛不转，与通脉四逆汤加人参、川椒、吴茱萸、丁香，一剂而效，三剂脉渐复，与补阳而愈。

薏苡附子败酱散

季云治张梦樱小姐患肝着之病，西医谓慢性阑尾炎病也。何以故，痛在左肋之下，且痛而拒按，右肠骨高处，不时疼痛，但痛而缓耳。脉象左沉迟而弱，右寸虚关芤尺沉。舌白腻，法仲圣薏苡附子败酱合旋覆花汤治之。方用：

秦归须二钱　旋覆花（布包）二钱　新绛一钱　薏苡仁三钱　败酱七分　制附片一钱　青葱管七茎

服此方诸症遂愈。

大黄牡丹汤

《汉方新解》载《建珠录》曰：京师河原街某兵卫，年八十余，恒以卖药出入于先生之家。尝不来者数日，使人问之，谢曰：顷者病愠郁，以故居家不出者数日。复问之，发脐上痈，其径九寸许。正气乏绝，邪热如炽。先生悯其贫，困不能药，乃作大黄牡丹皮汤及伯州散饮之。数日脓尽肉生，矍铄能行。伯州散即反鼻霜、鼹鼠霜，鹿角霜各等分。上为末混合用量一回二至四钱，一日二回或三回，以温酒或温汤送下。

《成迹录》曰：浪华辛町之贾人，池田屋之妻，患所谓鼓胀者三年，百药无效，乃弃置不疗者数月，后闻先生有起废排痼之术，来求诊治，其腹胀大而现青筋，不能步，乃使服大黄牡丹皮汤旬余，小便快通，经一月许，沉疴若失。

著者曰：西医腹膜炎为难治者，随腹症而用本方，有可惊之伟效，学者试之。

又曰：一妇人年甫十九，八月以来经水不至，大便不通，小便自调，饮食如故，时腹作痛。至十一月大便始一通，他无所苦。医时与下剂，则大便少通，明年自春至夏，大便仅一次，经水亦少来，至七月下旬，求医于先生诊之，腹软弱，少腹有突兀之物，按之即痛，乃与大黄牡丹汤一月许，诸症尽治，著者曰：腹软弱，少腹有突兀之物，按之即痛者，即少腹肿痞之变态，亦本方所主治也。余尝遭遇斯症投以此方得剧腹痛之后，块物脱然而愈。

《古方便览》本方条曰：一女子十四岁，初起时左腿毒肿而溃，后因余脓未消，毒汁淋沥不瘥。脚强直如棒，不能登厕已及六年。诸医不能疗，求治于余，即作此方与服，时时以虎黛丸攻之，两月余痊愈。

著者曰：余尝治一十六岁之女子，左股关节，疼痛强直，发赤肿胀，灼痛不可按。历访帝都诸大学名家，求治年余，不见寸效。余随腹症与柴胡加石膏汤、大黄牡丹皮汤、桃核承气汤合方，兼用黄解丸，数月痊愈。仅左脚稍短缩，有跛行之状而已。

王不留行散

《曹颖甫先生医案》：史惠君住上海城内浜路声方弄十四号。三月二十五日初诊。肠痈屡经攻下病根未拔，昨由姜君用大黄牡丹汤，腹胀略减，以症情论，仍宜攻下，仍用原法加减。

生川军五钱（后入）　冬瓜仁一两　桃仁八十粒　粉丹皮一两　当归五钱　芒硝三钱（冲）　杜赤豆四两（煎汤浓后入前药）

佐景按：史君持本方至药铺配药，铺中人有难色曰：安用若许剧药耶。史君曰：勿虑此种药，余已屡服之矣。铺中人曰：然则此郎中年几何矣。曰：七十余龄矣。然是诚有经验学问之医也，乃慨然予药。据史君言，服后四小时即得便下，较向之服余方用大黄三钱，须逾十小时方得下者，爽快多矣。其夜所下最多，皆黑色臭秽之物，更衣频数，至不可数。而快下之后，腹痛大减，肿胀亦消，次日乃来二诊。

三月二十六日二诊。昨用大黄牡丹汤，加当归赤豆所下粘腻赤色之物，非脓非血，此种恶浊，久留肠中，必化为黑色之河泥状。服药后，肠中有水下行，作辘辘声，盖此症肠中必有阻塞不通之处，故谓之痈，痈者壅也。然则不开其壅，宁可济乎。病根未拔，仍宜前法减轻。

生川军三钱　丹皮五钱　桃仁五十粒　当归五钱　冬瓜仁一两　赤芍五钱　芒硝二钱半（冲）　败酱草五钱　杜赤豆四两（煎汤后入前药）

佐景按：史君服此方凡二日，计二剂，夜间皆大下，至疲于奔波壮茅与便具之间，所下除河泥状污物外，更有白色之脓水，下此水时，每作剧痛。史君自曰：计吾三日夜所下之物，当已满一器有半，而吾腹虽大，乃何来若干污物，斯亦奇矣。第二日史君服此原方，余亲访之。

排脓汤

《汉方新解》载《成迹录》曰：加贺之臣某，便脓血既五年来浪华求治者三年。一门生与桂枝加术附汤及七宝丸不愈。遂请先生诊之，腹满挛急，少便硬，似有物在底，重按之则痛，乃与排脓散，受剂而去，未几来谢曰：宿疴尽陈矣。

又载一三十余岁之男子患慢性淋疾受注射疗法而稀脓不止。余据腹症以排脓散三倍，排脓汤桂枝茯苓丸三倍合方兼用大黄䗪虫丸（一日三次）一月痊愈不见再发。

《续建珠录》（吉益南涯氏著）曰：一男子某患肺痈其友人佐佐氏，投药尔后脓自口鼻出，两便皆代脓，或身有微热时恶寒。自体羸瘦，殆不可复药。乃来求治。先生与以排脓汤及伯州散，病渐告愈。

《成迹录》曰：一男子患痈，即所谓发背者，其大如盘。一医疗之三月不瘥。因转医而加外治，肿痛引股，小便难，大便不通，腹硬满，短气，微喘，舌上无苔，脉弦数。先生视其硬满与以大黄牡丹皮汤，秽物下，而硬满减，唯发背自若，喘满时加，浊唾粘沫如米粥，因与排脓汤兼服伯州散吐黏痰数升诸症痊愈。

著者曰：以一方并治痈肿肺痈之妙于此可见。

排脓散

《顾氏医镜》云：诸疮痈毒皆可宗用。

生鸡子（解热毒）　枳壳（破结气为君）　赤芍（行瘀血为臣）　桔梗（开提肺气）　宜加桑皮（清利肺气，盖肺主周身之气，气利血行，脓成毒化）

立垒云：余治胃脘痈，每用前方加清胃药亦效，若吐脓血，饮食少思，助胃壮气，而佐以前药，不可专治其痈。

蜘蛛散

傅松元云：疝气之症，属于酒客湿热者居多，或因劳而发，或感寒而发，感寒者身不甚热，但寒邪与湿热相并下坠气街与睾丸进结不散，胀痛欲死，因劳者劳火与湿热相并，身必热，热甚则多汗如脱。其胀痛而有变化者为狐疝。多发于右丸，俗谓昆仑气，前人皆视为寒湿而以温通利温法治之，然多不应。有南京人张小亭者，素患狐疝忽作疼甚剧，身热汗多如脱。余以温通利气为治。小亭见方药与前医所用者相类，亟谓余曰：方非不佳，但我已粘汗三身，剧痛不止，如无他策必支不持。言犹未已渐有发厥之象，余急用蜘蛛散法，以大蜘蛛一枚，肉桂三分为末调服，服下片刻，即腹中盘旋作响，登时痛止汗收其痛若失。

又盛本诚之妾名宝娘者，患小腹痛甚剧，邀余诊治，身不能热，脉弦尺大，但狂呼阴中作痛刻不能支。余亦于温通剂中加蜘蛛散调服，顷刻痛定。总之疝发于左者吴茱萸汤最效，疝发于右者蜘蛛散为唯一方法。余常患左乳斜里下一寸内疼痛如一筋牵急状，知为心疝之症当用吴萸六分去其蒂以热茶饮送下即觉痛处送气下行直达左睾丸，作胀而痛失，屡试屡验。

鸡矢白散

《问斋医案》载：经以心腹满，旦食不能暮时为鼓胀，脐平筋露为不治。医话法治鸡矢白主之。

（一）雄鸡矢白四两　无灰酒四两（炒干）

（二）陈仓米二两　巴豆十枚（不去油）　老丝瓜络一两　无灰酒二两（同炒焦去巴豆、瓜络）

（三）蟾蜍一个约重四两打烂　砂仁末二两　无灰酒二两同炒焦去砂仁末

上三味无灰酒一斤，长流水三斤，煮数千滚，约减半，布袋绞汁澄清，分三五次温服。

乌梅丸

张聿青云：左某腹痛甚剧，大便解出长虫，此湿热蕴结而蛔蚀也。

雷丸钱半　芜荑三钱　使君子肉三钱　炒川椒三分　鹤虱二钱　乌梅肉三分　槟榔一钱　淡芩钱半（酒炒）　乌梅丸钱半（开水晨服）

（一）余听鸿云：北门叶姓妇素有肝气胸痹，发时脘痛，屡进栝蒌薤白半夏枳实一剂更衣即平。屡治屡验。是年夏杪此妇雇船下乡回城受暑湿而见寒热，胸脘阻格作呕。戴姓医进以胃苓汤藿香、苏梗，此方亦属不错，乃服之反甚，邀余诊之，脉滞而沉，汗冷作哕，脘中作硬。按之甚痛而拒按，余视此症乃热邪挟湿内陷，为小陷陶汤症无疑。进小陷胸汤法一剂，明日更重，诊脉仍滞不起，舌灰润，作哕频频，汤液不入，胸中隔如两截，拒按作痛，且谵语言涩不出，汗冷，撮空。余竟不解，问病家曰：大便何如？曰：已溏数日。余思小陷胸汤已错，又属太阳症矣。即进四逆加人参。余思此症下利虚痞作哕肢冷，显然浊阴上犯，虽不中病，谅亦不远。即将此方与服，余归即细心思之，因忆《温病条辨·下焦篇》中有暑邪深入厥阴，舌灰心下板实，呕恶，寒热，下痢，声音不出，上下拒格者，有椒梅汤法，此症颇切。黄昏，病家至寓云，服药似乎肢温汗少，神识仍蒙，作哕，便溏不止。余曰：将二次药煎好，以仲景乌梅丸四钱，将药汁煎化灌之。服后胸膈渐开，利止，哕平而能安寐，明午复诊神清言爽，余即将乌梅丸原方改作小剂服两剂痊愈。

（二）又云：常熟星桥石姓妪晨食油条一支，麻团一枚，猝然脘中绞痛如刀刺，肢厥，脉伏，汗冷，神昏，余诊之曰：食阻贲门不得入胃，阴阳之气，阻隔不通，清阳不能上升，浊阴不能下降，故挥霍缭乱，窒塞于中，宜用吐法，以升其阳。生莱菔子三钱，藜芦一钱，橘红一钱，炒盐五分煎之饮后，以鸡羽探喉吐之，再以炒盐汤之吐二三次，痛止，肢温，厥回，汗收。唯恶心，一夜干呕不已。余曰：多呕，胃气不能下降，以乌梅丸三钱煎化服之即平。后服橘半六君子汤三四剂而愈。夫初食之厥以吐为近路，其阳可通，若以枳实、槟榔等消食攻下，其气更秘危矣。

桂枝茯苓丸

《汉方新解》载《续建珠录》曰：一妇人身体羸瘦，

腹中挛急，经水少而不绝。上逆目眩，饮食如故。大便秘结，唇口干燥，乃与桂枝茯苓丸，经日诸症悉愈。

《生生堂治验》曰：医人藤本氏之妻，始患瘟疫，而余邪不除，神气幽郁，动作懒怠，饮食不进，好在暗处。来见先生，告之曰：余遍阅《金匮》《千金》方书，苟可当病者，无不尝试。然终无寸效。顾烦刀圭。先生往诊之，脉细而有力。少腹急结，曰：邪已除，今所患者，唯血室有残热耳。医治苟误，恐变骨蒸。即与桂枝茯苓丸加大黄汤，后复来曰：诸症虽退，更罹疫痢之厄，腹绞痛，里急后重，所下者，赤白糅然，先生复诊之曰：鹧胡菜汤证也。与十有三帖，果下蚘虫数条而愈。

深川高田街小木曾藏太之妻，经闭三月，腹膨胀，形如临月，坚满而不活动，消谷善饥，四肢形如枯柴，医者以为膨胀。余诊之曰：此血蛊也。治法以桂枝茯苓丸加鳖甲、大黄，投以硝石大圆，服此约二月（张锡君按此点足征日人对于汉医信仰心之深，故久服二月不觉烦也）。

《清川梧阴销间杂记》云：鞠圬阿部氏附属梅原何又卫门之妻，经闭三月，医者断为妊娠，过十二月而不见分娩，主人怪焉，求治于余，余断为血蛊。投以桂枝茯苓丸及浮石丸，服之约半月，一夜病者正在熟睡中，腹中忽发音响，其声如裂竹，主人惊而视之，腹满忽消，较之平日更软。神色爽然。翌晨喜以其状来告，余为之愕然。

田所街古着铺富田屋孙七之妻，嫁于其家已十七年，月事从未间断，腹满坚硬如箕，起居不能自由。医者以为胀满，治之益形加甚。余亦投以血蛊之药，及十一月，一朝下浆水升许。忽然产一女子。

阿州侯君近藤直次郎之妻，年四十余，经闭三年，腹状与前二妇相同，但起居不能，两足肿。余亦投以桂枝茯苓丸，加鳖甲、大黄，服此约数月，经水才通，又服此半年，月事方来，腹满减半。

附子汤

民国二十六年正月十八日

季云内子兰亭患背恶寒午后甚。查背为阳，太阳寒盛，纯阴无阳，故背独恶寒，兼口不渴，头右半边痛，此血虚为患，当重用血药大补为是。法附子汤加当归、川芎主之。

此方扶阳散寒，益阴固本，扶正去邪。

制附片三钱　潞党参三钱　茯苓三钱　白术三钱　芍药一钱　当归四钱　山药四钱　川芎二分（酒炒）

服头剂身痒异常，内人以为药不对症。余曰：荣卫和谐故尔。服两剂头痛止，去川芎，再服三剂则身痒，背寒均愈。

胶艾汤

吴渭泉云：德氏据述受妊六月，地滑失足，腰闪几跌即腹疼下血。余曰：脉疾滑此缘触损胎气，胞宫受伤而致血动不止，即用胶艾汤，倍加人参，以养血益阴兼固其气，使血循经养胎，则无漏下之患矣。

当归芍药散

《汉方新解》载《续建珠录》曰：艺州人某患腹痛来谒。先生自以手按其腹，良久而后言曰：仆自得斯疾，求医四方，吐下针灸，尽极其术，然百治无效，旷日者七年，今来浪华，乞赐一诊，虽死无怨。先生诊之，至膀旁至胸下，挛急疼痛，日夜无间。乃与当归芍药散，三日而沉疴若失。

著者曰：本邦用此方者，南涯殆为空前第一人，至余之用，此亦氏治验之赐也。

又曰：一妇人年二十三，左足挛急者百日许。一日上攻而吐不能言语，医以为不治。先生诊之胸腹有动，自小腹至脚下挛急，小便不利，乃作当归芍药汤与之。二贴后上攻稍弛。言语复常，腹痛仍依然。因与消石丸（大黄芒硝之丸方）食顷二便快通，尿色如血，诸症渐除，月余痊愈。

著者曰：自小腹至胸下挛急云者，左直腹筋挛急之意，尿色如血云者，瘀血自泌尿器官排泄者也。

又曰：一妇人足指疼痛，不得步行，一日腹中挛急，上冲于心，绝倒不知人事，手足温，脉数，两便不通，即与当归芍药汤，尔后小便快利，尿色如血，诸症频除。

著者曰：是即师所谓厥阴病，乃脑缺血之剧者。

干姜人参半夏丸

《汉方新解》载《橘窗书影》曰：安井仲平之妻，年二十许，产后胃中不和，时吐饮食，羸瘦异常。大发呕吐，药食不能入口。脉微细，肢微冷，口干燥，欲饮冷水，医束手无策。余诊之，作半夏干姜人参丸料，煎为冷液，时时使饮，又兼服乌梅丸，以冷水送下，药始下咽，呕吐即止。经二三日，可啜稀粥，胃气渐复，用前方月余，肌肉肥胖，强健逾恒。

又曰：旧幕府市尹池田布磨守，隐居京户，别号万籁，其妾年四十余，尝有吐水之癖。西医五六人，疗治无效，余与半夏人参丸料兼服乌梅丸，呕吐顿止，心中疼热，亦日渐减，得进饮食。万籁谢曰：余五十年来，迷信洋医，不知汉医治法，有如此速效，曷甚惭愧。

当归散

吴渭泉云：太史饶晴薌述内子，每受胎刚到五月必腰痛，因痛即小产，虽加意调摄而仍然痛坠，予云：凡胎怀十月经养各有所主。所以屡见小产堕胎者，多在三个月及五月之间，而下次之坠必如期复然。正以先次伤此一经而再值此经则遇关不能过矣。况妇人肾以系胞，而肾为肾之腑，故胎妊之妇最虑腰痛，痛甚则坠，不可不防。故凡畏堕胎者，必当察此所伤之由而切为调摄。凡治堕胎者必当察此养胎之源，而预培其损保胎之法无出于此。若待临期，恐无及也。宜用当归散加杜仲、川续断，此二味即《千金》保孕丸，怀孕宜常服之。按，徐东皋曰：二方治妊妇腰背酸痛善于小产者，有养血清热之功，能夺化功之妙，真安胎之圣药也。

下瘀血汤

《汉方新解·腹症奇览》曰：余旧在东都时，一男子三十四五岁，大腹痛，脐下痛者三年，百药无效。余诊之暗然觉冷气，腹皮强急。乃与大建中汤一月许渐渐告愈。忽又觉脐下疼痛难忍，乃与下瘀血汤数日痊愈。

《成迹录》曰：一妇人月经过度或一月见肩背强而腹中挛急时或硬满，能进饮食，大便秘结，阴门时痒，患之数年未见活动。先生与当归芍药散兼用下瘀血丸，宿疴遂获痊愈。

阳旦汤

丁甘仁云：气滞内瘀，少腹胀痛，王女适值经临色紫黑，少腹胀痛，拒按甚，有晕厥之状，形寒怯冷，口干不多饮，苔黄腻，脉濡涩新寒外束，宿瘀内阻，少腹乃厥阴之界，厥阴为寒热之脏，肝失疏泄气不通，气不通则痛矣。气为血之帅，气行则血行，行血以理气为先旨哉言乎。

肉桂心五分　金铃子二钱　春砂壳八分　青橘叶钱半小茴香八分　延胡索一钱　失笑散三钱（包）　细青皮一钱

茺蔚子三钱　焦楂炭三钱　制香附钱半　酒炒白芍二钱　两头尖（酒浸包）钱半　另用食盐末二两　香附末四两（酒醋炒熨腹痛处）

二、丁甘仁云：王男肾阴本亏，寒邪外受，外阳少阴同病，发热微寒，遍体酸楚，腰疼如折，苔薄腻微黄，脉象尺弱，寸关浮紧而数，太阳主一身之表，腰为少阴之府，风寒乘隙而入，荣卫不能流通，两感重症，拟阳旦疏达表邪，以冀速解为幸。

川桂枝　苏梗叶　北细辛　厚杜仲　丝瓜络　葱头　酒炒黄芩　淡豆豉　炙甘草　晚蚕沙　生姜

竹皮大丸

余听鸿云：昭文幕友张小洲之妻生产正在酷暑，生产两周猝然神昏颠倒，言语错乱。余诊之，见喘息气粗，脉洪数极大，汗出如珠，口渴烦躁。余曰：此乃热中于里逼阴外出而大汗，仲景白虎汤症也。即将席置于地上，令产妇卧于地，用盆置井水于旁，使其安卧片刻，神识渐清，气亦渐平，脉亦稍静。即拟仲景白虎合竹皮竹叶之意，进以石膏、竹茹、竹叶、知母、白薇、解石斛、益元散、绿豆衣、丹皮，花粉、青荷叶、西瓜翠衣、甘蔗汁大队甘寒之品，服后至晡，神清热减，仍令其移卧于床，进以稀粥，仍以甘凉之药调理而愈。

徐灵胎治西濠陆炳若夫人，产后感风热，瘀血未尽，医者热产后属虚寒之说，用干姜、熟地治之。且云必无生理。汗出而身热如炭。唇焦舌紫，仍用前药。徐灵胎是日偶步田间看菜花，近炳若之居，趋迎求诊。徐曰：生产血枯火炽，又兼风热，复加以刚燥滋腻之品，血火塞窍，以此死者，我见甚多。非石膏则阳明火盛不解。遵仲圣法用竹皮、石膏等药。徐归，而他医至，笑且非之，谓：自古无产后用石膏之理。盖生平未见仲圣书也。其母素信徐，立主服之，一剂而苏。明日炳若复求诊，徐曰：更复一剂，病已去矣，毋庸易方。如言而愈。医者群以为怪，不知此乃古人定法，唯服姜、桂则必死。

严鸿志按：徐氏用竹皮、石膏等药，而云此乃古人定法。唯服姜、桂则必死。徐氏金针度人处，学者宜思之。

白头翁加甘草阿胶汤

《汉方新解》载《成迹录》曰：一男子患疫八九日，一医下之，黑血数升而下利不止。气力衰脱，渴而不能食，昼夜烦躁不得眠。先生诊之脉微弱，舌上有苔，乃与白头翁加甘草阿胶汤未几痊愈。

著者曰：烦躁不得眠，均甘草阿胶所主治。

《橘窗书影》曰：三村亲始妻，产后下利不止，虚羸不足。诊之脉数无力，舌上无苔而干燥，血热便为茶褐色。因与白头翁加甘草阿胶汤下利遂日减少，血热大减。

三物黄芩汤

《汉方新解》载《成迹录》曰：但岛之一田户，年二十余岁，胸中烦闷，按腹则空洞无物，神气郁郁，喜怒无常，手足烦热，汗出如油。口干燥，大便秘，朝间小便混浊，夜则诸症皆安。先生诊之，与以三物黄芩汤，并用黄连解毒散而愈。

著者按：腹空洞无物，即本云之腹症也。

《橘窗书影》曰：日本桥通四丁目家主卯助妻，产后发烦热。头痛如裂，饮食不进，日形虚羸。医谓为蓐劳，辞而去。余与以《金匮》三物黄芩汤，服四五日烦热大减，头痛如失，时恶露再下，腰痛如折，与小柴胡四合汤，兼服鹿角霜卒获痊愈。

《千金》内补当归建中汤

《汉方新解》载《方舆轨》（有持桂里氏著）本方条曰：心下悸，大率属痫与饮，以此之加龙骨、牡蛎绝妙。余屡用此方奏效。有一妇人自心下至膈上悸动甚剧眩晕，眩能起坐，入夜则悸烦睡不合眼。如是者数年，历更诸医不愈。余诊视之谓病家曰：群医之方不一，余姑不问其病因为何，处一方剂于此，服之不怠，当可收效。即以茯苓甘草汤加龙骨、牡蛎与之日渐奏效，沉疴痼疾半年间竟获痊愈。病家欢快惊为神药矣。

半夏厚朴汤

孙车宿云：张溪亭乃眷，喉中梗梗有肉如炙脔吞之不下，吐之不出，鼻塞头晕，耳常啾啾不安。汗出如雨，心惊胆怯，不敢出门。稍见风则遍身疼。小腹时痛，小水淋漓而疼，脉两寸皆短，两关滑大，右关尤搏指，此梅核症也。以半夏四钱，厚朴一钱，紫苏叶一钱五分，茯苓一钱三分，姜三片，水煎食后服。每用此汤调理多效。

《汉方新解》载《勿误药室方函口诀》本方条曰：此方局名四七汤为气剂之权舆（汤本氏曰：气剂乃神经症治剂之意），凡诸气疾，活用则良。《金匮》仅用于妇人者，非盖妇人多气郁，故血病自气而生者亦多。一妇人产后，气不舒畅，少有头痛，前医以为血症，投芎归剂不愈。余诊之，脉沉气滞生痰，遂与此方，不日痊愈。此血病理气之法也。

《橘窗书影》曰：狭山侯臣三好蝶兵卫，年四十余，患噎膈，食道常如有物梗塞，饮食至此悉数吐出。肢体瘦如枯柴，病者束手待毙。余诊之曰：自心下至中脘之间无凝结顽固之状。病在食道，且年方强壮，何必束手观望，因与半夏厚朴汤以理其气，时用化毒丸以动盪其病。兼就自大椎节下间至七椎下间，每节灸七八壮，过五六日，咽喉之间觉如火燃，试以冷水吞之，无梗塞之患，由是食少进，病渐就愈。

赵海仙治某操持过度，抑郁伤肝，肝脏厥阴之气，由胃系上升于喉，喉间不利，状如物阻。咯之不出，咽之不下，书云梅核是也。速当扫尽尘氛，自开怀抱，庶可与药饵并济。

蒌皮　苏梗　半夏　陈皮　贝母　射干　桑叶　丹皮

昆布　绿海粉　杏仁　橄榄核

宁燮扬室年三十七，患梅核症，脉象左滑右涩。此由气郁痰滞所致。故状现吞之不下，吐之不出，咽中有如炙脔，延季云诊时已卧床不起，爰师《金匮》法兼缪仲醇和于原方加旋覆、枇杷叶治之，一剂而愈，方如下：

云茯苓三钱　制半夏三钱　紫苏叶一钱　旋覆花一钱（布包）　枇杷叶一钱　川厚朴五分　生姜汁二钱　每次兑服一钱

甘麦大枣汤

《汉方新解》载《古方便览》本方条曰：一妇人午二十八，无故悲泣不止。余诊之腹皮挛急，腹有块。即与此方及消石大圆，四五日痊愈。

《方舆輗》本方条曰：此云《金匮》虽治妇人脏躁，其实不拘男女老幼，凡无故悲伤啼哭者，用之概属有效。盖甘草大枣能缓急迫。小麦之功用，则如《灵枢》云心病宜食小麦，《千金》云小麦养心气。凡有心疾而急迫者，概可用矣。近处有一妇人，忽狂笑不止，诸药无效。于是余沉思良久，以笑与哭皆为心病，与甘麦大枣汤，不日痊愈。

纲目述管先生治一妊娠四五月，脏躁悲伤，遇昼则惨感泪下，数欠伸，若神灵如有所凭。医与巫皆无益，与甘麦大枣汤，一投而愈。

李冠化治一胀症，几有单腹之象。用甘麦大枣汤加芝麻萎，金橘饼速服月余而愈。芝麻萎外直内通，其色黑可迳达肾，其性微凉，毫无则意。

《临证指南》载：潘二十七经水不来，少腹刺痛鸣胀，大便不爽，心中热痛，食辛辣及酒，其病更甚。不敢通经与甘缓。以甘麦大枣汤。

程杏轩治长林胡某，延诊腹病，据述证经半载，外无寒热，饮食月事如常。唯时时悲泣，劝之不止。询其何故，伊不自知。延医多人，有云抑郁用逍遥散者，有云痰尔，用温胆汤者，药俱不效。又疑邪祟，禳祷无灵，咸称怪症。恳为诊治，视毕出语某曰：易治耳。立方药用甘麦大枣。某向病名及用药方法，程曰：病名脏燥，方乃甘麦大枣汤。详载《金匮玉函》中。未见是书，不识病名，焉知治法，宜乎目为怪症也。某名，适承指教，足见高明。但拙荆病久诸治无功，尊方药只三味，且皆平淡，未卜果能去疾否。程曰：此仲圣祖方，神化莫测，必效无疑，服之果验。

温经汤

张聿青云：林右诸经之血会于冲脉，从冲脉而下者，谓之月经，冲气不调，经来血聚，冲气不通，所以胀势每甚。仿《金匮》温经法。

人参须一钱　泽泻钱半　炙黑草三分　粉丹皮二钱　炒麦冬三钱　粉归身一钱　炮姜四分　真阿胶钱半

上猺桂二分，研末饭丸烘干先服。

丁甘仁云：血虚胃弱之经闭。翁女经停九月，胃纳不旺。经旨月事不以时者，责之冲任。冲为血海，隶于阳明，阳明者胃也。饮食入胃化生精血，荣出中焦，阳明虚则不能生化精血，下注冲任太冲不盛，经从何来。当从二阳发病主治。拟《金匮》温经汤加味。

全当归二钱　阿胶珠二钱　紫丹参二钱　赤白芍钱半川桂枝四分　吴茱萸四分　仙半夏二钱　炙甘草五分　茺蔚子三钱　大川芎八分　粉丹皮钱半　生姜二片　红枣二枚

大黄甘遂汤

产后恶露不行，小腹作痛，渐见足肿面浮喘咳。此血滞于先，血滞于后。宜兼消血水，如甘遂大黄之例。（尤在泾）

紫菀　茯苓　桃仁　牛膝　青皮　杏仁　山楂肉　小川朴　延胡

程金宝夫人，年约三十左右，体质素弱，因产后十余朝，少腹胀痛，渐渐膨大，连延数医诊治，服药二十余剂，皆不出产后宜温之范围。如肉桂、炮姜、木香、沉香、当归、丹参、泽兰、陈皮、半夏、厚朴一派辛热伤气耗阴之品，非但无瘀血攻下，甚至鲜血下漏，而疼痛更剧。腹胀益大，延余诊，病已缠绵月余，未能起床，形容憔悴，腹大如墩，似怀十月之胎，胀痛不止。两手脉细数，舌苔红嫩少津，间有白点，面红身热，烦躁不宁。小溲短涩，大便秘结，时矢气则松。腹痛按之亦无硬块。此产后阴虚血结，瘀血化为污水，胀满于胞经肠膜之间。应用甘寒早下之。奈何专用辛热伤气耗阴，以致阴液愈虚，火愈旺，恶露愈结不化，二便更火结不通，不通则痛，痛则伤神，火能伤形，所以病势日剧，形体日瘦，《金匮》大黄阿胶甘遂汤，原为斯症而设，奈病延日久，津液亡枯。姑先拟五仁汤加滋阴清热之品。方用桃仁、杏仁、栝蒌仁、胡李仁、生地、麦冬、元参、丹皮、山栀、车前子等，连服四剂，大便下，污秽数次，溲亦利，腹消大半，胀痛减，身热退。乃拟大黄阿胶甘遂汤加生地、麦冬、花粉，元参、冬葵子、车前子等，并将原方加减，嘱服此方四剂后，继服加减之方。奈其夫见大黄甘遂不敢服，仍服加减方十余剂，病渐痊愈。唯腹稍胀，以为无害。隔一月食鲜鸡病复。仍腹大胀痛，烧热重作，坐卧不安，复求诊。此余邪复炽，病根未除也。问：大黄甘遂方共服几剂？夫实告曰：因见大黄，甘遂不敢服。余曰：难怪今之反复也。不用大黄，不能洗净肠腑之邪，非甘遂不能逐清胞宫之污水，此古人制方奥妙之义也。故仍以本汤加生地、麦冬、花粉、丹皮、茯苓、车前子等六剂即愈矣。

《汉方新解》载《漫游杂记》曰：一妇人三十余岁，月事断而不来，年年腰大，腰大数围，每月一二次大发头痛，药食并吐。余诊之其腹，脉坚实，唯心下硬塞，推之难以彻底，医以抵当丸、漆硬丸（生漆之丸方）数百帖血仍不来，乃以瓜蒂末一钱大吐一日。翌日按其心下硬塞减半，又作抵当汤与之数日，大便溏泻五六，后十日，再与瓜蒂五分，又与抵当汤如前。肚腹剧痛代以丸方日三次，方三十余日经水乃通，头痛病荏苒即退。

译者按：原书载抵当丸（药味与汤方相同）不载抵当汤。译者因汤本氏所引，仲师及尾召氏之论说皆为抵当汤症，故改载汤方。又云：证说项下各节原书载在大黄䗪虫丸条后，论瘀血之毒害文内，兹稿置于此，以实本条虻虫、水蛭二药解说则照《皇汉医学》增补。